邱宇清/编著

二胎宝贝计划

中国人口出版社
China Population Publishing House
全国百佳出版单位

图书在版编目（CIP）数据

二胎宝贝计划/邱宇清编著．—北京：中国人口出版社，2016.10

ISBN 978-7-5101-4700-5

Ⅰ.①二… Ⅱ.①邱… Ⅲ.①优生优育—基本知识②妊娠期—妇幼保健—基本知识③产褥期—妇幼保健—基本知识 Ⅳ.①R169.1②R715.3

中国版本图书馆CIP数据核字（2016）第233860号

二胎宝贝计划

邱宇清 编著

出版发行：中国人口出版社
印　　刷：北京建泰印刷有限公司
开　　本：710毫米×1000毫米　1/16
印　　张：20.75
字　　数：310千字
版　　次：2016年12月第1版
印　　次：2016年12月第1次印刷
书　　号：ISBN 978-7-5101-4700-5
定　　价：29.80元

社　　长：张晓林
网　　址：www.rkcbs.net
电子信箱：rkcbs@126.com
总编室电话：（010）83519392
发行部电话：（010）83514662
传　　真：（010）83515922
地　　址：北京市西城区广安门南街80号中加大厦
邮　　编：100054

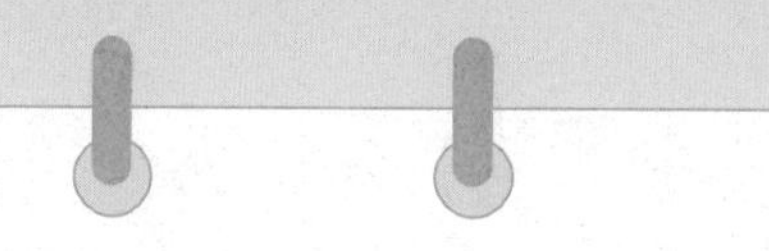

前言 Foreword

两孩政策的全面放开使得很多家庭产生了再要一个孩子的想法，然而当妈妈们准备再次怀孕时，虽然已经有过一次孕育的经验，但难免还是会有一些忐忑。第一胎产后，相隔多久再生第二胎更合适？第一胎剖宫产，第二胎能顺产吗？怀第一胎时出现的问题，第二胎时还会再次出现吗？生活习惯是否会影响胎儿的健康？什么是遗传病？如何避免遗传病的再次发生……

这些问题对很多已经有一个孩子的父母来说仍然不是十分了解，那么我们在计划生第二胎的时候，就要做好准备工作，对自己的身体多一些了解，对孕产过程中会遇到的问题多一些准备，才能更好地通过孕产重塑自己。同时，充分了解孕产知识，有利于妈妈们更好地在产后恢复期照顾自己，更深刻地体验自己与孩子之间的关联，而且，在孕产期间培养起来的良好的生活习惯，会对女性产生深远的影响。

为此，我们编写了这本《二胎宝贝计划》。本书将生二胎之前的准备和疑问、孕期需要关注的事宜、分娩时会遇到的问题，以及产后恢复和饮食特点都做了总结，并给出一些切实可行的建议。全书分为七章，大致分为三个板块：孕前准备、二胎孕期的注意事项和产后的护理。

本书内容简练，除了孕妈妈们比较了解的孕产常识之外，安全度过孕期的方法、女性身体的保养、良好生活习惯的养成等知识始终贯穿全文，为孕妈妈的二胎之旅提供更好的指导和参考意见。

愿所有的家庭都能拥有健康聪明的二胎宝宝，成功的孕育二胎，拥有更加美好的生活！

编　者

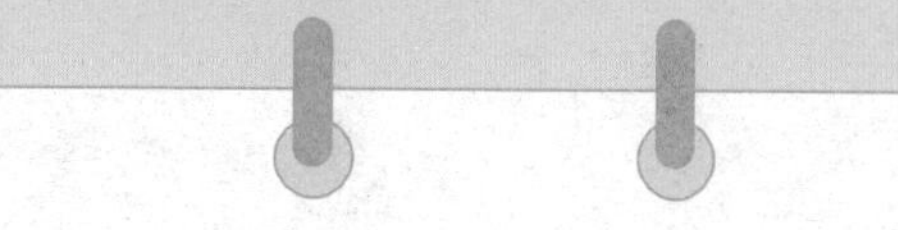

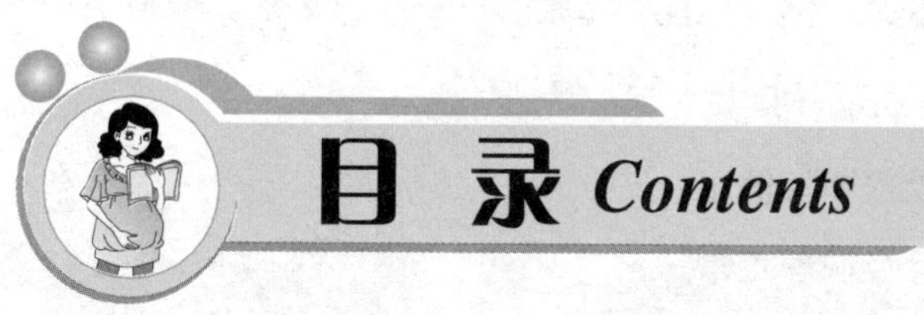
目 录 Contents

第二章 做好幸“孕”计划，预约健康二胎宝宝

第一章 一胎备孕期，审时度势，一次“重生”

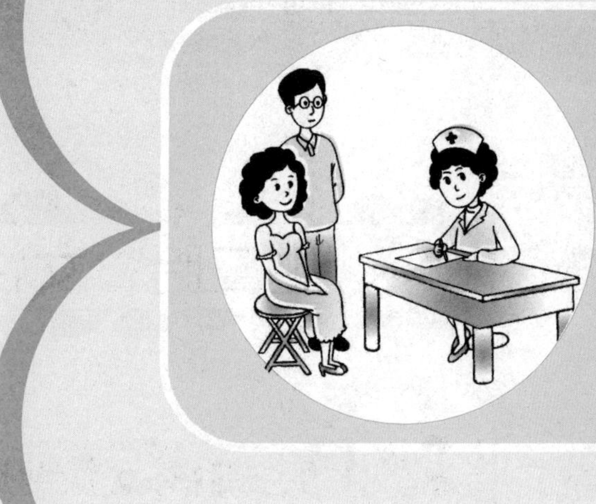

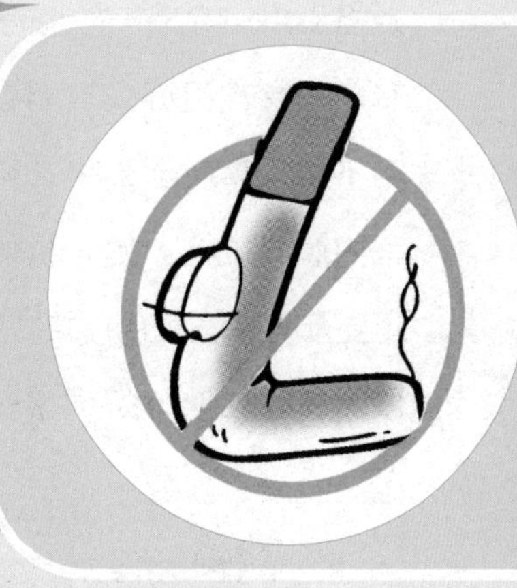

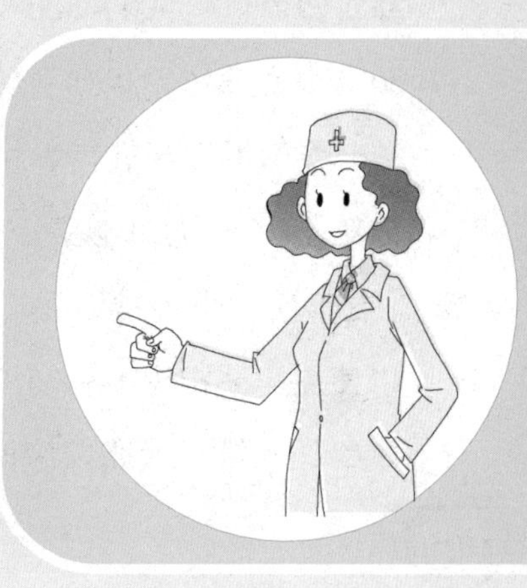

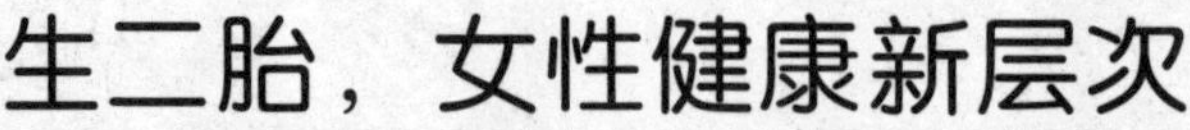

生二胎，女性健康新层次

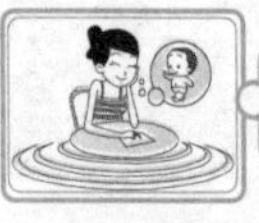

生二胎对女性健康的益处

随着两孩政策的开放以及经济、身体等方面机会的成熟，很多爸妈开始担心将来只有一个孩子太孤单了，进而产生了生二胎的打算了。但是也有一些女性担心生二胎会让自己的身材走形，面容憔悴，患妇科病……其实不然，事实上，生二胎对女性健康大有益处，比如推迟更年期、防治子宫内膜异位症、提升机体抗病能力、强健全身骨骼、增强机体免疫力、推迟更年期等。如果你在生第一胎的时候没有照顾好自己而落下月子病，可以通过生二胎好好调整一下自己的身体。

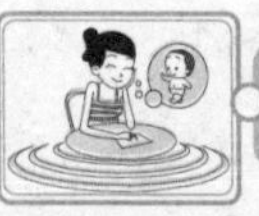

维持卵巢年轻

女性的卵巢里一般有 30 ~ 50 万个原始卵泡，但一生当中，真正成熟并排卵的也就 400 ~ 500 个，这些成熟的卵泡能使女性维持生育能力大约 30 年，如果提前用尽，卵巢功能也就开始衰退。

在孕期和哺乳期，由于激素的作用，卵巢会暂停排卵，直至哺乳期的第 4 ~ 6 个月才恢复，相当于推迟了十多个卵泡的排出，那么绝经期（更年期）也就推迟了，女性的衰老过程也被延缓。生育一个宝宝，可以使更年期推迟 1 ~ 2 年。而没有经历一个完整的孕育过程的女性，卵巢始终处于排卵状态，因而也相对更容易衰老。

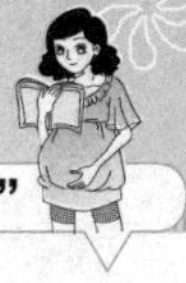

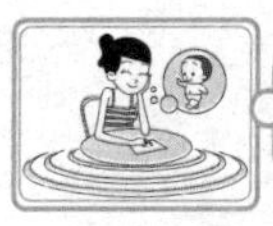

保持子宫健康

怀孕的过程中，女性体内会分泌很多激素，这些激素有助于预防子宫内膜异位症、子宫肌瘤等与子宫相关的疾病。尤其是孕激素的增多，使孕期不来月经，这本身就是对子宫内膜异位症最好的治疗。

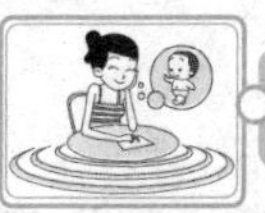

强健全身骨骼

怀孕会使你的股骨稍前倾，背稍向后仰，这种姿势增强了股骨的支持强度。年老后，未生育过的女性比生育过的女性更容易发生股骨骨折。因此，如果你能在生二胎的过程中正确补钙、适度锻炼，也就把握了强健骨骼的机会！

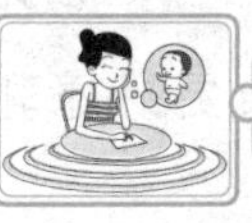

增强机体免疫力

研究发现，怀孕不仅可以增强女性生殖系统的抗病能力，同时对于减少很多妇科疾病，如乳房疾病、卵巢疾病、子宫疾病等，都是有很大帮助的。有调查发现，一定程度上，女性怀孕的次数越多，就会越有效地阻止卵巢癌的发生。

怀孕和分娩可使身体的各种机能得到一次锻炼、整合和提高，使身体的排毒、抗感染、抗癌及抗心血管病的能力增强。一次完整的孕育和分娩经历，能增强女性生殖系统的抗肿瘤能力，降低乳腺癌、卵巢癌、子宫内膜癌的发病几率，可使机体的免疫力得到加强。

孕育二胎，遏制女性疾病

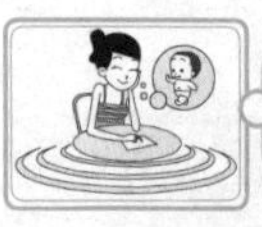

预防乳腺疾病

众多临床资料表明，哺乳可降低患乳腺癌的风险，而未生育是乳腺癌发生的一个重要危险因素。同样的，不生育女性在长期“无对抗性的”高雌激素作用下，发生乳腺增生及其他良性乳腺病的可能性也高于经历过怀孕和分娩的女性。

怀孕与降低乳腺癌的发生率之间的关系是有据可查的。根据女性在孕期卵巢会自动停止排卵的事实，专家推断：那些排卵比较少的女性，患乳腺癌的可能性就比较小。而从未怀过孕或没有哺乳过的母亲更易患乳腺癌。

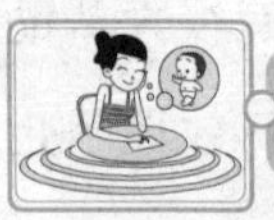

预防卵巢疾病

有些调查发现，母乳哺养超过三个月以上同样会降低某些癌症的发生几率。

最近有研究表明：怀孕让女性体内产生一种抵抗卵巢癌的抗体，它能有效地阻止卵巢癌的发生。怀孕的次数越多、初次怀孕的时间越早，效果越显著。有资料表明，35 岁以前生孩子的女性患卵巢癌的几率，要比未生育过的同龄女性低一半左右。

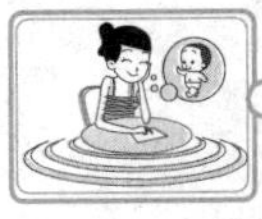

改善月经不调

生产后不久，月经又会恢复。但是，这次却有一个可喜的变化：令人烦恼的痛经减少了，有些女性甚至发现在生产后痛经基本上消失了。这是一个很普遍的现象。

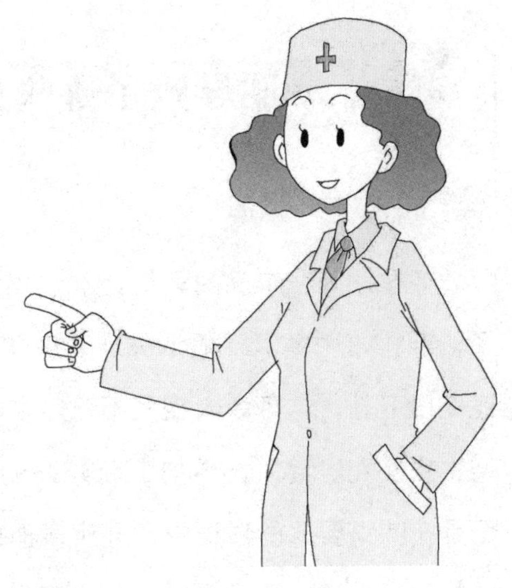

二次孕育的过程也是卵巢再次发育的过程，在这个过程中，内分泌系统会得以改善。孕期胎盘也会合成很多激素，如孕激素、雌激素、催乳素等，这些激素的分泌对于内分泌的调节也有很大作用。

还有另一种说法，就是生育消除了子宫中的某些前列腺素受体位点。前列腺素是一种具备多种功能的激素，功能之一就是令子宫收缩，这也是导致痛经的原因之一。因此致痛点越少，疼痛也就越少了。

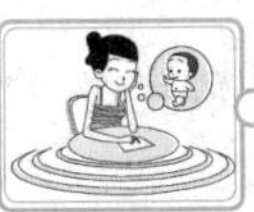

推迟更年期

更年期是每个人都要面对的从壮年期进入到老年期的过程。更年期越早到来就意味着女性越早衰老，更年期越晚到来就意味着可以延续衰老的脚步了。研究发现，女性在妊娠期间和哺乳期间，由于激素的关系，卵巢暂停排卵，使卵巢衰退的时间推迟，自然也就可以推迟更年期的到来了。

审视身体状况，为孕育二胎打基础

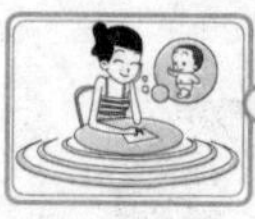

一胎导致了哪些身体变化

胸部有点“垂”

怀孕期间，丰满的乳房让准妈妈感觉很好。但断奶后，问题很快出现了，丰乳如“魔术”般消失，乳房非但不再挺拔，反倒比孕前还小，而且还变得下垂，这可令人丧气不已。在哺乳期内，乳房内的腺体和结缔组织增生会使乳房增大，再加上新妈妈的乳房积存大量乳汁，乳房也会膨胀。但是在哺育婴儿的过程中，乳房表面的皮肤被牵伸扩展，乳房的悬吊支撑结构的弹性也随之降低导致乳房下垂。同时，哺乳期过后腺体萎缩，乳房就会变小、下垂。这是无法避免的影响，但有些妈妈是因为不注意哺乳期和哺乳后的乳房保护，才导致乳房出现萎缩，这是完全可以预防的。计划要二胎的妈妈更要用心保护好乳房，避免二胎哺乳给乳房带来更多的伤害。

阴道会变“长”

年龄的增长和生育的经历会使阴道随之延伸，生完第一胎后，阴道的前壁会增长0.5～2.0厘米，后壁会增长1.0～2.0厘米。在分娩时由于产道的损伤，常发生阴道及会阴撕裂，累及会阴体及附着于此处的组织（如尿生殖膈、球海绵体肌、提肛肌等）。有时阴道黏膜及皮肤皆无明显撕裂伤，但深部的肌肉、筋膜及神经纤维断裂，阴道及阴道外口的支持组织减弱而松弛，有的须作阴道前后壁修补。经历分娩，女性生殖器发生的变化包括：

1. 阴道内部的肌肉发生变化。

2. 会阴处撕裂或是侧切，造成不同程度的损伤。

3. 阴道口变得宽大。

4. 骨盆韧带变宽，子宫也比以前稍大。

由于产后阴道会有不同程度的变化，使得性生活时摩擦力减弱，原有的阴道对阴茎的“紧握”能力下降，影响夫妻双方的性快感，对性生活的质量有一定的影响。但是影响性生活的原因是多方面的，除了生理上的原因，夫妻双方心理上的调适很重要，丈夫应对妻子体谅和包容。只要注意产后的恢复锻炼，一般产后3个月后，产后妈妈的阴道就可以恢复到以前的水平。

子宫的变化

女性生产后，宫体缩小是子宫肌纤维缩复所致。胎盘排出后，子宫收缩良好时，宫底位于脐耻之间或稍高处。产后头两天子宫复旧较慢，以后较快，宫底每天下降1～2厘米。产后1周时，子宫似孕12周大小，在耻骨联合上可扪及。至产后2周，子宫缩入盆腔，耻骨联合上能触到子宫底。但需历时5～6周才能恢复到非孕期的大小。

子宫重量也逐渐减轻，分娩结束时约为1000克，产后1周时约为500克，产后2周时约为300克，直至产后6周时约为50克，接近非孕期子宫大小。子宫复旧并非肌细胞数目的减少，而是细胞浆内的蛋白质被分解，使胞浆减少，细胞缩小，细胞间质结缔组织也相应复旧。裂解的蛋白及代谢物通过肾脏排出体外，故产褥期产妇尿中含氮量增加。

内分泌的变化

妊娠期，许多准妈妈的皮肤上都出现不同程度的色素沉着，下腹部出现妊娠纹。在产后，下腹正中线的色素沉着会逐渐消失；然而，腹部出现的紫红色妊娠纹会变成永久性的银白色旧妊娠纹。腹部皮肤由于受妊娠期子宫膨胀的影响，弹力纤维断裂，腹肌呈不同程度分离，在产后表现为腹壁明显松弛，但在 6～8 周后会有所恢复。

女性产后，由于体内雄性激素骤然恢复正常，刺激头发脱落，表现为产后容易掉头发。

由于产后雌激素和孕激素水平下降，新妈妈的面部易出现黄褐斑，而且大多数女性的身体在生过孩子后会发生明显变化，如腹部隆起、腰部粗圆、臀部宽大。

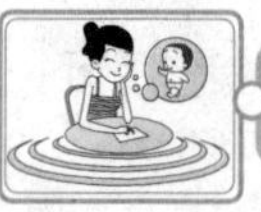

一胎过后为何体重只升不降

很多妈妈头胎产后，体重一直降不下来，而体重超重会给想要二胎的妈妈增加一些阻力。

怀孕期间重要且明显的生理变化莫过于体重增加。除了来自于胎儿、胎盘和羊水的重量外，母体本身因为内分泌的改变也出现了一些变化，例如黄体生成素上升，准备哺乳使得泌乳素增加等。一般孕妇在怀孕期间会增加 13～20 公斤，其中 7 公斤是脂肪，产下小宝宝和代谢掉大量水分之后，妈妈的身上还留有 7 公斤的脂肪，如果没有适当地减肥，这些脂肪将在妈妈身上“永久居住”下来。

头胎产后，减肥不乏屡战屡败的人，追究其原因，70% 是因为不良的生活习惯所致。怀孕期间，为了让腹中宝宝吸收充分的营养，能够健康地成长，遵循“一人吃，二人补”的原则，将“吃七分饱”的饮食观念先抛到脑后，并尽量多吃“补”的食物，希望让胎儿获取足够的营养。但是，有些准妈妈“补”错了食物，反而吃进过多的热量，进入了母体本身，胎儿却未必能吸收到营养。妈妈胖了二十几公斤，宝宝产出时却只有

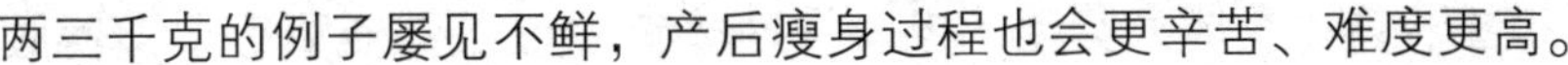

两三千克的例子屡见不鲜，产后瘦身过程也会更辛苦、难度更高。

据研究，肥胖的婴儿成年之后比正常婴儿更容易发生肥胖。分娩之后，传统上要“坐月子”。在现代都市中，产妇们并不缺乏动物性食品，而且因为体力活动量太小，顿顿大鱼大肉、饱食终日而发生肥胖。在月子中，多补充富含钙、铁、蛋白质和维生素的牛奶、鸡蛋、豆腐、杂粮、蔬菜、海藻、蘑菇等食物，多喝汤水，便足以满足身体的需要。许多年轻妈妈因为怕体形改变，不愿意给婴儿哺乳，结果往往适得其反。因为每100毫升乳汁中含热能70千卡、4.5克脂肪，每天泌乳850毫升可消耗热能800千卡，相当于90克体脂肪。可见，哺乳可消耗大量脂肪和蛋白质，促进体形恢复。多数女性在25~30岁之间怀孕生子，此时人体的新陈代谢率已经开始降低，生育后又告别了经常锻炼、拼命工作的时代，即使饮食数量不变，发胖的可能性也必然增大。因此，准备生二胎的妈妈，在头胎的孕期和产后，一定要注意保持体重，为二胎做好准备。

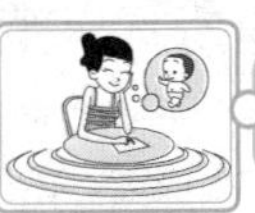

一胎后为何子宫脱垂

正常子宫的位置是前倾前屈的，子宫颈在坐骨棘水平以上。这个正常位置是依靠骨盆底的肌肉和筋膜以及子宫的韧带来支持的。

如果这些组织发生了损伤或过度松弛，子宫就会沿阴道下降，甚至全部脱出于阴道口以外，这就叫子宫脱垂，发病初始子宫只是在腹压大或站立过久时脱垂，休息后即可缩回，但随着病情发展就会终日脱出在阴道口外不能送回。

分娩时，过早屏气用力、急产、滞产，尤其是困难的阴道手术产都有可能使子宫韧带、子宫旁组织和骨盆底肌肉与筋膜过度伸展或撕裂。产后如不注意保健，这些组织的“产伤”恢复不良，将影响子宫支持，成为日后子宫脱垂的主要因素。

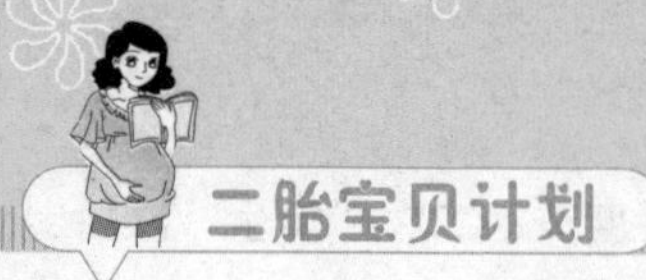

产后如过早参加重体力劳动，或有慢性咳嗽、习惯性便秘等，迫使腹压增加，就会引起子宫向下移位。

一旦发现有子宫脱垂的现象就应及时到妇科医院就诊，确定病情的严重程度，根据不同的病情采取不同的治疗方法。

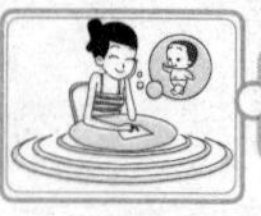

子宫脱垂如何避免

其实子宫脱垂完全可以预防。关键在于接生人员应正确处理分娩过程，及时发现和仔细修补产道与骨盆底组织的裂伤。

新妈妈应注意产时和产褥期卫生。分娩时，新妈妈一定要做到不过早和不过度用力。

分娩后，应充分休息，经常改变卧姿，注意营养，体质虚弱者更要注意调理，积极进行体操运动以锻炼骨盆底肌肉及腹壁肌肉。避免过早和过度操持家务与体力劳动，最好是站着或坐着，避免蹲位干活如蹲着洗尿布或择菜。

产后更应防止便秘或咳嗽，因为这些都能增加腹腔内压，使盆底组织承受更大的压力，而容易发生子宫脱垂。

产后检查时，如果发现子宫复位不佳，要遵医嘱纠正。至于患有慢性咳嗽及习惯性便秘的女性，应积极治疗。治疗子宫脱垂的方法很多。如果属于早期脱垂或症状较轻者，可取平卧位或稍坐一会儿，即可使会阴部恢复常态；也可使用体育疗法，如缩肛运动，一缩一放地进行，每次 10 ~ 15 分钟，每天 2 次。也可以采用针灸、中药外用和内服、子宫托等方法综合治疗。严重的子宫脱垂应行保守性手术，使子宫恢复正常前位以利受孕，例如阴道前后壁修补术加主韧带缩短术及子宫颈部分切除术。但术后一旦受孕，应进行剖宫产术分娩，以免产后再次造成子宫脱垂。

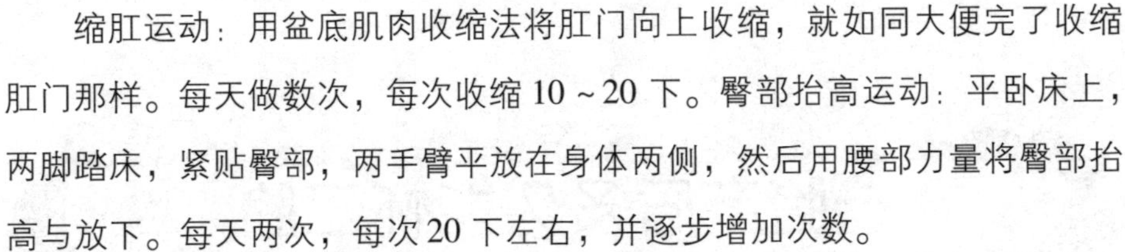

缩肛运动：用盆底肌肉收缩法将肛门向上收缩，就如同大便完了收缩肛门那样。每天做数次，每次收缩 10～20 下。臀部抬高运动：平卧床上，两脚踏床，紧贴臀部，两手臂平放在身体两侧，然后用腰部力量将臀部抬高与放下。每天两次，每次 20 下左右，并逐步增加次数。

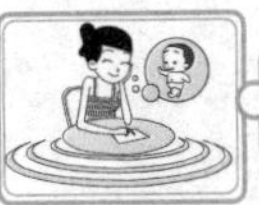

一胎后为何宫颈内口松弛

宫颈口松弛也属于一种常见的宫颈疾病，这种情况一般发生在产后女性的身上。很多女性都为此而感到困扰，宫颈口松弛的原因很多，但常见的有先天子宫峡部发育不良，少部分是后天产伤的宫颈撕裂后遗症。临床上，连续 3 次或以上意外流产，就被称为“习惯性流产”，而引起习惯性流产最常见的原因就是宫颈内口松弛。一些怀孕中晚期的孕妇因为宫颈内口松弛，妊娠囊很容易膨入阴道，从而导致流产或早产。

正常的子宫颈内口的张力很大，即使到了妊娠末期，也能承受宫腔内的压力。但如果子宫颈内口有缺陷而变得十分松弛时，就难以承受中期妊娠的宫腔内压力，在胎儿与羊水的重力作用下，子宫颈内口——这扇子宫的大门迫于宫内压力，就会提前开放，而导致晚期流产的发生。

先天因素造成的子宫颈内口松弛十分罕见，绝大多数子宫颈内口松弛与人工流产及引产手术有关，尤其是大月份人工流产钳刮术，极易损伤宫颈内口，造成肌纤维与弹力纤维等组织断裂，导致宫颈内口松弛。因此，预防宫颈内口松弛主要是做好计划生育工作，杜绝或减少意外妊娠及由此造成的人工流产与引产。

宫颈内口松弛或者在孕 12 至 24 周之间有过流产史的孕妇，如果想要二胎，可以选择手术将宫颈口扎紧，这样可以保证子宫颈口闭合，延长孕周，防范流产或早产。

一胎产后多久能怀二胎

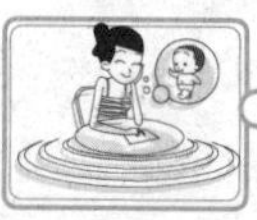

一胎顺产，多久能怀二胎

如果是正常分娩，子宫在经历生产后，大约要60日（±10日），即两个月左右才能恢复，卵巢才会开始排卵，重新开始生理期。但在哺乳期间，由于激素的影响，妈妈的生理期会推迟。一般人都认为重新开始生理期就意味着身体状态的恢复，但在医学上来说，生理期恢复等于做好了怀孕的准备。虽说如此，在大孩子1岁前，育儿工作十分繁重，如果此时再孕育第二个孩子，妈妈的负担会变得更重。

另外，从经济上考虑，至少间隔1年后再要第二个孩子是最好的。如果两次孕期间隔时间稍长，也要防止卵子老化、出现妊娠合并症的风险。在这一点上来说，最佳的怀孕年龄是25~38岁。

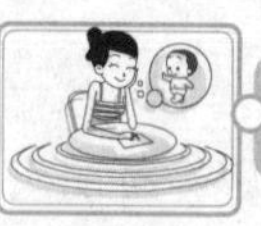

一胎剖宫产，多久能怀二胎

头胎剖宫产的妈妈，必须要等到母体以及手术产生的伤口完全恢复后才能再次怀孕。因此妈妈们最好在产后一年内避孕。

另外，如果头胎生产时选择了剖宫产，那么在生二胎时很有可能还要进行剖宫产。如果妈妈们想要正常分娩，那首先要去生头胎的医院，让医生进行评估。

由于头胎时选择了剖宫产，所以有些医院为了慎重起见，会直接让妈妈在生二胎时做剖宫产，而也有些医院准许尝试自然分娩。有时即便确定了妈妈可以进行自然分娩，但由于孕期中出现的风险，妈妈也有可能会提早进行剖宫产手术。

一般怀孕38周左右适合进行剖宫产手术，但是妈妈们不要自行决定进行手术的时间，一定要在此之前先和医生进行商量。在那之前还要尽早决定在哪里生，并且收集相关妇产医院的信息。

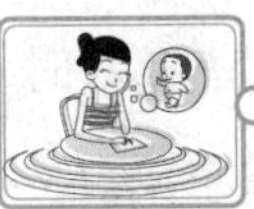

一胎流产，多久能怀二胎

1. 对于难免流产（胎停）做过清宫的人，调理3~6个月，若月经比较规律、不良体质因素得以纠正、各项指标基本正常，即可再次怀孕；

2. 而症状轻微的自然流产者，比如生化妊娠，因其对子宫内膜的创伤、对性腺轴的影响很小，所以经调理有过一次规律月经，若各项指标基本正常，第二个月就可以试孕了；

3. 对于年龄偏大的女性，时间越久卵巢功能越低，更要抓紧，可以斟酌提前试孕。

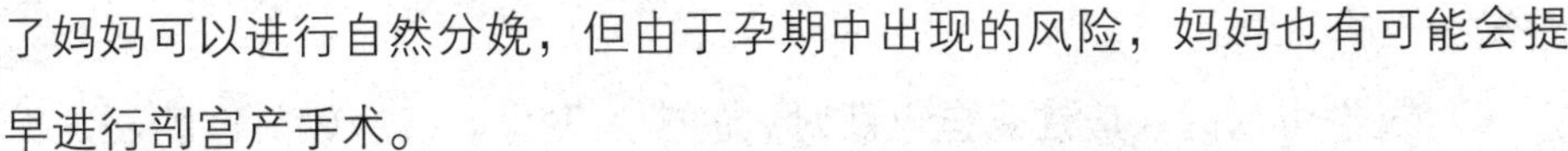

二胎来临前要做哪些准备

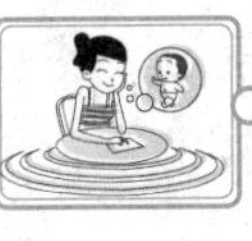

关爱输卵管健康

输卵管具有极其复杂而精细的生理功能，对拾卵、精子获能、卵子受精、受精卵输送及早期胚胎的生存和发育起着重要作用。因输卵管阻塞导致的不孕近年呈现上升趋势，有生二胎计划的女性应该保护好输卵管。

1. 女性应注意自己的外阴卫生及个人清洁卫生；注意防止来自洁具及

卫生间内的感染。

2. 过性生活时，应注意自己及对方的个人卫生。行房事前，需清洗男女双方的外生殖器，防止病菌的入侵。当阴道有出血症状时，应自我克制禁止性生活。

3. 应注意自身的营养保健，加强月经期、人工流产后、分娩后的营养；增强自身体质，提高抵抗力、免疫力，减少患病的机会。

4. 需进行人工流产术、分娩术、取放宫内节育器术及其他宫腔术时，应进行严格消毒，避免经手术将病菌带入阴道及子宫，人为造成感染。

5. 女性发生盆腔炎或流产后感染，治疗要彻底，不要以为没症状了就是病好了，应在症状消失后再服用两周的抗生素才行。

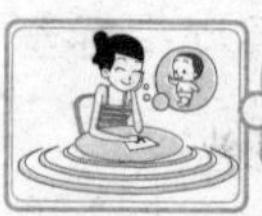

将月经调理正常

月经是反应女性健康的信号，而痛经、闭经、经期提前或推后、经量过多或过少等问题的背后，也可能提示着卵巢早衰。

很多时候，卵巢早衰最初的表现就是月经失调，如月经周期延后，月经量少，月经稀发。经期逐渐缩短，而最终发展到闭经，导致提前进入绝经期。而月经量持续减少，多数意味着女性雌激素水平发生变化、降低，卵巢功能发生减退。本来28～30天来一次月经，周期却逐渐延长，变成超过2、3个月才来一次。有的女性表现为周期逐渐缩短，缩短到20天就来一次。经期原本有5～7天，却慢慢开始变得1～2天就能干净了。经量原本是正常的，但开始变得越来越少了。

一般正常的月经出血量应为30～50毫升，少于20毫升就属于月经过少，多于80毫升就是月经过多。以卫生巾的用量估量，正常的用量大概是平均一天换四五次，每个周期不少于10片，如果连5片都用不完，那么就属于月经过少了。

除此之外，月经周期开始变得紊乱，甚至闭经，也需要注意是否有卵巢早衰。有些女性还会有潮热、盗汗、烦躁等症状出现。

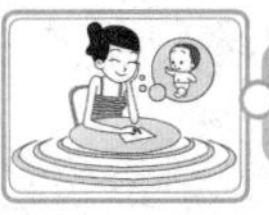

卵巢早衰须调理

1. 在医生的指导下进行调理，改善卵巢的储备功能。

2. 用平和的心态看待卵巢早衰，要有信心，卵巢早衰并不一定不能生育，虽然治疗上相对困难，但有很多人在治疗后是可以生育的。

3. 注意营养平衡，摄入足量蛋白质，控制脂肪及糖的摄入，特别注意补充维生素 E、维生素 D 及矿物质（如铁、钙）。

4. 适当加强运动，保证充足睡眠，晚餐不宜过饱，晚上不做剧烈运动。

5. 改良避孕方法，减少人工流产，多关注月经的规律性和量，科学减肥。

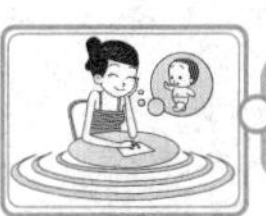

卵巢囊肿的危害

卵巢是女性生殖系统的重要组成部分，其体积虽小，却是各种肿瘤最好发的器官，肿瘤的种类也是多种多样，卵巢囊肿便是其中的一种。卵巢囊肿虽为良性，但是对于患者身体的危害却不容小觑。

卵巢囊肿对妊娠期女性的影响更是不容忽视。妊娠合并卵巢囊肿时较非妊娠时更易发生蒂扭转和破裂；妊娠早期时，瘤体嵌入盆腔可引起流产；妊娠晚期时，瘤体阻塞产道可发生梗阻性难产。

卵巢囊肿在妊娠早期时容易发现，多表现为单侧、活动性肿瘤，可在怀孕 3 个月后进行择期手术切除肿瘤，以避免流产等并发症的发生。妊娠中、晚期以后则不容易发现，即使发现，多需要等待胎儿娩出后才可进行手术，因为此时手术，会增加早产的风险。如果瘤体较大，存在阻塞产道导致梗阻性难产的危险，则要做好剖宫产准备，同时行肿瘤切除术。如果妊娠过程中，卵巢囊肿发展迅速，存在蒂扭转或破裂的风险，则应该尽快手术，不宜等待。

妊娠期合并卵巢囊肿的患者应适当增加产检的次数，加强孕期防护，一旦出现腹痛、阴道出血等症状应及时就诊。

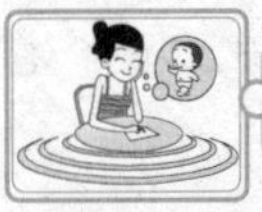

卵巢囊肿的信号

卵巢囊肿在早期并无明显的临床表现，患者往往因其他疾病就医在行妇科检查时才被发现。以后随着肿瘤的生长，患者会有所感觉，其症状与体征因肿瘤的性质、大小、发展、有无继发变性或并发症而不同。以下几种情况是卵巢囊肿的提示信号：

腹围增粗、腹内肿物

这是患者最常有的现象。明明在积极减肥，却不见纤腰出现，反而肚腩凸出。患者觉察自己的衣服或腰带显得紧小，方才注意到腹部增大，或在晨间偶然感觉，因而自己按压腹部而发现腹内有肿物，加之腹胀不适。但这并不是肥胖或怀孕所造成的，而是患上了卵巢囊肿。也有一些女性因为体形丰满，很多时候未能察觉腹部胀大。

腹痛

如肿瘤无并发症，极少疼痛。运动或者静坐后站起，会感到小腹有些疼痛。这是因为囊肿内的积液在重力作用使卵巢下垂，当你运动时就有一种坠痛。此外，恶性囊肿多引起腹痛、腿痛，疼痛往往使患者以急症就诊。

痛经或月经紊乱

开始痛经或者痛经持续加重。一侧卵巢，甚至双侧卵巢囊肿，由于并不破坏所有的正常卵巢组织，故多半不引起月经紊乱。有的子宫出血并不

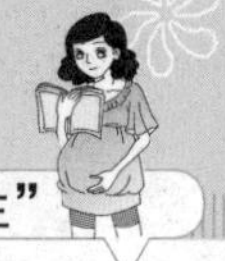

属于内分泌性，或因卵巢肿瘤使盆腔的血管分布改变，引起子宫内膜充血而引起；或由于卵巢恶性肿瘤直接转移至子宫内膜所致。因内分泌性肿瘤所发生的月经紊乱常合并其他分泌影响。

压迫症状

巨大的卵巢肿瘤可因压迫横膈而引起呼吸困难及心悸，卵巢肿瘤合并大量腹水者也可引起此种症状；但有的卵巢肿瘤患者的呼吸困难系由一侧或双侧胸腔积液所致；并且往往合并腹水。

不孕

期待“好孕”到，却总不能如愿。研究发现，卵巢囊肿是导致不孕症的一个病因，这与囊肿大小无直接关系。

尿频或排尿困难

这是因为较大的囊肿挤压到了膀胱所致。

卵巢囊肿的危害是严重的，巨大的良性卵巢囊肿充盈整个腹腔，使腹腔内压增加，影响下肢静脉回流，可导致腹壁及双侧下肢水肿；而固定于盆腔的恶性卵巢囊肿压迫髂静脉，往往引起一侧下肢水肿。盆腹腔脏器受压，发生排尿困难、尿潴留、便急或大便不畅等现象，因此出现卵巢囊肿信号，应积极进行检查，及早确诊及早治疗。

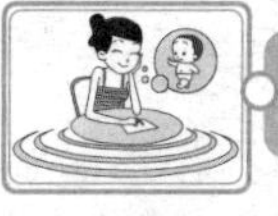

预防盆腔炎

附件炎、输卵管炎、输卵管积水、输卵管不通，都可以统称为盆腔炎。女性的盆腔通过输卵管、子宫、宫颈、阴道和体外相通，所以盆腔容易被外界的细菌感染。盆腔感染后的表现常常是小腹隐痛、腰痛、白带多，不易怀孕。有时急性发作，会出现发热、肚子剧烈疼痛。

由于盆腔炎会导致输卵管不通，引起不孕，所以有小腹痛、腰痛这些

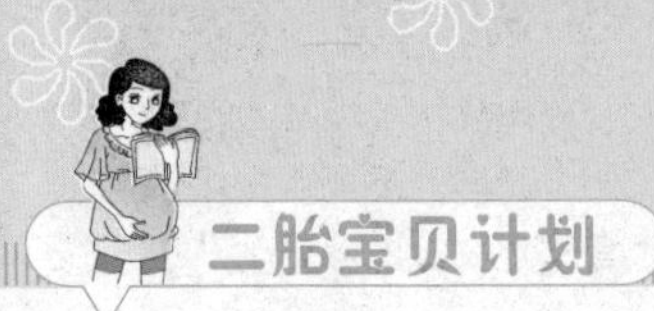

症状时要及早治疗。

如果女性患盆腔炎后怀孕了，千万要注意孕期的安全，不要引起流产。一旦发生流产，再想怀孕就比较困难了。

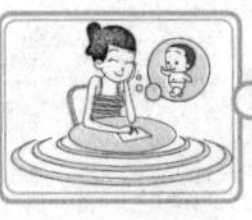

维持甲状腺健康

甲状腺是生长在颈部的腺体，它的功能是制造调节新陈代谢的激素。育龄女性容易患甲状腺疾病，它会导致发育问题，影响排卵和身体健康。治疗甲状腺疾病有助于恢复月经和排卵，并且增加怀孕的可能性，而且也会在你怀孕后确保胎儿的健康，这对准备要二胎的妈妈来说极其重要。

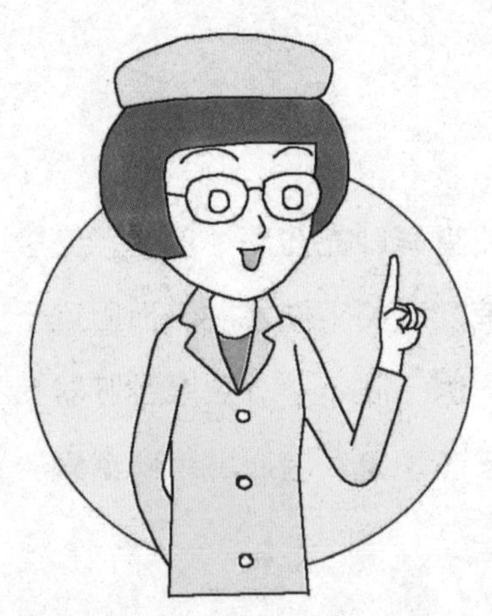

甲状腺功能亢进是持续的甲状腺激素分泌过剩。如果甲状腺过于活跃，就会对女性的生育能力产生负面影响，因为它会造成排卵不规律。而且在甲状腺激素过剩的环境中妊娠会影响到胎儿的生长和发育。在妊娠期中人体的各项功能都处于波动状态，而甲状腺激素过剩会使这些功能加速，从而导致母亲出现心悸、焦虑和体重减轻，甚至还会出现流产。

甲状腺功能衰退是甲状腺激素分泌不足的结果，它会导致月经不来潮和不排卵，因此也就会降低女性的生育能力。甲状腺功能衰退可能是家族性的。对于自身免疫疾病的淋巴细胞性甲状腺炎（女性发病率是男性数倍），就更加如此。一旦患有淋巴细胞性甲状腺炎，制造出的抗体就会损害甲状腺。可以通过血液测试来检测甲状腺抗体，比如用抗微粒体和抗甲状腺球蛋白抗体和甲状腺激素来诊断。

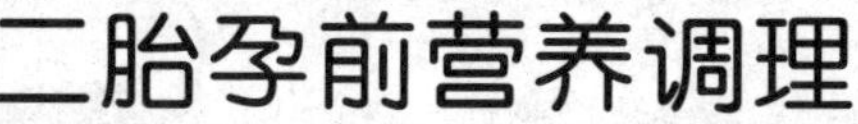

二胎孕前营养调理

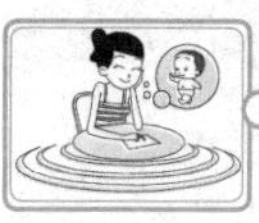

这些食物帮助保养输卵管

百合和茯苓

百合，常食有润肺、清心、调中之效，可止咳、止血、开胃、安神、宁心，有助于增强体质、抑制肿瘤细胞的生长，缓解放疗反应。

茯苓，性甘、淡、平，归心、肺、脾、肾经，可以利水渗湿、健脾和胃、宁心安神。

百合和茯苓可以保养卵巢，有效推迟女性衰老，双向调节雌激素水平，抑制卵巢囊肿的产生。

野葛根

野葛根富含的异黄酮能模拟雌激素，长期服用可以调理女性本身雌激素的分泌和供应。

维生素

维生素能改善身体营养状况，增强细胞的活力，促进体内新陈代谢，排出体内毒素、废物，研究表明，若每天服用 90 毫克维生素 C 和 30 毫克维生素 E，卵巢癌的发生率就会减少 50%。孕期女性单从食物中摄取维生素还不够，最好咨询医生适量服用药片或制剂。

香菇

香菇具有消食、去脂、降压等功效。其中所含的纤维素促进胃肠蠕动，防止便秘，减少肠道对胆固醇的吸收。还含有香菇嘌呤等核酸物质，能促进胆固醇分解。常食香菇能降低总胆固醇及甘油三酯。

黄瓜

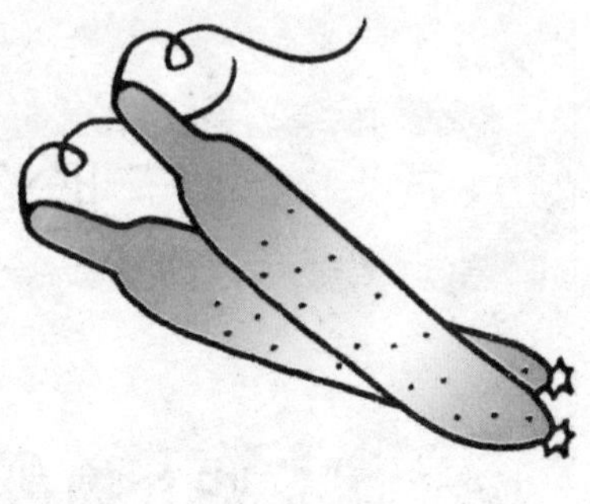

黄瓜清脆可口，有清热、解渴、利尿的作用。它所含的纤维素能促进肠道排出食物废渣，减少胆固醇的吸收。黄瓜中还含有丙醇二酸，可以抑制糖类转变成脂肪，有减肥和调整脂质代谢的功效。

胡萝卜

每周平均吃5次胡萝卜，患卵巢癌的可能性就能降低。吃胡萝卜不仅对卵巢有好处，还可以补充维生素A，更有明目的作用。

茄子

茄子含多种维生素，能增强细胞黏着性，提高微血管弹性。茄子能降低胆固醇，防止高脂血症引起的血管损害，还对治疗高血压、高脂血症、动脉硬化等有一定作用。

黑豆

黑豆被誉为万豆之王，在含植物雌激素的豆类中，黑豆是含量最高的。长期用黑豆打豆浆喝，可以安全补充植物性雌激素，保养子宫和卵巢。

苹果

苹果中含的类黄酮，能有效抑制低密度脂蛋白氧化，防止动脉粥样硬化。苹果中的果胶也能降低胆固醇水平，预防动脉粥样硬化。

海藻类

海藻类食物如海带、紫菜，含碘、钙较高，能调节和平衡血液的酸碱性，也可以调节雌激素水平。

蜂王浆

纯天然的蜂王浆比合成的药物更安全健康，每天喝一小杯蜂王浆，可以补充雌激素。但如果患有子宫肌瘤，就要尽量少吃蜂王浆、蜂蜜等食物。其中的雌激素会加快子宫肌瘤的生长速度。

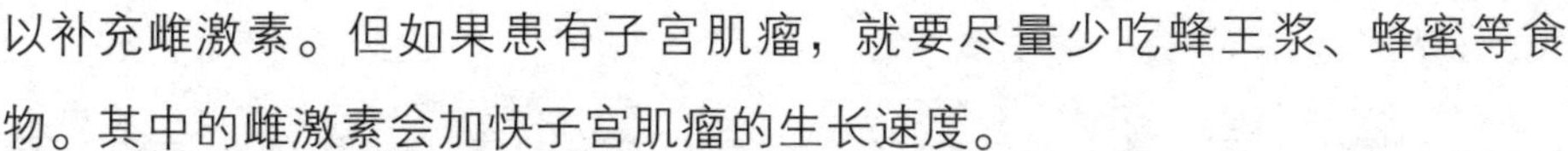

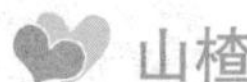

山楂

山楂含有山楂酸、柠檬酸、脂肪分解酸、维生素 C、黄酮、碳水化合物等，能够扩张血管、改善微循环、降低血压、促进胆固醇排泄、降低血脂。但山楂含有大量的有机酸、果酸等，不要空腹食用，也不要长时间食用过多，最好在饭后食用。

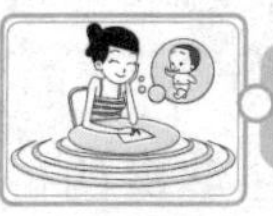

准爸爸要及时补锌

锌有“生命的火花”与“婚姻和谐素”之称。想要再次做爸爸的男性如果想得到一个聪明健康的宝宝，需要注意体内的锌含量，如果缺乏就要及时补充。

正常人血浆中的锌含量为 0.6～1.33 微克/毫升。而精液中的锌含量比血液中的锌含量要高百倍。锌直接参与精子内的糖酵解和氧化过程，保持精子细胞膜的完整性和通透性，维持精子的活力。男性如果缺锌，睾酮、二氢睾酮（雄激素）减少，不利于精液生成。缺锌易使前列腺炎不愈，这些都可造成男性不育。所以，备孕期间准爸爸不可缺锌。

通过食物和药物补锌

如果准爸爸检查后发现精液中锌含量过低，可以服用以下食物和药物补锌：

1. 进食富含锌的食物。锌的主要食物来源有猪肝、蛋黄、瘦肉、花生、核桃、苹果等。

2. 补锌药物。最常用的是硫酸锌糖浆或片剂，成人每天服 7.5～12.5 毫克，1～3 个月为 1 个疗程，然后复查血与精液的锌含量和精子的数量、活力。如锌含量仍不足，可重复 1 个疗程。

补锌要注意的问题

1. 补锌不可过量。补锌太多，易发展成冠心病、动脉硬化症等。另外，锌摄入量过多，会在体内蓄积，引起中毒，出现恶心、吐泻、发热等症状，严重的甚至突然死亡。

2. 避开钙、铁、锌同补的产品。过多的钙与铁在体内吸收的过程中将与锌“竞争”载体蛋白，干扰锌的吸收。

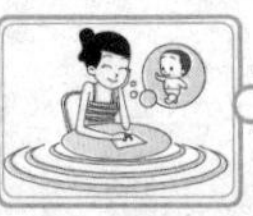

准爸爸不宜多吃芹菜

芹菜脆嫩爽口，是很多家庭的常见餐桌美食，不仅富含有益健康的抗氧化物，还能预防、辅助治疗多种疾病，被誉为“厨房里的药物”。虽然芹菜有这么多的优点，但却并不适合备孕期的男性食用。

过量摄入芹菜会抑制睾丸酮的生成，进而引发杀精和减少精子数量的后果。有研究表明，身体健康且具有生育能力的年轻男性连续多天食用芹菜后，精子数量明显减少，甚至影响受孕，停食芹菜后几个月，精子数量又恢复正常。因此，喜欢吃芹菜的男性备孕期间最好忌口，千万不要因为小小的芹菜破坏备孕大计。

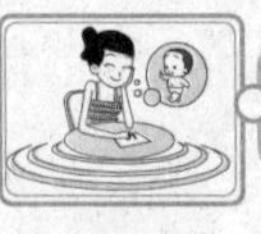

豆制品不宜多食

豆制品营养丰富，可以减肥，防治高血压、心脏病、降低血脂等，因此受到很多人的青睐。适量吃些豆制品对人体健康是大为有益的。但是，备孕中的妈妈过多食用豆制品也不利于健康。这是因为：

若摄入豆制品过多，人体正常铁元素的吸收功能会受到抑制，从而导致备孕妈妈出现不同程度的疲倦、嗜睡、贫血、身体无力等症状。豆制品中含有丰富的蛋氨酸，备孕女性如果长期吃过多豆制品，蛋氨酸在酶的作用下，可转变为同型半胱氨酸，从而损伤动脉管壁内皮细胞，促使胆固醇和甘油三酯沉积于动脉壁中，极易造成动脉硬化。

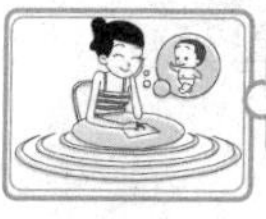

及时补充蛋白质

蛋白质是构成人体内脏、肌肉及脑组织的基本营养素。孕初期正是胎儿内脏生成和分化的时期，也是脑开始发育的时候。如果女性在孕前摄取蛋白质不足，就不容易怀孕，或者怀孕后由于蛋白质供应不足，胚胎发育迟缓，对内脏和脑的健全发育大为不利，而且容易造成流产或发育不良，出现先天性疾病及畸形。此外，若孕妈妈缺乏蛋白质，产后母体也不容易恢复。有的妈妈就是因为产前蛋白质摄取不足，分娩后身体一直虚弱，还会有多种并发症发生。

含有丰富蛋白质的食物有牛肉、瘦猪肉、鸡肉、肝脏类、鱼、蛋、牛奶、乳酪等；含蛋白质丰富的植物性食物有黄豆及其制品、大米、小麦、小米、红薯、花生等。成年人每千克体重每天应摄入蛋白质1～1.5克，准备生孩子的女性应为1.5～2克，这样才能为怀孕做准备。

所以，孕前补充蛋白质有非常重要的意义，准备要宝宝的女性孕前一定要做好补充蛋白质的工作。

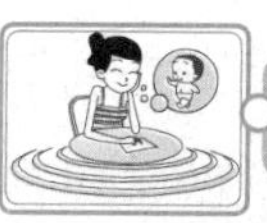

太瘦的女性孕前要增肥

太瘦不但影响受孕，还会使宝宝生下来体重偏轻。准备怀孕的女性，应积极将体重调整到标准范围内。

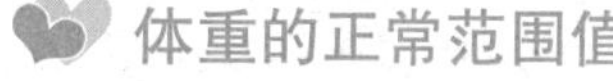

体重的正常范围值

一个人是胖是瘦不是凭眼睛看就能测算的，可以根据以下公式算出自己体重是否正常：

［身高（厘米）-100］×0.9千克

根据以上公式，计算得出的答案就是本人标准体重。实际体重低于或高于标准体重的10%都属于正常现象。如果实际体重低于标准体重的10%以上，就要考虑自己是否偏瘦了。在这种情况下，增肥就势在必行了。

备孕期间如何增重

1. 三餐不可少，且要营养均衡，食材品种及颜色越多样越好。三餐间要加2~3次点心，选择高蛋白及高营养素的食物，如优酪乳、三明治、鸡蛋、豆浆、馄饨、水果等。多喝排骨汤、鱼汤或鸡汤，以增加热量及营养素的摄取。

2. 可以进行一些有氧运动，如走路、游泳等，能增加食量，不妨先选择慢跑、散步等小运动强度的体育项目，每天进行，可使体重稳步增长。

3. 保证充分的睡眠时间与质量。睡眠是人体能量形成的重要时期，也是促进肌肉生长的“生长激素”分泌活跃的时期，所以保证夜晚的睡眠品质对于瘦人来说非常重要。

4. 减轻压力。神经质体质，或压力超过负荷，常是孕期体重上不来的缘由，针对来源将压力降到最低，将有助于体重提升。

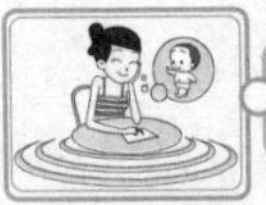

超重女性如何备孕

怀孕前身体肥胖的孕妈妈产下有缺陷宝宝的可能性要比体重正常的孕妈妈大得多。同时，肥胖的女性一旦怀孕后，孕期并发高血压、糖尿病等高危病症的概率也增大。所以，过胖的孕妈妈在孕前要进行适当的减肥。

饮食

早餐吃饱，不吃油炸、高热量食品；中午吃七分饱；晚餐尽量少吃。也可少食多餐，将全天的饮食量分配成5~6餐进食。吃饭时要细嚼慢咽，延长进食时间，以增加饱腹感。平时习惯吃零食的孕妈妈，应尽量选择在两餐中间食用，且不吃垃圾食品，不吃高脂肪甜点，以新鲜的水果或蔬菜为宜。有条件的孕妈妈可以根据营养师为自己制订的营养食谱安排饮食。

过胖的孕妈妈可以参考以上方法科学地安排饮食，但千万不能靠节食减肥，否则身体会因为缺乏维持机体各项功能正常运行的各类营养素而影响到健康。而且节食过度还会引起内分泌失调，导致生殖功能紊乱，严重的话还会影响到排卵，从而导致不孕。

水分可以促进身体的代谢过程，想减肥的孕妈妈要多喝水。可在起床后早饭前30分钟喝500毫升25～30℃的新鲜开水或凉开水，每天上午、下午各喝500毫升，晚上可少喝一些。注意，每天的饮水量保持在1600～2000毫升即可。

运动

加强锻炼，以中等或低等强度运动为宜，如每天爬楼梯20层，晚上原地跑步30分钟或外出散散步，以及周末进行户外活动，爬山、游泳、打球等，但不要过于疲劳。上班尽可能走路，不骑电动车，不坐公交车。

好习惯帮助二胎备孕

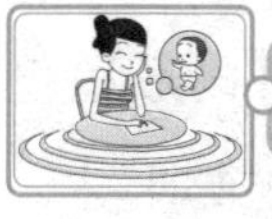

调整作息、适量锻炼增加怀孕机会

孕前要做各种各样的准备工作，其中很重要的一项就是要调整作息时间，使之符合健康自然的生活规律，辅以适量锻炼，使身体达到良好的健康状况。

调整作息时间

想要怀孕的女性，应该先养成规律的作息习惯，晚上 11 点前必须就寝，将生理功能调整到最佳状态，提高受孕概率。已经习惯熬夜的备孕女性，应提前到每天晚上 10 点钟左右就准备上床。这样，便可逐渐改掉半夜才入睡的不良习惯，建立起正常节律的生物钟。

进行适宜而有规律的体育锻炼

夫妻双方在计划怀孕前的一段时间内，若能进行适宜而有规律的体育锻炼与运动，不仅可以促进女性体内激素的合理调配，确保受孕时女性体内激素的平衡与受精卵的顺利着床，避免怀孕早期发生流产，而且可以促进胎宝宝的发育和日后宝宝身体的灵活程度，更可以减轻孕妈妈分娩时的难度和痛苦。

因此，对于任何一对计划怀孕的夫妻而言，应该进行一定时期的有规律的运动后再怀孕。例如：夫妻双方计划怀孕前的 3 个月，共同进行适宜与合理的运动或相关的体育锻炼，如慢跑、柔软体操、游泳、太极拳等，以提高各自的身体素质，为怀孕打下坚实的基础。

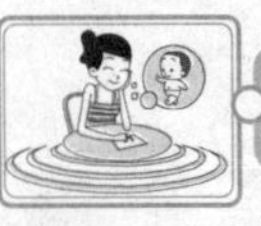

女性戒烟酒多久可以怀孕

专家认为，对女性怀孕影响最大的是香烟，女性吸烟与不孕症有着很大关系。香烟中的尼古丁有收缩血管的作用，女性子宫血管收缩不利于受精卵着床。香烟在燃烧过程中所产生的苯丙芘有致细胞突变的作用，对生殖细胞有损害，卵子和精子在遗传因子方面的突变，会导致胎儿畸形和智力低下。女性若想怀孕，应在 1 年前停止吸烟，并同时让丈夫也戒烟。

酒精是生殖细胞的毒害因子，酒精中毒的卵细胞与精子结合易形成畸形胎儿。要想避免此种情况，应等这种中毒的卵细胞排出后，新的健康卵细胞成熟再考虑受孕。虽然酒精代谢物一般在戒酒后 2 ~ 3 天即可排泄出去，但一个卵细胞的成熟至少要 14 天以上。因此，女性可安排在戒酒后 3 ~4 周怀孕。

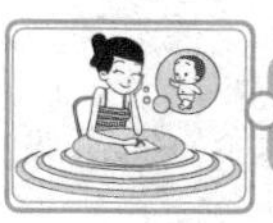

远离各类洗涤剂

日本学者曾经对受精卵发育障碍与环境因素的影响进行过动物试验：将含有 2% 的酒精硫酸（AS）或直链烷基磺酸盐（LAS）涂抹在已孕的小白鼠背部，每日 2 次，连涂 3 天，在妊娠第 3 天取出受精卵检查，发现多数受精卵在输卵管内已极度变形或死亡。而未涂过 AS 或 LAS 剂的孕鼠，其受精卵已全部进入子宫且发育正常。

由此揭示，含有 AS 或 LAS 之类的化学物质，可通过哺乳动物的皮肤吸收，到达输卵管。当孕妇体内此成分达到一定浓度时，可使刚刚受精的卵细胞变形，最后导致受精卵死亡。

据有关部门测定，目前市场上销售的洗涤剂等物质中含 AS 或 LAS 的浓度为 20% 左右，是用于小白鼠实验的 2% 浓度的 10 倍。因此，人们必须对引起不孕的凶手——洗涤剂之类的化学物质有足够的认识。

备孕女性从计划妊娠这个月开始，就不要再接触洗涤剂了。洗衣服最好用洗衣机，晾晒衣物时最好戴上橡皮手套；至于吃晚饭后的盘碗洗刷，最好是全权交给丈夫。

值得注意的是，对夫妻双方都查不出明显不孕症病因的患者，女方应在月经周期的后半期尽量少用或不用此类物质，以免受精卵遭破坏引起不孕。

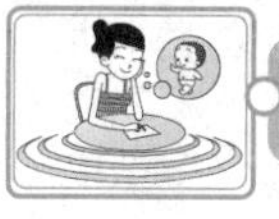

舒适的生活环境很重要

居家环境是怀孕期间外部环境最主要的构成部分之一，对于孕妈妈和胎宝宝来说，是影响健康状况的大事，是举足轻重的物质基础环境。

1. 孕妈妈的生活环境应整洁明亮、安静舒适、通风透气。

2. 居室最好保持适宜的温度，即20～22℃。

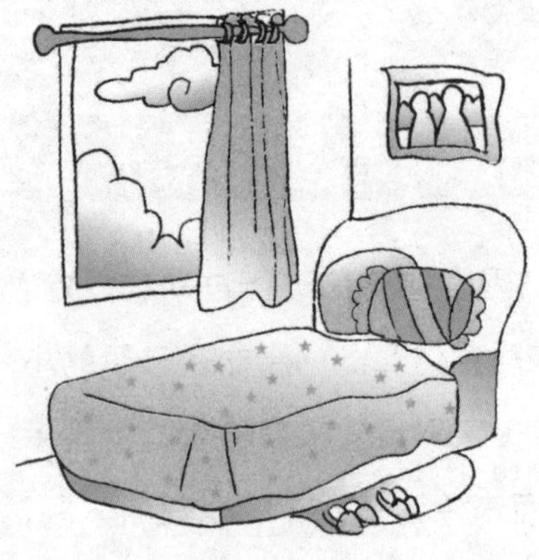

3. 居室最好保持适宜的湿度，即50%～60%的相对湿度。

4. 清理家中每个房间的物品，经常使用的物品要放在方便取用的地方。

5. 把可能绊脚的物品重新归置，留出最大的空间，以方便行动。

6. 把晒衣架或晒衣绳适当调低，以免取用不便。

7. 在卫生间及其他易滑倒的地方加放防滑垫。在马桶附近安装扶手，让孕妈妈在孕晚期时方便入厕。

8. 准爸妈要养成用完物品后物归其位的习惯。

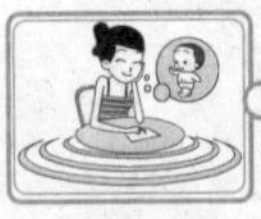

生活起居要有规律

为平安度过妊娠期，生个健康的小宝宝，备孕女性的生活起居应注意几点：

规律生活

生活应有规律，规律的生活可使体内各系统及各重要器官的生理活动更加协调和统一，从而可增强身体的免疫功能，提高抗病能力，这对将来的胎儿也十分有益。如果生活没有规律，必然影响母婴的健康。因此，备孕女性的起居、饮食、睡眠、工作、学习和娱乐等都要定时、定量，有规律地生活，做到起居有时，进餐有时，工作有时，休息有时，娱乐有时，运动有时，洗漱有时，大便有时。

充足睡眠

睡眠不足会引起疲劳过度，备孕女性每天要有8～9小时的睡眠时间，

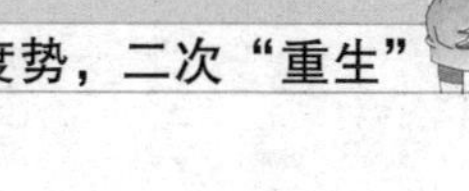

丈夫和家人也应督促、安排，确保睡眠时间。但也不要睡得过多，做到劳逸结合，没有疲劳感就可以了。

坚持午睡

备孕女性应坚持每天都午睡，即使春、秋、冬季也应午睡一会儿。午睡可使精神放松，消除疲劳，恢复体力。但午睡时间最多不要超过 2 小时，一般半小时到 1 小时。午睡要有规律，不要什么时候想睡就睡，或者时间太长，应适当安排在午后固定的时间。如果没有条件午睡，可躺下稍加休息，而在晚上早点睡觉。午睡时，应脱下鞋子，抬高双腿，全身放松。

注意休息

过度疲劳会使机体抵抗力降低，易患疾病，因此，应安排好时间，注意抓紧时间休息。当感到疲劳或乏力时，尽量躺下休息，或坐在椅子上，伸直腿。无论是妊娠早期、中期和晚期都要切记，妊娠期休息好很重要，即便是数分钟的小憩。

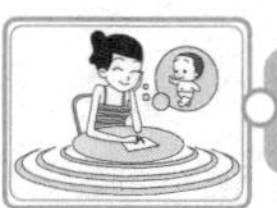

做好生产费用的预算

生二胎之前，大家还要考虑财务上的安排。因为孩子一出生，如何安排居住环境、育婴的各项需要、教育开支等等，都需要金钱来支持，宽松的经济环境能让夫妻更好的备孕。

以下列举了一些开销，可以参考一下：

怀孕期开销

妇产科检查费用、孕妇装、额外车费（因为肚子越大，行动越为不便，乘出租车的次数也相对增加了，当然，如果一向是坐私家车的话，便另当别论了）、滋补食品等。

产前诊断检查

一般会做多次检查，从怀孕12周起至临盆前，一般13~15次。每次挂号费10.5元，其他费用另收。一般第一次检查的费用贵一些，约1000元，全过程的检查费用在2000元左右。

生产时的开销

入院费用（尤其是私家医院，顺产及剖宫产的收费都不同，要预留多一点金钱做准备）、入院用品。

接待室、接生都要收费，选择无痛分娩约200元，顺产2000元左右，一般不超过3000元，剖宫产4500元左右。有的医院有“康乐待产”服务，配备一名有经验的护士专门服务，还允许一名家人进入产房，收费在300~500元不等。另外，产后婴儿室的床位费会有比较大的区别。普通房的床位为39元/天，条件一般，多人同室；二人房的话，一个床位的价格就上升到了250~300元/天。

产妇用品

准备几套哺乳用内衣、内裤、护垫、产妇卫生巾、消毒瓶等。除必须用品的支出外，另要考虑是否雇请保姆照顾自己和宝宝等。

初生婴儿用品

和尚袍、内衣、尿片、手套、脚套、帽子等。

婴儿其他用品

婴儿包被、奶瓶、蒸奶瓶器、洗奶瓶煲、婴儿洁衣液、婴儿衣物柔顺剂、婴儿洗涤剂、棉花、湿纸巾、尿布垫等。

家居布置

婴儿床及床上用品、婴儿车、背带、衣柜、杂物柜等。

照顾婴儿的费用

请保姆、亲人托管、托儿所托管。

再来算算生孩子在几个不同阶段进医院所需的具体费用（各地区有所不同，仅供参考）：

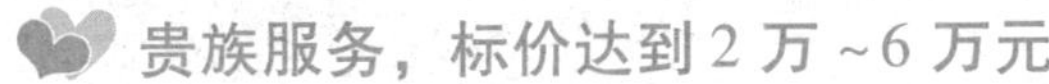

贵族服务，标价达到2万~6万元

VIP服务的好处是产妇可以在需要的时候打电话给医生，询问任何生理心理上的问题；每次检查基本都由同一个医生负责，保证诊断的连贯性；并且可以享受专业的产后护理，任何要求都将得到尊重和满足。从条件来看，住的是标准房，使用独立带热水的洗手间，有一张可以让家属陪夜的沙发等。若使用服务标准更好的套房，价格自然要再翻一倍。

无论如何，当你计算了各项开支后，最好还加上孩子出生前三年的开支，然后再按照目标进行储蓄、投资，以达到“造人”的经济目标。

二胎孕前检查

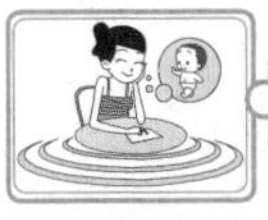

生二胎还需要做孕前检查

不管是生第一胎还是生二胎，孕前检查是很重要的。有一些准妈妈认为，自己已经生育过一个宝宝，不管是身体上还是心理上觉得怀二胎不需要进行孕前检查。实际上，生二胎也要进行孕前检查。不少二胎妈妈生育年龄比较大，胎儿出现问题的概率也会增大，同时孕妇并发症会增多，因此，从优生优育和妈妈的安全而言，生二胎更应该重视。

1. 通过进行二胎孕前检查，确定准妈妈是否能够再次妊娠。

准妈妈在生育一胎后需要一段时间的恢复，通过二胎孕前检查，确定准妈妈身体是否已经完全恢复，医生会根据孕前检查的情况判断是否能够再次进行妊娠，是否可以承受第二次怀孕的负荷，是否会对孕妈妈身体健

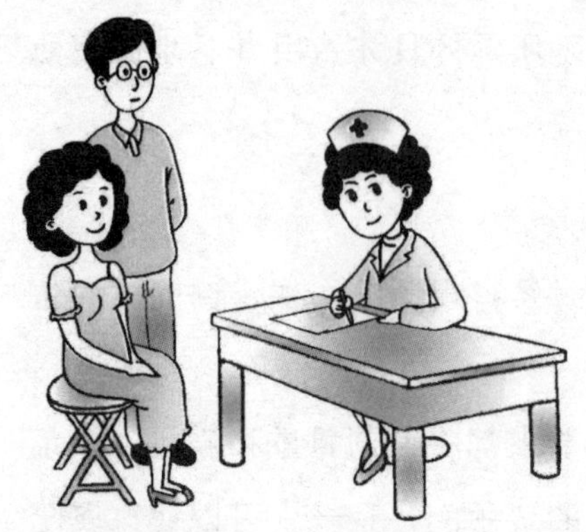

康造成伤害。

2. 通过进行二胎孕前检查，避免患有不合适怀孕的疾病的女性受孕。

生二胎前的孕前检查，可以了解女性在生完第一胎后身体是否存在其他不合适怀孕的疾病，为顺利怀孕做保障。有一些准妈妈在生育第一胎后有糖尿病，在怀孕后很容易合并妊娠糖尿病，如果不能得到很好的控制，可能会导致流产、早产，甚至出现巨大儿等。

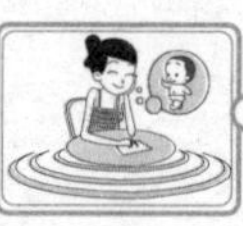

孕前重要器官检查

传统观念认为，女性只要能生出一个，后面就能继续生。但随着年龄的增长，女性的生育能力也会逐渐降低，所以必要的时候，想生二胎的女性，可以考虑和妇科的专家聊聊，针对自己的生活习惯、身体状况做一个全面的评估，让自己以最佳的状态加入“二胎热”的大潮中去。

二胎孕前检查具体包括以下项目：

全身体格检查

进行全身检查及生育能力评估，对身体的各个脏器如心脏、肝脏、肾脏等，进行全面系统的检查，通过检查心、肺、肝、肾功能看是否适合怀孕。

血常规

了解血红蛋白的浓度，如果有贫血等血液系统疾病，应该先治疗后怀孕。另外也要了解凝血情况，如发现有异常先治疗再怀孕。

尿常规

了解肾脏的一般情况和功能，有助于肾脏疾患的早期诊断。十个月的孕期对于母亲的肾脏系统是一个巨大的考验，身体的代谢增加，会使肾脏

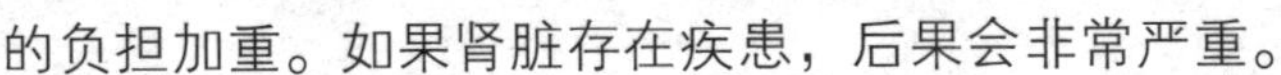

的负担加重。如果肾脏存在疾患，后果会非常严重。

白带常规

通过白带常规筛查滴虫、霉菌、支原体、衣原体感染、阴道炎症，以及淋病、梅毒等性传播疾病。如果患有性传播疾病，最好是先彻底治疗，然后再怀孕。否则会引起流产、早产、胎膜早破等危险。

大便常规

查虫卵、潜血试验，检查粪便中有无红细胞、白细胞，排除肠炎、痔疮、息肉等病变。

妇科内分泌

包括卵泡促激素、黄体生成素等6个项目。有助于月经不调、卵巢肿瘤等疾病的诊断，例如患卵巢肿瘤的女性，即使肿瘤为良性，怀孕后常常也会因为子宫的增大，影响了对肿瘤的观察，甚至导致流产、早产等危险。

ABO溶血检查

包括血型和ABO溶血滴度。检查对象为：女性血型为O型，丈夫为A型、B型，或者有不明原因的流产史。此检查可避免婴儿发生溶血症。

口腔检查

如果牙齿没有牙疾问题，只需要做好洁牙工作即可。但是如果准妈妈的牙齿损坏严重，到了孕期牙齿痛起来需要用药或者拔牙，对胎儿影响就很大，所以如果有牙疾应该及早进行治疗。

染色体检查

检查遗传性疾病。有遗传病家族史的育龄夫妇应检查染色体是否异常，及早发现克氏征、特纳综合征等遗传疾病。

糖尿病检测

包括空腹血糖检测和葡萄糖耐量实验。原患有糖尿病的女性，必须先请医生检查评估后再决定是否怀孕。

乙肝病毒抗原抗体检测

乙肝病毒能通过胎盘引起宫内感染或通过产道感染，导致胎儿出生后成为乙肝病毒携带者，因此准备生二胎的准妈妈要进行该检测。

性病检测

如果怀疑自身或者丈夫有性病或者曾患性病，如梅毒、艾滋病等，都应该进行性病检测，如果检测结果有异常，应及时治疗。

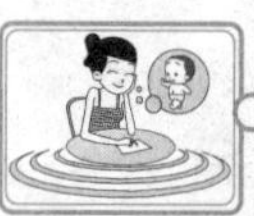

孕前生殖系统检查

女性生殖系统是一块“多事之地”，阴暗、温暖和潮湿的环境适合多种致病微生物生存，女同胞们稍不留神就会“招惹”上阴道炎等妇科疾病。所以女性朋友要多注意私处的护理，尤其是处于备孕期的女性，更应该检查自身是否患有不利于怀孕的疾病。目前，备孕期的女性需要注意的生殖系统疾病有以下几种：

慢性宫颈炎

慢性宫颈炎多数表现为宫颈糜烂、宫颈息肉。宫颈糜烂还会导致白带增多，性交出血等。医学上将宫颈糜烂分为轻、中、重三种程度。一般轻度炎症不影响怀孕，如糜烂较重，或有人乳头瘤病毒感染或疱疹病毒感染，应治疗后再怀孕。

阴道炎

阴道炎有多种，较多是由念珠菌感染引起的。如果带病分娩的话，会感染胎儿，使新生儿患鹅口疮。

盆腔炎

盆腔炎是育龄女性的常见病和多发病，表现为子宫内膜炎、输卵管炎、输卵管积脓、卵巢炎等多种疾病。如果子宫内膜存在炎症，怀孕后很

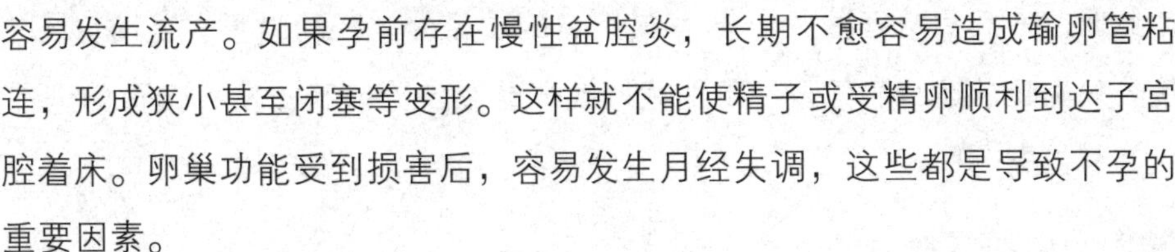

容易发生流产。如果孕前存在慢性盆腔炎，长期不愈容易造成输卵管粘连，形成狭小甚至闭塞等变形。这样就不能使精子或受精卵顺利到达子宫腔着床。卵巢功能受到损害后，容易发生月经失调，这些都是导致不孕的重要因素。

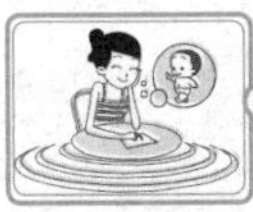

孕前性激素六项检查

性激素六项检查是抽血进行检查，而且最好是在月经期的第3～5天检查。如果是闭经，则可以随时检查，但对于使用激素调理可以来月经者，也可以药物治疗之后检查；倘若是时间方面的特殊情况，也可以随时检查，但必须注明月经周期的具体时间。

在性激素六项检查中，检查的项目不同，注意事项也不同。检查的内容可以全查，也可以单项检查。检查睾酮是抽取静脉血2毫升；检查雌二醇、孕酮、卵泡刺激素，也是分别需要静脉血2毫升；检查黄体生成素，标本采集最好在1小时内采集3～4次，然后混合在一起进行测定；检查催乳素应该空腹，在早上9点钟左右抽血。为了检查准确，在检查之前不可服用性激素类的药物，如果已服用，应该在激素彻底排泄之后检查，以免影响检查结果。

有这些症状尤其需要进行性激素六项检测：

女性：出现月经周期紊乱、闭经、生殖道异常出血、妇科相关肿瘤等，需要检查性激素六项。

男性：出现精液异常（少精、弱精、死精等）、阳痿、激素相关肿瘤等，需要检查性激素六项。

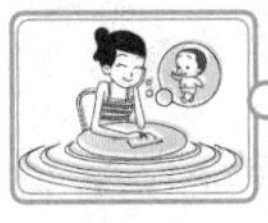

胎儿致畸病原体检查

想要优生优育，孕前检查是必不可少的，很多人认为孕前检查中男女是分开的，其实两者除了分别有要检查的项目外，还有共同的检查项目：传染病筛查、遗传病筛查，下面我们就来看看会导致胎儿发育畸形的遗传病筛查都有哪些。

地中海贫血

属于遗传性溶血性贫血。其特点是由于珠蛋白基因的缺陷使血红蛋白中的珠蛋白肽链有一种或几种合成减少或不能合成，导致血红蛋白的组成成分改变。

我国长江以南各省有散发病例，若夫妻为同型地中海型贫血的基因携带者，每次怀孕，其子女有 1/4 的机会为正常，1/2 的机会为携带者，另 1/4 的机会为重型地中海型贫血患者，因此，在遗传咨询及产前诊断方面，这是非常重要的疾病。

临床分三型：

1. 重型：出生数日即出现贫血、肝脾肿大进行性加重，黄疸，并有发育不良。

2. 中间型：轻度至中度贫血，患者大多可存活至成年。

3. 轻型：轻度贫血或无症状，一般在调查家族史时发现。

检查方法：

血细胞检查，可表现为：小细胞低色素型贫血、红细胞体积小。

G6PD 缺乏症

遗传性葡萄糖 - 6 - 磷酸脱氢酶（G6PD）缺乏症是最常见的一种遗传性酶缺乏病，遗传性 G6PD 缺乏症是一种 X 连锁不完全显性遗传，G6PD 基因突变，导致该酶活性降低，红细胞不能抵抗氧化损伤而遭受破坏，引起溶血性贫血。

临床表现：与一般溶血性贫血大致相同，表现为新生儿黄疸、蚕豆病（吃了蚕豆以后容易发病而得名）、药物性溶血、感染性溶血、非球形细胞溶血性贫血等临床类型。

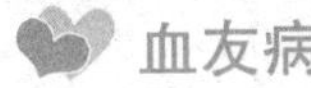

血友病

缺乏凝血因子引起血浆凝结时间延长引起严重凝血障碍的遗传性出血性疾病，男女均可发病，但绝大部分患者为男性。

实验室检查：①凝血检查见凝血时间延长（轻型可正常），凝血酶原消耗不良（约占70%）。②凝血因子测定异常。

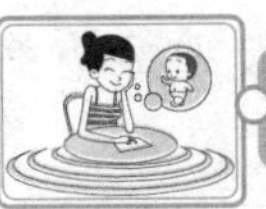

孕前男性检查项目

如果夫妻准备怀孕，为了顺利怀孕，完成“造人”计划，以及后代的健康，丈夫也同样需要进行孕前检查。

精液检查的重要性

健康宝宝首先必须是健康的精子和卵子结合的结果。因此，男性孕前检查最重要的就是精液检查。精液检查一般包括精液量、颜色、黏稠度、液化情况、pH值及精子密度、活动率、形态等项目。

了解了各项目的正常标准，再将检查结果与之对照，就可发现检查结果正常与否。

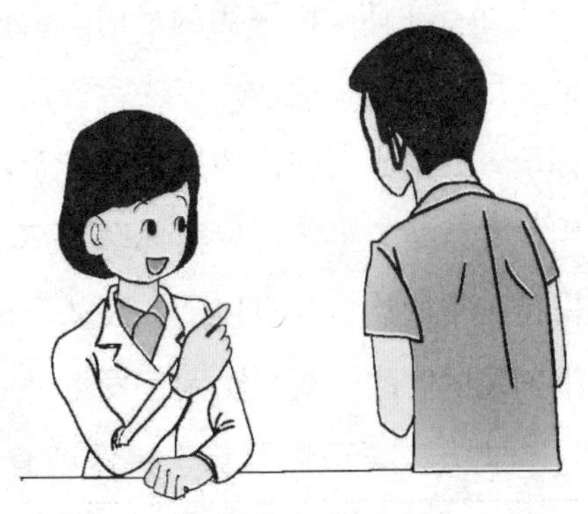

一般男性检查精液，可以提前预知精子是否有活力或是否少精、弱精。如果精子活力不够，则要从营养上补充；如果出现少精症，男性则要戒除不良卫生习惯，如抽烟、酗酒、穿过紧的内裤等；如果是无精症，则要分析原因，决定是否采用辅助生殖技术。

男性泌尿生殖系统的疾病对下一代的健康影响极大，因此这个隐私部位的检查必不可少。如果觉得自己的睾丸发育可能有问题，一定要先问一下自己的父母，自己小时候是否患过腮腺炎，是否有过隐睾、输精管阻塞、睾丸外伤和手术。

精液检查报告各项目正常值

正常的精子：密度≥20×10^6/毫升；活动力：快速直线运动精子数≥25%或快速和慢速直线活动精子数≥50%；形态：精子头形态正常的精子数≥30%，包被抗体且无凝集的活动精子数≤10%。

正常的精浆：精浆量≥2.0毫升，外观和黏稠度正常，pH值在7.2～7.8之间，生物化学检测正常，每毫升白细胞<1×10^6个；精液细菌培养阴性，即每毫升细菌数<1000个。

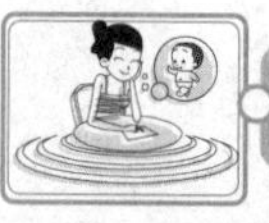

备孕爸妈孕前检查小细节

首先要保证在最近的一段时间内身体良好，特别是近3个月没有得过任何疾病，比如感冒、发热以及一些感染性疾病。女性应该到妇科医生那里检查一下，如果确认没有明显的症状和疾病，才可以放心地怀孕。

如果在怀孕前采用的是避孕套避孕，当想怀孕时就可以直接怀孕了；如果使用的是药物避孕，当决定要孩子时，首先应该停用避孕药物半年左右再怀孕；如果原来使用的是长效避孕药，应该先用短效避孕药物过渡一下再停用，并且要等半年以后再怀孕。怀孕前没有必要过分地补充营养，不挑食和保持正常的饮食就可以了。在怀孕前的3个月内，在医生的指导下口服一些小剂量的叶酸，对预防宝宝发生神经管方面的畸形有重要的作用。

丈夫在妻子怀孕前也要保证有一个良好的身体状况，至少3个月内没有生病，另外要戒烟、酒至少3个月以上。受孕：想要宝宝时，不要频繁地进行性生活。应该在妻子月经周期的中期左右同房，这时最容易怀上宝宝。膳食：正常的膳食就可以。记住戒烟酒是必要的事情，这对保证精子的质量十分重要。

孕前营养食谱推荐

莲子排骨汤

原料 排骨500克，芡实、薏米各30克，莲子20克（去芯），陈皮5克，姜1片，精盐少许。

做法 ❶将芡实、莲子、薏米用清水浸泡2小时后清洗；排骨剁成小块，入沸水锅中焯烫。❷将排骨、芡实、莲子、薏米、陈皮和姜一同放入锅中，加适量清水。❸大火烧开后，转小火炖2小时，最后加入少许精盐调味即可。

小贴士

这道汤补气的同时还有补血的功效，还可以健脾胃、补肺肾。

海带豆芽汤

原料 水发海带、黄豆芽各100克，姜、精盐、味精、香油各适量。

做法 ❶将海带洗干净，切成丝；黄豆芽去掉老根，洗净；姜切片备用。❷将海带丝、黄豆芽、姜片一起放入砂锅，加满水，大火烧开后，转小火炖1小时。❸加精盐、味精，滴几滴香油调味即可。

小贴士

海带和豆芽都是排毒佳品。这道汤还能降低胆固醇与血脂水平。

烩鸡肝

原料 鸡肝300克，小黄瓜1根，胡萝卜100克，姜50克，水淀粉、植物油、精盐、鸡精、醋、香油各适量。

做法 ❶所有原料洗净。鸡肝剔除筋及膜，切小块；小黄瓜、胡萝卜均用花刀切段，姜切片备用。❷锅内注入清水，烧沸，放入鸡肝煮熟，捞出沥干备用。❸另起锅，放植物油烧热，倒入鸡肝、小黄瓜、胡萝卜拌炒，加入姜片，再用水淀粉勾芡。④最后加入精盐、鸡精、醋炒匀，淋上香油即可。

小贴士

能够为孕前的女性补充叶酸，孕期食用还可以预防早产，防止胎儿体重过轻、宝宝出现唇腭裂等先天性畸形。

榨菜鸡丝汤

原料 榨菜40克，鸡翅肉80克，竹笋50克，木耳、高汤、精盐、料酒、香油各适量。

做法 ①把榨菜外层的红辣椒粉洗去，切丝。②生鸡翅从骨头上剥下肉，切丝后蘸少许料酒放于一边。③竹笋纵切两半，切丝；木耳泡软洗净后切丝。④锅内放高汤烧沸，放入鸡肉煮沸，除去表面的浮沫。⑤改成中火，加竹笋、木耳、榨菜，煮1~2分钟。⑥用精盐、料酒、香油调味即可。

小贴士

含有丰富的优质蛋白质、多种矿物质及维生素。

白萝卜蒸豆腐

原料 豆腐1块，白萝卜半根，海带丝、面粉、姜汁、酱油、白糖各适量。

做法 ①将豆腐切成小块，蘸上面粉；白萝卜洗净，入蒸锅蒸熟后搅拌成泥状。②将酱油、姜汁、白糖和适量清水兑成汁。③豆腐上放少许白萝卜泥，淋上调好的汁，加少许海带丝，上蒸锅蒸10分钟即可。

小贴士

白萝卜可以清虚热，通畅肠胃，豆腐蛋白质丰富，钙含量高，两者都是备孕期女性所需要的，不妨经常食用。

红烧带鱼

原料 带鱼400克，大料1粒，葱白3段，姜3~5片，大蒜3~5瓣，料酒、酱油、醋、精盐、白糖、植物油各适量。

做法 ①将带鱼除去头、尾、鳞、鳃、鳍、内脏，洗净，控干水后切段。②锅内加入植物油，烧至七成热，将带鱼放进去煎黄，捞出控油。

❸锅中留少许底油烧热，放入大料、葱段、姜片、蒜瓣炸香，加入少许醋，放入带鱼段，加入酱油、白糖、料酒、精盐和适量清水（以刚没过带鱼为度），先用大火烧开，再用小火炖至汤汁浓稠即可。

小贴士

可以为备孕女性补充丰富的优质蛋白质和不饱和脂肪酸，有滋补益肾、和中开胃、养肝补血的功效。

五花肉烧土豆

原料 带皮五花肉400克，土豆150克，葱15克，姜10克，白糖5克，酱油、料酒、精盐、植物油各适量。

做法 ❶将五花肉洗净，切成3厘米见方的小块；土豆去皮洗净，切成滚刀块；葱切段、姜切片备用。❷炒锅内加入半锅植物油，烧至六成热，放入土豆块，炸至表面呈金黄色，捞出来控油。❸锅中留少许底油，烧至八成热，下入肉块翻炒，至肉色变白，加入酱油、白糖，翻炒至肉块裹满酱汁。❹加入料酒、葱、姜，加水（以刚没过肉块为度），先用大火烧开，再用小火炖至八成熟。❹拣出葱段和姜片，加入土豆块和少许精盐，用小火烧至熟烂，即可出锅。

小贴士

既能补充营养，又能补精益气，是备孕女性孕前调理的必选佳肴。

橘子果冻

原料 大橘子1个，琼脂1包，砂糖半杯，水200毫升，香草精少量。

做法 ❶琼脂加50毫升水，弄湿后静置。❷橘子横切两半，用汤匙挖出果肉挤汁。❸将砂糖融化后，分量加入琼脂，以不溢出为原则，用小火煮化。❹把橘子汁和香草精混合加入，倒入果冻模子，放入冰箱凝固。如果不使用果冻模子，倒入橘子皮内也可。若使用橘子皮，用汤匙挖出果肉时不要挖破果皮，再把前述材料倒入切半的橘皮内。放入冰箱内冷冻凝固后再食用。

小贴士

清新爽口，消食解暑，含有多种维生素。

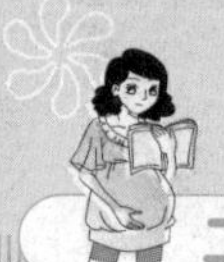

金针汤

原料 干金针菜30克，干木耳2克（泡软约20克），料酒、精盐、鸭舌草或夏枯草各适量。

做法 ❶择掉金针菜硬的根部，用水洗净，在没过金针菜的水中泡软。取出沥干水分轻轻打结（泡汤可留作高汤用）。❷木耳泡软洗净。❸锅内放水和金针菜的泡汤烧沸，加入金针菜和木耳煮5分钟，用精盐、料酒调味，撒上鸭舌草或夏枯草。

小贴士

味道鲜美，热量低，含多种维生素。鸭舌草或夏枯草兼有清热、化滞功能，有助于减肥。

蔬菜炒牛舌

原料 煮过的竹笋70克，香菇2~3个，白菜叶3~4片，小的菜花半个，绿色蔬菜（豌豆荚或豌豆适量），牛舌40克，植物油、精盐、料酒、酱油、淀粉、虾油各适量。

做法 ❶将煮过的竹笋切薄片；香菇泡软削切4片；白菜叶纵切3片；菜花分为小穗，不要煮得太软；绿色蔬菜煮后备用。❷锅置火上，倒入植物油加热，将白菜炒香，再按顺序炒竹笋和菜花，再放入牛舌薄片，用调味料调味，倒入淀粉溶液勾芡。❸淋上虾油，关火。可用脂肪少的鸡肉代替牛舌。火腿肉辛香料多，不适用。

小贴士

含有蛋白质、脂肪、维生素等成分，补气血、益力气。

薏米稀饭

原料 薏米100克，绿豆35克，水1000毫升。

做法 ❶薏米去脏物洗净，放入瓮内，加适量的水，在蒸笼底部铺4层布，把瓮放在布上，倒入水至瓮的2/3高度为止。用干布盖在瓮上，置盘于上压住，最初用大火，烧沸后改用小火，蒸约2小时，蒸熟后把汤放在另外的容器内。❷绿豆拣去脏物后洗净，泡在适量的水中一晚，连泡汤一起放入蒸笼蒸约1小时。❸绿豆加上薏米趁热吃。

小贴士

气香、味甜，有利水消肿、健胃、益脾、安神补血、减肥的功效。

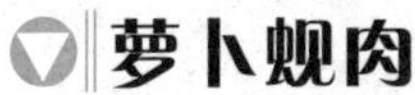

萝卜蚬肉

原料 小红萝卜3根，蚬肉100克，木耳、料酒、植物油、精盐、酱油、淀粉各适量。

做法 ❶萝卜削皮切成3厘米厚的段。❷蚬肉放在小滤水盆中，用淡精盐水以振动的方式洗净，沥干水分，洒上料酒与精盐，放上5～6分钟。❸木耳泡软，除去硬的柄部。❹锅下油加热，用大火把蚬肉炒一会儿，再加入萝卜和木耳同炒，萝卜变软后用精盐和酱油调味，最后加淀粉勾芡。

小贴士

热量较低，味道鲜美，富含营养，含有丰富的蛋白质和铁、碘、锌、磷等元素。

糯米香菇饭

原料 糯米400克，猪里脊肉100克，干燥的香菇10克（泡软后约50克），姜25克，虾米20克，料酒、精盐、香油、酱油各适量，紫菜或蛋皮少许。

做法 ❶糯米洗净泡一晚，隔天先沥干水分，再用热的蒸笼蒸40分钟。❷猪肉切成5毫米宽的肉丝，香菇去柄切丝，虾米洗净，在少量的水中泡软。❸生姜带皮用刷帚充分擦洗，用菜刀拍扁后切末。❹锅内下香油加热，姜先入锅炒一下，再加入猪里脊肉，充分炒至变色为止，再放入虾米、香菇，继续炒香，然后放入料酒、酱油、精盐，煮沸后，放入蒸熟的糯米，仔细地混合，盛于容器内，撒少许紫菜或蛋皮。

小贴士

益气健脾、补中养元，此菜有很强的改善血液循环、促进消化、增进食欲、促进蛋白质合成的功效。

什锦汤

原料 豆腐500克，萝卜200克，香菇100克，牛蒡半根，莲藕30克，青芋3个，植物油、高汤、酱油、精盐、柚子皮丝各适量。

做法 ❶将豆腐用布包好置于切菜板上，从上方轻压沥干水分，切成小丁备用。❷香菇泡软切成小片；萝卜切成三角形；牛蒡削皮；莲藕切成薄片；青芋切小块。❸锅内倒入植物油加热，翻炒前面已经处理好的材料，再加入适量的高汤同煮。❹锅开后将浮于表面的渣子除去，再转成中火将全部材料煮软。❺加入酱油、精盐调味，再放入柚子皮丝即可。

小贴士

有补充营养，开胃，促进食欲的功效。

酸梅茶

原料 盐渍酸梅 40 克，柠檬薄片 4 片，粗白糖适量。

做法 ❶将酸梅去核，切成小块，如果酸梅个儿小的话，就不用切了。❷锅内放适量的水煮开后，加入酸梅肉煮 5 分钟，再加入粗白糖煮沸。❸把煮好的汤盛入容器内，加入柠檬薄片，趁热服下即可。

小贴士

有清除疲劳，增加活力，生津止渴，刺激食欲等功效。

第二章 做好幸『孕』计划，预约健康二胎宝宝

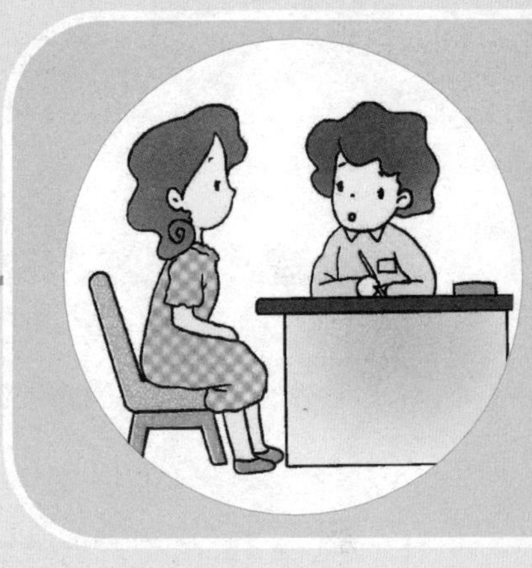

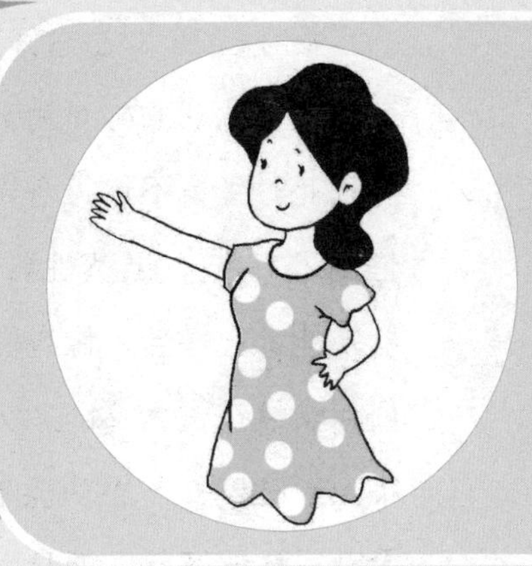

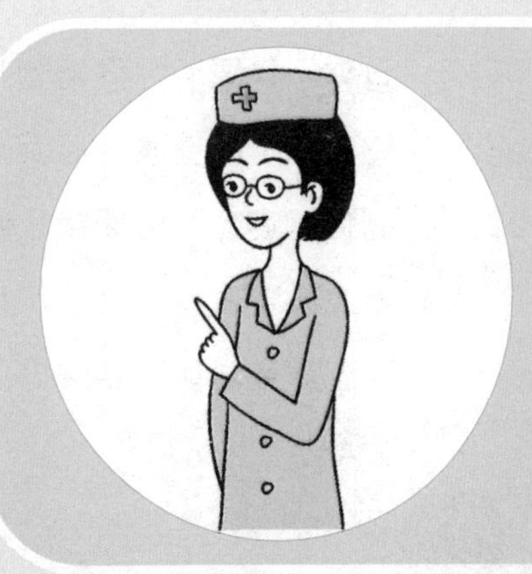

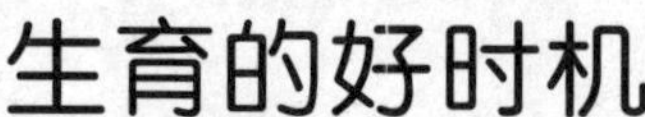

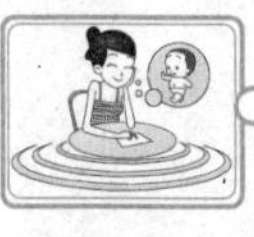

生育的最佳年龄

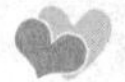

女性最佳生育期

女性在 18 岁左右开始进入性成熟期，性成熟期持续约 30 年，为生育期，处于此期的妇女为育龄妇女。一般认为女性的最佳生育年龄为 24 ~ 29 岁，此时生育不仅符合人体的生理特点，而且有利于胎儿的健康发育。女性到了 18 岁，虽然性器官已基本发育完成，但性成熟并不代表全身各脏器功能都已健全，像骨骼系统和高级神经系统一般要到 24 岁才发育成熟。所以女性在进入 24 岁以后，身体的发育才能完全成熟，体质最为健壮，精力最旺盛，卵巢功能最活跃，排出的卵子质量最高。这时受孕做母亲，会获得最佳胚胎，而且，妊娠并发症少，胎儿发育好，早产、畸形胎、痴呆儿的发生率最低，分娩也会最顺利。

另外，24 岁以上的女性生活经验也相对丰富，有利于对宝宝的哺育。若过早生育，女性的子宫和骨盆还没有发育成熟，容易发生难产；同时，母体不仅要承担供给胎儿营养的任务，还要继续完成自身的发育，必定会影响母子的健康。而女性过晚生育，特别是在 35 岁以后才怀孕，患妊娠高血压症、妊娠期糖尿病、巨大儿、难产、剖宫产的机会都会增加。产后新生儿发生窒息、损伤和死亡的概率也会加大。而且，由于准妈妈年龄偏大，卵巢功能开始衰退，卵子出现老化现象，产生畸形儿、痴呆儿的概率会增加。

男性最佳生育期

近年来，随着研究的不断进展，人们发现男子越年轻，产生的精子质量越差；在 30～35 岁时，产生的精子质量最高，有最强的生命力，可将最好的基因传给下一代，其中包括智力、体格；但男子的生育年龄过大，精子发生突变的机会就越多，子代出现先天畸形和遗传性疾病的机会也会相应增加。有研究发现，父亲年龄在 55 岁以上，子代先天愚型的比例急剧增加。60 岁的男性，其妻生育出软骨发育不全胎儿的概率是 30 岁男性的 10 倍。许多染色体畸变与父亲生育年龄过大有关。因此，遗传优生学家认为，男子的最佳生育年龄应比妇女的最佳生育年龄晚 4～5 岁。

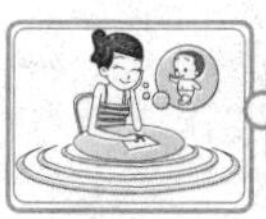

适宜怀孕的季节

受孕季节的选择，是为了更好适应孕期保健和胎儿生长发育，有利于生育健康、聪明可爱的小宝宝。

受孕的最佳季节，应当在夏末秋初的 7～8 月份。这个阶段正逢蔬菜、水果上市旺季，鸡、鸭、鱼、肉、蛋类副食品供应丰富，鲜活可口品质高。准妈妈能够摄入足量的营养物质，有利于胎儿生长发育。而且，此时气温适宜，可以预防很多传染病。

7～8 月份受孕，经过十月怀胎，孩子在第二年的 4～5 月份出生。此时正值春末夏初，风和日暖，气候适宜，对新生儿的护理比较适宜，也有利于产妇的身体恢复。这个季节衣着单薄，婴儿洗澡不易受凉，母子都可以到户外活动，多呼吸新鲜空气和晒太阳，还能预防母体缺钙和孩子因缺钙而引发的佝偻病。而且，这个季节上市的蔬菜品种丰富，有利于供给产妇各种营养成分，便于供给宝宝充足的奶水。当盛夏来临时，母子的抵抗力都已经得到加强，容易顺利度过酷暑。等到严冬时节，孩子已经半岁，过冬也比较容易。

最好不要选择10月份或11月份受孕。因为此时正值秋末冬初，气候较为寒冷干燥，病毒感染性疾病较多，容易使准妈妈患病而导致胎儿畸形。到了孕育期的关键阶段又逢隆冬，蔬菜品种较少，营养供给较差。同时，孩子出生时间正好赶在第二年的7~8月份，大热天让母亲“坐月子”，既不利于母亲身体健康，也不利于婴儿的喂养，甚至会使母婴并发其他疾病。因此，10~11月份怀孕，正好赶上一年中冬寒暑热两个季节的不利因素，既不利于准妈妈的保健，胎儿也会跟着母亲受罪，不利于孩子出生后的成长。由此可见，受孕月份的选择，对于准妈妈的健康和胎儿的发育、婴儿的成长都十分重要，有利于优生和健康。

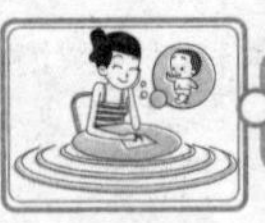

一天之中适宜受孕的时间

最佳日期

人体是一个充满电磁场的导体，自然环境的剧烈变化，如太阳磁暴、雷电交加、日食月食等都会影响人体生殖细胞的正常发育，甚至会引起畸变。所以，在这些时间里都不适宜受孕，以免孕育出不健康的宝宝。

此外，还要避免在每个月农历的十四日到十六日受孕。因为在这几天里，月球对地球的引力最大，容易引起人体生物周期波动，影响到精子和卵子的活力和质量。

最佳时刻

男女双方在身体不疲劳的状态下，保持情绪愉快时经由性爱而受孕，这种身心俱佳的状态，会使内分泌系统分泌出大量有益于健康的酶、激素及乙酰胆碱等物质，使得男女双方的体力、智能处于最良好的状态。此时，性功能最和谐，非常容易进入性高潮，形成优良的受精卵。反之，男女双方或一方身体疲惫或者心情欠佳，都会影响到精子或卵子的活力，不

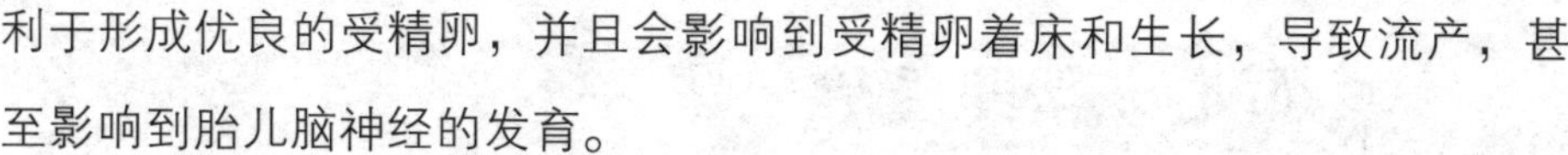

利于形成优良的受精卵，并且会影响到受精卵着床和生长，导致流产，甚至影响到胎儿脑神经的发育。

准备受孕的前几天，男女双方都一定要充分注意身体，好好休息，放松心情。

科学家根据生物钟的研究表明，人体的生理现象和功能状态在一天24小时内是不断变化的，早7～12时，人的身体功能状态呈上升趋势；13时末至14时，是白天人体功能的最低时刻；下午5时再度上升，晚11时后又急剧下降，因此普遍认为晚9～10时同房受孕是最佳时刻。除此之外，同房后女方长时间平躺睡眠有利于精子游动，可增加精卵接触的机会。

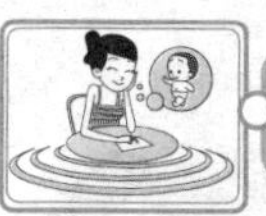

尽量避免高龄妊娠

一般来说，女性怀孕最晚不应超过35周岁，否则就属于高龄妊娠。与年轻孕妇相比，高龄孕妇各种疾病的发生率会增加2～10倍，流产或者早产的概率也比较高，并可能生出畸形儿或者患妊娠性糖尿病、高血压等各种疾病。同时，高龄孕妇生的宝宝比年轻孕妇生的宝宝更容易得染色体疾病。据资料显示，35周岁以上的孕妇中大约有15%的人会遭遇流产，对于40周岁的孕妇来说，有25%的流产概率，而45周岁后，流产的危险可高达50%。

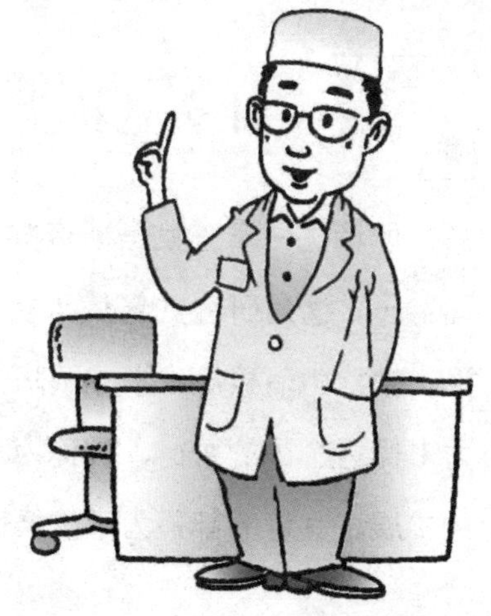

如果条件允许的话，最好在年轻健康时分娩，但也不必因为是高龄分娩而寝食不安。只要有计划的妊娠，进行完善的产前管理，产妇和婴儿都可以健康地度过分娩。

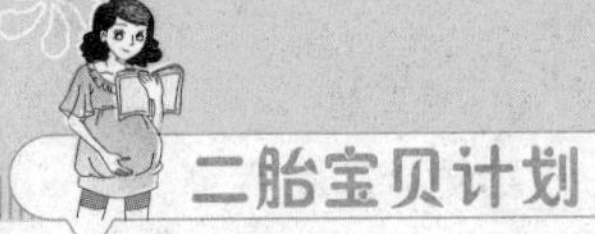

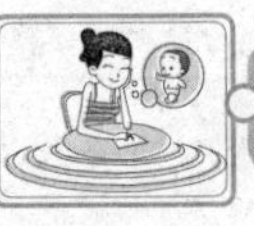

好心态帮助受孕

《大生要旨》指出：“时和气爽之宵，自己情思清宁，精神闲裕”、“清心寡欲之人和，则得子定然贤智无病而寿。”这说明受孕时良好心理状态与优生有密切关系，情绪的激烈变化，脏腑功能紊乱，精气耗散，必定干扰精卵结合，影响受孕。

根据现代心理学和人体生物节律学理论，当人体处于良好的精神状态时，精力、体力、智力、性功能都处于高潮，精子和卵子的质量也高，此时受精，易着床受孕，胎儿素质也好，有利于优生。

坚持优生优育

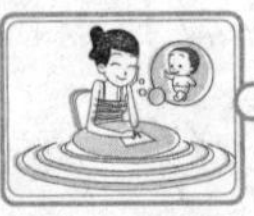

什么是优生学

所谓优生学，就是研究如何改善人类遗传素质的科学，可分为两个方面：一方面是研究如何使人类健康地遗传，减少甚至消除遗传病和先天畸形，被称为消极优生学或预防性优生学；另一方面是研究怎样增加体力和智力上优秀个体的繁衍，被称为积极优生学。前者是劣质的消除，后者是优质的扩展，其目的都是为了扩展优秀的遗传因素，提高人类的遗传素质。

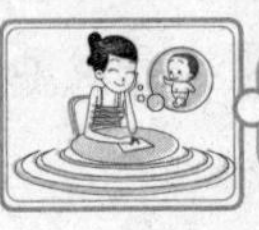

优生与哪些因素有关

人的智力的高低、体质的好坏既与先天性因素有关，又受后天养育因素的影响。先天因素主要指的是遗传，后天养育因素包括胎宝宝在生长发育过程中所受到的各种外界影响。与优生有关的因素归纳起来有以下几个：

遗传

夫妻双方都十分健康，生出来的孩子也应该是健康的；如果夫妻一方患有某种疾病，特别是遗传性疾病，生出的孩子患病的概率就大；如果夫妻是近亲婚配或患有麻风病等，生出的孩子多数为先天性畸形或智力不全。

药物影响

大量的临床实践和实验证实，许多药物会造成胎宝宝畸形。

环境污染

大气、水质、土壤和食品受到有毒物质的污染，影响了夫妻双方体细胞和生殖细胞的遗传结构，会造成死胎、流产、胎宝宝畸形及遗传性疾病。

职业

夫妻一方因职业而接触部分有毒金属及化学物质，如铅、汞、汽油、氯丁二烯、氯乙烯及乙醚等，会对胎儿产生不良影响；受物理因素影响，如放射线、噪声、微波辐射等，都会直接对生殖细胞产生影响。

感染

尤以病毒感染为甚，无论对胎宝宝、新生儿及儿童，都可能产生难以修复的损害。特别是在妊娠期，可引起流产、早产、死胎，以及各种胎儿畸形和婴儿智力低下等。

母体疾病

在妊娠期，准妈妈患有某些并发症，会使胎宝宝致畸，如合并糖尿病的准妈妈容易生畸形儿。

嗜酒

孕期喝酒，会造成胎宝宝脑组织受损，影响胎宝宝以后的智力发育。

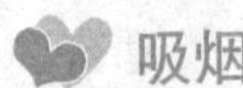

吸烟

吸烟不但可能造成流产、早产、胎死宫内和胎宝宝发育迟缓，而且还可能造成男性精子畸形，从而致使胎儿发育畸形。

情绪

准妈妈精神紧张、情绪波动或突然受惊吓等，都会导致内分泌紊乱，从而阻碍胎宝宝正常发育，造成腭裂、唇裂等畸形。

营养

孕期母体营养不足，会使胎宝宝在生长发育期缺乏营养，影响脑神经细胞的增殖，造成出生后的婴儿智力低下。

如何实现优生

优生是每一对年轻夫妇的愿望，他们都想了解优生有哪些内容以及实施优生的途径。每一对夫妇只要遵循优生的要求、方法，便能达到优生的目的。

严格遵守与优生相关的法律

我国已通过在婚姻法等有关法律中规定禁止近亲结婚、禁止未经治愈的严重精神病患者或其他在医学上认为不应该结婚的疾病患者结婚等，使优生有了一个法定的标准。近亲结婚者所生的子女，遗传病的发病率会明显地升高，而且，这种概率不是成倍地增加，有时甚至是正常人的许多倍。所以，只有避免近亲结婚，才能减少遗传病的发生。

实行婚前检查

婚前检查是优生的重要内容，主要是在结婚登记之前对男女双方进行询问、身体检查，以便及时发现不能结婚、生育的疾病或生殖器畸形等方面的问题，供当事人进行婚育决策时参考。

选择最佳生育年龄

最佳生育年龄可为胎儿各方面的发育创造有利条件。

孕期保健

做好孕期保健，可使胎儿健康地发育成长。

遗传咨询

遗传咨询是指在生了一个异常儿之后，通过对孩子进行必要的检查，搞清其父母是否患遗传病。如果父母患有遗传病，医生则要根据详细病史、家谱分析、体检及化验结果等明确这类疾病再现的可能性有多大，然后再帮助其决定是否可生第二胎。

产前诊断

在妊娠期间，用科学的方法了解胎儿的情况，预测胎儿是否正常或有某些遗传病。对个别的遗传病可以通过新生宝宝筛查加以控制，如先天性甲状腺功能低下、苯丙酮尿症等，采用药物或食物治疗就可以使孩子发育正常。

学习有关胎教的知识

积极给未出生的宝宝以各种有益的刺激，在良好的环境中孕育胎儿。夫妇可学习一点教育学、儿童心理学、遗传学、妇产科学、性医学、社会学和营养学等方面的科学知识，以便更科学地孕育胎儿，减少盲目性，增加自觉性。

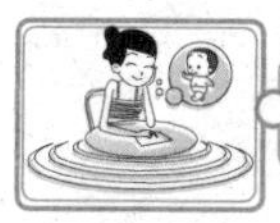

性高潮时受孕有利优生

性生活达到高潮带来的不只是身体享受，而且还能为孕育一个高质量的宝宝创造条件。

男性在性高潮中射精，精液激素充足，精子活力旺盛，有利于短时间内与卵子相遇，减少在运行中受外界因素影响的概率。性高潮带给女性的有利条件更多，子宫颈碱性分泌液的增多，可以中和阴道的酸性环境，创造更适合精子生存的环境。而且，高潮时分泌物中的营养物质如氨基酸和糖含量增加，使阴道中精子的运动能力增强。同时，阴道充血，阴道口变紧，阴道深部皱褶伸展变宽，便于储存精液。平时闭锁的子宫颈口也松弛张开，宫颈口黏液栓变得稀薄，从而使精子容易进入，而性快感与性高潮又促进子宫收缩及输卵管蠕动，有助于精子上行，从而达到受精的目的。

研究发现，性高潮时子宫颈稍张开，这时的子宫位置几乎与阴道形成直线，为精子打开方便之门，这种状态可保持30分钟之久。这时，数千万个精子经过激烈竞争，强壮而优秀的精子与卵子结合，孕育出高素质的后代。

当然，性高潮的感受是因人而异的，有些人感觉明显，有些人似有非有。一般来说，男性获得性高潮的感受多于女性。女性的性欲唤起比较缓慢，多需要良好的性前爱抚，如丈夫的甜言蜜语、轻柔的抚摸、亲昵的拥抱等，这样才可使之尽快达到性高潮。

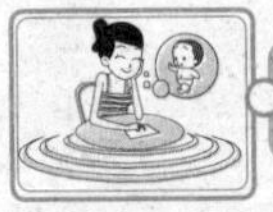

不利于优生的食物

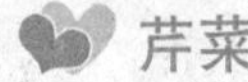

芹菜

常吃芹菜可致男性精子数量减少，但停吃16周后，又可恢复到正常精子量。在对18～20岁的男子进行的试验中，让他们每天吃下75克芹菜，连续食用1～2周后，受试者的精子量明显减少到每毫升仅3000万个（正常时每毫升为8000万～1亿2千万个）。

大豆和啤酒

精子在与卵子接触时会释放出某些物质突破卵子的外层薄膜，钻进卵

子使其受精。大豆、啤酒中含有仿激素类的化学物质，试验显示，精子只要接触到极少量这类化学物质，就会太早消耗能量，结果失去穿破卵子外层薄膜的能力，使精子与卵子的结合率下降。

可乐、咖啡

可乐、咖啡中的咖啡因对男性生育有一定影响，尤其饮用过多时危害更大，在准备怀孕的这段时间里男性还是少饮为妙。

硕大的茄子、土豆

你经常会被菜市场里体积大得超乎想象的茄子、土豆吓一跳，怎么会长得这么大？那是催生激素催化的结果，这种催化激素对精子的成长有害，所以，大得异样的蔬菜一定要离它远一点儿。

咸鱼、腊肉和香肠

亚硝胺类化合物是强致癌物，通常在咸鱼、腊肉及腌制蔬菜中有亚硝胺产生。此外，香肠、火腿中也不少；油炸烹制时，在高温下经热解可生成多种挥发性产物。如：多环芳烃、3、4-苯并芘等有害物质。所以要少吃或不吃咸鱼、腊肉、腌菜以及油炸食品。

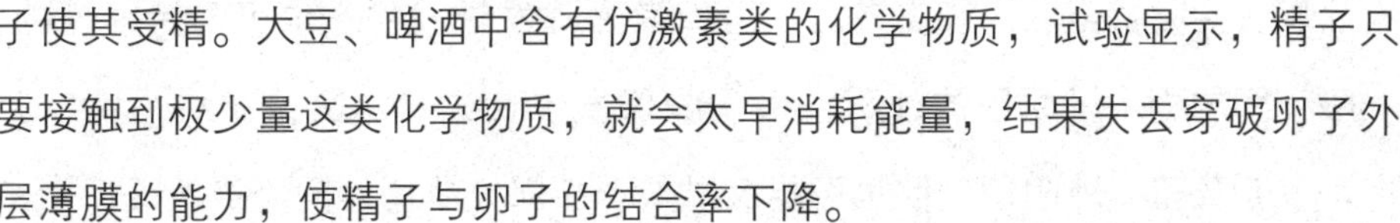

二胎孕前注意预防妇科疾病

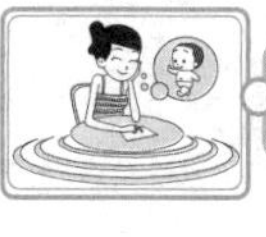

外阴瘙痒

外阴瘙痒是外阴各种不同病变所引起的一种症状，但也可发生于外阴完全正常者，一般多见于中年女性。外阴瘙痒多位于阴蒂、小阴唇，也可波及大阴唇、会阴甚至肛周等皮损区。瘙痒常为阵发性发作，也可为持续性的，一般夜间加剧。无原因的外阴瘙痒一般仅发生在生育年龄或绝经后女性身上，多波及整个外阴部，但也可能仅局限于某部或单侧外阴。虽然瘙痒十分严重，甚至难以忍受，但局部皮肤和黏膜外观正常，或仅有因搔抓过度而出现的抓痕。当瘙痒加重时，患者多坐卧不安，以致影响生活和工作。

外阴瘙痒的原因

1. 特殊感染：真菌性阴道炎和滴虫性阴道炎是引起外阴瘙痒最常见的原因。虱子、疥疮也可导致发痒。蛲虫病引起的幼女肛门周围及外阴瘙症一般仅在夜间发作。

2. 慢性外阴营养不良：以奇痒为主要症状，伴有外阴皮肤发白。

3. 药物过敏或化学品刺激：肥皂、避孕套、新洁而灭、红汞等可因直接刺激或过敏而引起接触性皮炎，出现瘙痒症状。

4. 其他皮肤病变，比如擦伤，寻常疣、疱疹、湿疹、肿瘤均可引起外阴刺痒。

5. 糖尿病：由于糖尿对外阴皮肤的刺激，特别是伴发真菌性外阴炎时，外阴瘙痒特别严重。不少患者都是先因外阴部瘙痒和发红而就医，经过进一步检查才确诊为糖尿病的。

外阴瘙痒如何治疗

1. 消除引起瘙痒的局部或全身性因素，如有配偶还需同时治疗，以免交叉感染、反复发病。不得滥用止痒药物，应在医生指导下治疗。

2. 注意经期卫生，保持外阴清洁干燥，切忌搔抓。不要用热水洗烫，忌用肥皂。

3. 加强营养，多食高蛋白、高维生素饮食，忌刺激性食物，如辛辣、酒类等。

4. 避免精神紧张、烦躁，控制情绪变化。内裤宜松软、肥大，并以丝

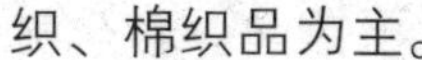

织、棉织品为主。

外阴瘙痒日常注意事项

1. 温水清洗。每天睡前都要用温开水清洗外阴，切勿胡乱使用市面上出售的阴道洗液，那些洗液多含有化学成份，易造成会阴部皮肤过敏。

2. 经期卫生。月经期间要增加清洗外阴的次数，每天勤换卫生巾，不使用过期、受污染的卫生巾，更换卫生巾前最好洗手，以免手上的细菌感染到卫生巾上。

3. 穿棉内裤。一些爱美的女性喜欢穿化纤料内裤，殊不知，这样的内裤透气性很差，易使阴部潮湿、闷热，不利于阴部健康，最好穿着质地柔软的棉质内裤，不仅透气性好，而且对阴部皮肤的刺激性小。

4. 忌食辛辣。无论你以前多么喜欢吃辣，在患上外阴瘙痒后都要忌口，辛辣、生冷的刺激类食物和海鲜类食物都不能吃，否则会对阴部造成更大的刺激，不利于外阴瘙痒的治疗。

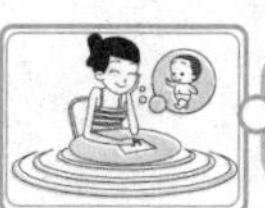

真菌性阴道炎

女性易患真菌性阴道炎，由白色念珠菌（真菌）感染所致。一般认为主要是由肛门传染的，与手足癣疾病无关。据统计，约10%非孕妇及30%孕妇阴道中有此菌寄生，无明显症状。

当阴道内糖原增多、酸度增高时，最适合念珠菌繁殖进而引起炎症，故多见于孕妇、糖尿病患者及接受大量雌激素治疗者。长期使用抗生素，改变了阴道内微生物之间的相互制约关系，也易使念珠菌得以繁殖而引起感染。其临床表现为外阴瘙痒、灼热痛，症状严重时坐卧不宁，痛苦异常，白带呈典型白色稠厚豆渣样。检查时可见小阴唇内侧及阴道黏膜上附着白色膜状物，擦除后露出红肿黏膜面。医生检查分泌物可找到白色念珠菌，即可确诊。

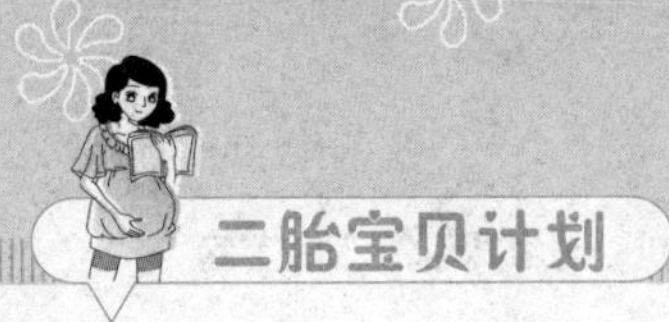

患有真菌性阴道炎的女性在计划怀孕前要彻底治疗后再怀孕。若孕前治疗不及时或治疗不彻底，妊娠后可能对胎儿造成损害。在怀孕早期，真菌可直接进入宫颈，影响胚胎分化和发育，导致胎儿发生畸形。若怀孕晚期感染，常引起胎儿发育迟缓、大脑发育不全或新生儿黄疸，但以新生儿鹅口疮为多见。

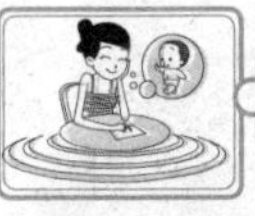

滴虫性阴道炎

滴虫性阴道炎是由阴道毛滴虫所引起的，通过性交传播或间接传播(经浴池、浴盆、游泳池、衣物、敷料及污染的器械等传播)。

滴虫性阴道炎有哪些症状

滴虫性阴道炎的主要症状为白带增多，分泌物呈白色至绿色，间质性，有时为脓性，较稀薄，有腥臭，带泡沫，病变严重时可混有血液；其次为外阴瘙痒，以阴道口及外阴最为显著，伴有烧灼感及性交痛；月经失调较少见。

滴虫性阴道炎是如何发生的

滴虫性阴道炎一般都是传染而来的，主要传染方式是：

1. 由性交直接传播。多数患病女性的性交对象患有生殖器滴虫病，通过性交随精液将滴虫传给女性。

2. 再有一种传染方式是间接的，例如滴虫已存在于浴池、浴盆、浴巾、游泳池、马桶边等处，通过盆浴、游泳或坐马桶，滴虫随即进入阴道内而受感染。

3. 接触已受污染的衣物或被污染的器械也可被感染。

如何治疗滴虫性阴道炎

单纯局部用药不能彻底消灭病菌，应结合全身用药才能彻底治愈。灭

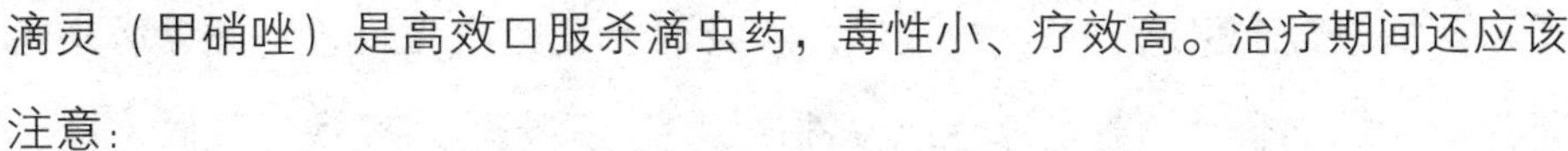

滴灵（甲硝唑）是高效口服杀滴虫药，毒性小、疗效高。治疗期间还应该注意：

1. 严禁去公共场所洗澡或游泳。在公共场所会感染此病或加重症状，已患此病者更不要去公共场所洗澡或游泳。

2. 注意卫生。每日清洗外阴，勤换内裤。内裤、毛巾用后煮沸消毒，浴盆可用1%乳酸擦洗。最好每天用0.5%醋酸或1%乳酸冲洗阴道一次，然后塞药。

3. 切勿抓痒。有外阴瘙痒等症状时，可用中药外阴洗剂坐浴，切勿抓痒，以免外阴皮肤黏膜破损，继发感染。

4. 停止性生活。治疗期间应停止性生活，且丈夫应去男性科检查，如尿液中发现滴虫，应同时进行治疗。

5. 忌辛辣食物。如辣椒、胡椒、咖喱等辛辣食物要不吃，羊肉、狗肉、桂圆等热性食物要少吃。

6. 忌吃海产品。虾、蟹、贝等海产品会加重瘙痒。

7. 勿吃甜、腻食物。这些食物会增加白带分泌，从而加重瘙痒。

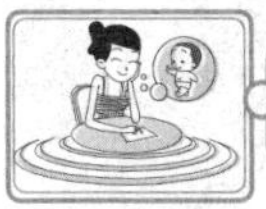

盆腔炎

女性盆腔内子宫、输卵管及卵巢或其周围的组织，包括盆腔内腹膜，任何一处发生炎症，均可称为盆腔炎。炎症可局限于一个部位，也可几个部位同时发炎。临床上狭义的盆腔炎指的是输卵管炎。

盆腔炎可由外生殖器的炎症向上蔓延而来，也可由邻近器官的炎症或身体其他部位的感染传播引起。病菌常在月经、流产、分娩过程中，或通过生殖道各种手术的创面进入盆腔引起炎症。盆腔炎分为急性和慢性，前者起病急，一般有明显的发病原因，若治疗及时、彻底、有效，则常可治愈。当急性炎症未能彻底治疗时可转变成慢性，但更多的是由于起病缓慢、病情较轻未引起注意，故而治疗不及时，迁延成慢性，这类盆腔炎常常造成女性不孕。不管是急性或慢性盆腔炎，只要治疗彻底、及时是完全可以怀孕的，不过患病期间不宜怀孕。

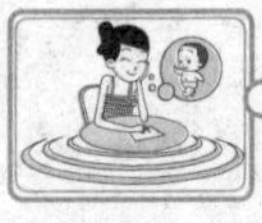

子宫肌瘤

子宫肌瘤是女性生殖器最常见的一种肿瘤。目前发病原因尚不明确，如果没有及时治疗可导致女性不孕、流产、尿频、排尿障碍等危害，是女性健康的一大杀手。它是一种雌激素依赖性肿瘤，预防上应做到远离污染，多食用天然食物，少食油炸食物，不用含雌激素的化妆品，避免熬夜、劳累和精神紧张。由于子宫肌瘤主要是人体内分泌失调，代谢废物瘀积于子宫内而形成的。因此，对症的治疗办法，也应该从病源着手，清除体内代谢废物，平衡内分泌。

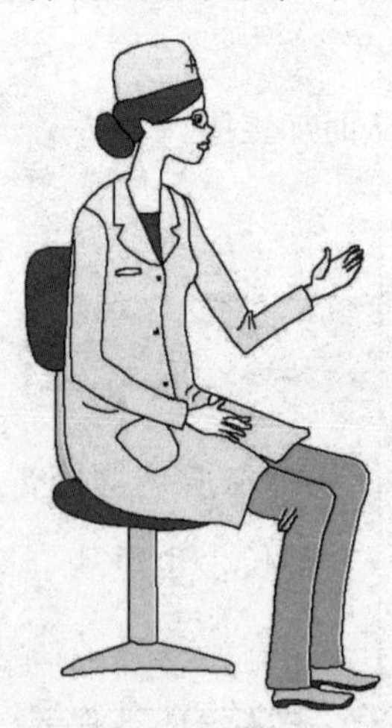

预防子宫肌瘤要注意以下几点：

1. 要保持外阴清洁、干燥。若白带过多，应注意随时冲洗外阴。

2. 调节饮食：女性应该多食用含蛋白质、维生素的食物。

3. 如果月经量过多，要多吃富含铁质的食物，以防缺铁性贫血。

4. 避免人工流产：人工流产次数多会导致子宫肌瘤，因此夫妻双方应积极采取避孕措施，尽量避免或减少人工流产次数。

5. 防止过度疲劳，经期尤须注意休息。

6. 定期去医院复查：发现子宫肌瘤，肌瘤增大较明显，出血严重，则应进行手术治疗。

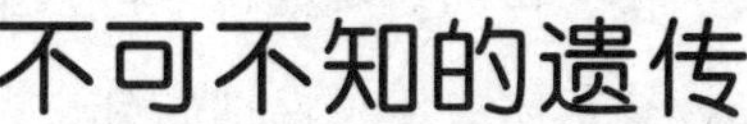

不可不知的遗传

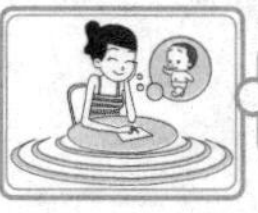

宝宝长啥样，染色体“说了算”

人体是由细胞所构成的，而所有的细胞的中心都有称为核的部分，在此部分存在着染色体。这是只有显微镜才能够观察到的世界，在细胞核中有小的好像线一般的物质，能够利用特别的色素染色，因此称为染色体。

染色体的作用，可说是父传子的生物学遗传作用。所谓遗传，通俗地说，就是父母的形体、体格、体质、性格等传给子女的意思。负责这个传递作用的基因，就在染色体上。

染色体不是人类特有的，包括动物和植物在内，凡栖息在地球上的生物，全都具有染色体。概言之，人像人，马像马，鸡像鸡，同样的生物、同种能够持续生存下去，就是染色体的作用。

染色体的作用是遗传，因此肤色、眼睛的颜色、发色、血型、体格、体质等，都受到染色体的影响。

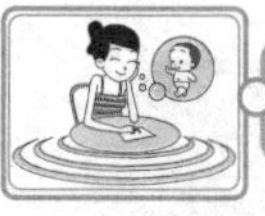

性别是如何形成的

婴儿一旦呱呱坠地，是男是女便见分晓，但深居在母腹中的胎儿究竟是怎样进行性别分化的呢?

其实，人的性别早在生命诞生的那一瞬间，即精子与卵子结合时，就已经决定了。如果受精卵是两个X染色体，就是女胎；如果是一个X和一个 Y 染色体，就是男胎。

有趣的是，在胎儿期的头两个月，虽说是“名分”已定，然而男胎女胎在生理上的发展却是一模一样的。从第 3 个月到第 6 个月，胎儿的性别开始逐渐明朗化。首先性染色体决定了性别的分化，分别构成男性的睾丸和女性的卵巢，然后睾丸和卵巢又分别分泌出大量不同类型的激素，于是男性胎儿和女性胎儿就生活在不同的激素环境中，从而使男女胎儿的内部生理过程变得大不相同。

一方面，男性胎儿的睾丸分泌的男性激素睾酮，促使胎儿的脑形成男胎的神经网络，发育成男性脑，并形成阴茎和阴囊；另一方面，女性胎儿的卵巢分泌的雌激素和孕激素，则形成女胎的神经网络，发育成女性脑，并出现阴蒂和阴道。

简而言之，上述过程首先是胎儿染色体的区别决定了性腺的分化，不同性腺又分泌出不同的激素，这些激素进一步引起了胎儿的脑和生殖器官的分化，而所有这些分化综合起来就构成了胎儿期的两性分化。

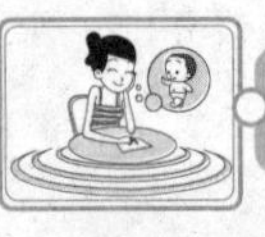

父母的哪些特征会遗传给孩子

几乎 100% 会遗传给孩子的外貌特征有以下几种：

肤色：宝宝的肤色一般都遵循“相加后平均”的原则，是介于父母肤色之间的中间色。如果父母双方皮肤都比较黑，他们的孩子一般就不会有白嫩的肌肤。如果是一方白、一方黑，他们的孩子会具有“中性”肤色。

下颚：下颚形状的遗传属于明显的显性遗传。父母有一方下巴突出，子女就很可能具有这种相貌。

双眼皮：父亲的双眼皮几乎会 100% 遗传给子女。

50% 以上会遗传给孩子的特征有这几种：

睫毛：如果父母中有一人是长睫毛，子女是长睫毛的可能性非常大。

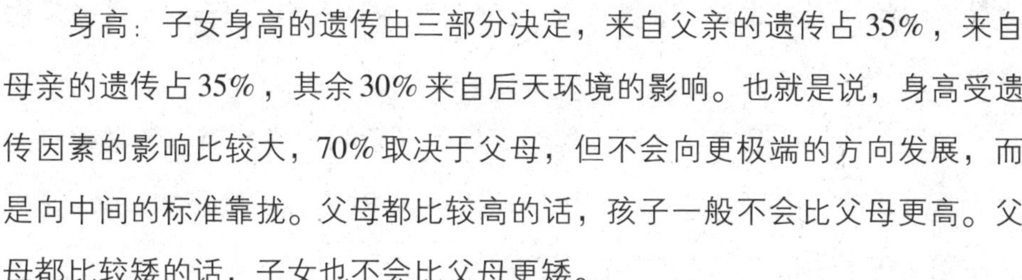

身高：子女身高的遗传由三部分决定，来自父亲的遗传占35%，来自母亲的遗传占35%，其余30%来自后天环境的影响。也就是说，身高受遗传因素的影响比较大，70%取决于父母，但不会向更极端的方向发展，而是向中间的标准靠拢。父母都比较高的话，孩子一般不会比父母更高。父母都比较矮的话，子女也不会比父母更矮。

肥胖：父母双方都肥胖，其子女有70%～80%的机会成为胖子，如果只有一方肥胖，那么孩子肥胖的概率会下降到40%。

秃头：这个特征只会遗传给男性。如果父亲是秃头，儿子秃头的概率为50%。外公是秃头，外孙秃头的概率也有25%。另外，概率不高的遗传是少白头，这种遗传概率比较低，不必过分担心。有的遗传如声音和萝卜腿等，可以通过后天努力得到改善。一般来说，男孩的声音大小和高低像父亲，女孩则像母亲。但是，这种由父母遗传的音质，多数可以通过后天的发音训练得以改善。

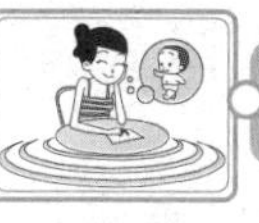

饮食习惯也能遗传吗

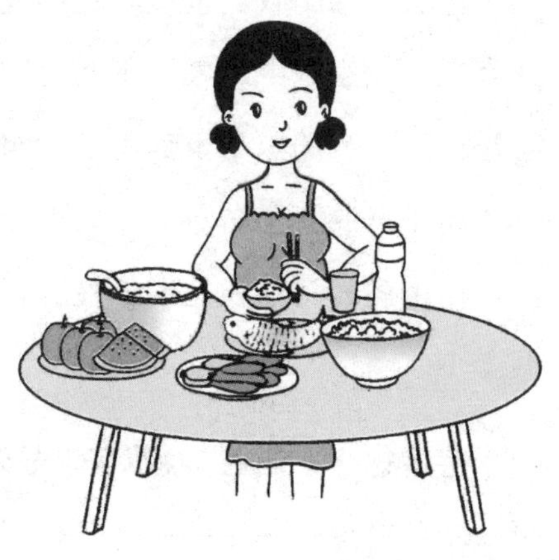

一系列的测试与研究表明，儿童在饮食上的喜好与其母亲在怀孕及哺乳期间所进食物有着密切的关联。

对于一位在怀孕或哺乳期间的母亲来说，她每天所摄取的食物可能会直接影响到自己的胎儿，使他们间接地受到母亲的遗传，从而对某些食物产生强烈的偏好差别。毋庸置疑，怀孕或哺乳期间的母亲每餐所摄取的食物是安全的，胎儿便也通过某种特殊渠道开始认同相应食物的口味。这可能就是人们在食物口味偏好选择方面

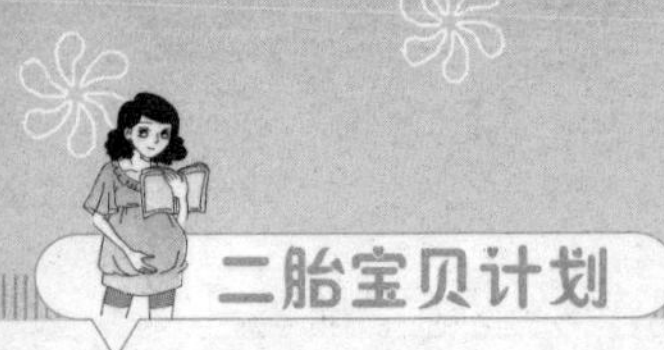

的最初根源，调查也表明，大多数人都喜欢或认同自己母亲特别喜爱的食物。

如果女性在怀孕或哺乳期间能够尽量保持食物荤素均衡，多进食一些时令蔬菜及新鲜水果，其胎儿在长大后也会相对更容易接受水果及蔬菜，从而避免孩子平日进餐时严重性偏食现象的出现。

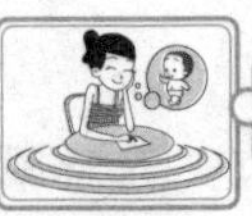

遗传性疾病的特点

每个人都继承着父母及上几代人的遗传基因，但父母或上几代人的遗传基因有些是健康的，有些是携带疾病的，所以父母可能会把健康的基因遗传给后代，也可能会把携带疾病的基因遗传给后代。通过基因遗传给后代的疾病就叫遗传性疾病。

目前已被人类认识的遗传病大约有 3000 多种，从对许多遗传病的分析中，我们可以总结出遗传病的几个主要特点：

遗传性

患者携带的致病基因将会通过后代的繁衍而继续遗传下去。据报道，在喀里卡克家庭中，大马丁的上三代均无异常，大马丁与一个低能的女子结婚，所生育的小马丁其后四代 482 人中有 143 人属低能。而大马丁与另一智能正常的女子结婚后，后来的五代 496 人全部正常，无一个低能。可见，遗传病具有很强的遗传性。

先天性

宝宝往往在出生前就带有先天性畸形或遗传性疾病，以致一来到人世，就已经是个遗传病患者了。当然，也有一些孩子出生时是正常的，但若干年后才出现临床症状。如有一种 X 连锁隐性遗传病的发病年龄为 16 岁，而遗传性舞蹈症则要到 30～40 岁时才发病。

尽管是出生多年后才发病，病因却是在精卵结合的瞬间就已形成，因此，仍属于遗传性疾病。

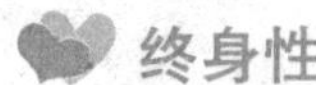

终身性

多数遗传病都很难治愈，具有终身性的特点。当然，有少数遗传病可以通过治疗手段改善，如显性遗传病多指（趾）与蹼指。然而，这类病人即使通过手术矫形，并与健康人结婚，但体内的致病基因却是终生不变的，后代出现症状的概率约为50%。

发病率高

遗传病患者的后代，很有可能“重蹈覆辙”，尤其是近亲结婚带来的遗传病，患病比例更为突出。因此，为了减少遗传性疾病的患病率，要坚决制止近亲结婚。

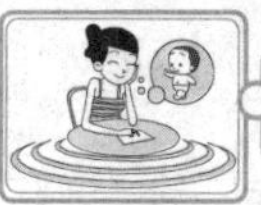

如何避免孕育有遗传缺陷的宝宝

导致出生缺陷的因素包括物理因素、化学因素以及病毒感染等，要积极避免，这个工作应该从备孕时就开始。

避免物理因素导致缺陷

X线对胚胎有很强的致畸作用，从备孕开始就应该远离。一般要求怀孕前6个月内不要接受X线照射。

避免化学因素导致缺陷

铅、砷、苯等化学元素都会给胎儿带来不利影响，要尽量避免。还要注意用洗涤剂的时候戴塑胶手套、不在备孕时装修房屋、慎用杀虫剂等。

避免病毒感染导致缺陷

风疹、肝炎、巨细胞病毒感染、疱疹病毒感染、脊髓灰质炎、腮腺

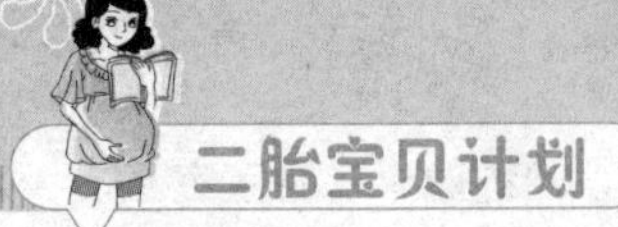

炎、麻疹、水痘等都可以导致畸形，预防这一点需要准妈妈在生活细节上做好自我防护和保健工作。

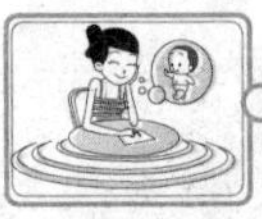

禁止近亲婚配，远离遗传病

近亲是直系血亲和三代以内的旁系血亲的总称。直系血亲是指与自己有直接血缘关系的亲属，如祖父母、外祖父母、父母、子女、孙子女、外孙子女等；三代旁系血亲是指出生于同一外祖父母的表兄弟姐妹、外甥和出生于同一祖父母的堂兄弟姐妹、叔、伯、姑、侄、侄子女等亲属。对于养父母与养子女、养祖父母与养孙子女等，虽然他们之间没有血缘关系，但在法律上确认他们与自然血亲有同等权利和义务，因此也属于禁止通婚范围。

近亲结婚的夫妇所携带的相同基因比较多。有些遗传病，只有当父母都有共同的“致病基因”并且“相遇”时，后代才能发病。在一般的婚配关系中，这种“相遇”的机会很少。而近亲结婚的情况就不同了，这种相遇的机会明显增加，因为他们来自同一祖先，共同的基因比较多。父母和亲生子女之间、同胞兄弟姐妹之间有1/2的基因相同，祖孙之间，伯、叔、舅、姑、娘、姨与内外侄女、侄甥之间有1/4基因相同。

相同基因越多，致病基因相遇的机会就越多，那么遗传病发病率就越高。因此，我国婚姻法明令：直系血亲和三代以内的旁系血亲禁止婚配。

由于遗传病的种类很多、原因复杂，准备要小孩的家庭不要抱侥幸心理，或是为了要孩子而有意回避医生检查，不听医生的忠告。一个遗传病患儿的出生，不仅是他自己的痛苦，也是父母的痛苦，而且他长大成人后还要结婚生育，这样，遗传病一代一代传下去，将会给社会增加负担。因此，有遗传病家族史的年轻夫妇，应该本着对社会、对民族高度负责的精神，为了优生，重视遗传咨询，认真听从医生的忠告。

另外，生育是男女双方的事，生畸形儿的责任不全在妻子，所以，遗传咨询应是夫妇一同前往，便于医生了解夫妇双方及双方家族的情况，准确地判断出病因。

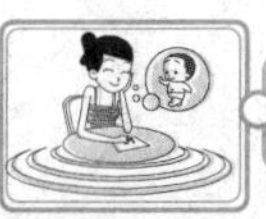

遗传病有哪些种类

遗传病与一般的疾病不同，它是由于遗传物质改变所致的疾病，具有先天性、终生性和遗传性等特点。遗传病约有3000多种，估计每100个新生儿中约有3~10人患有各种程度不同的遗传病。可分为三类：

第一类是单基因遗传病（1种病由1对基因决定），是由于基因突变而引起的遗传病。如红绿色盲、多囊肾、多发性家族性结肠息肉症、多指或多趾、并指、先天性聋哑、苯丙酮尿症、神经纤维瘤、视网膜母细胞瘤、血友病、着色性干皮病、视网膜色素变性、白化病等。

第二类是由于染色体异常而发生的遗传病，即染色体病。如先天愚型（低能）、先天性睾丸发育不全综合征、先天性卵巢发育不全综合征、两性畸形等，这类遗传病的患者往往生育力有问题。如先天愚型患者，男性患者多数没有生育力，女性虽能生育，但她的病也会遗传给后代。先天性睾丸发育不全综合征患者的睾丸很小，没有生精能力，无法生育下一代。

第三类是多基因遗传病（又称多因素遗传病）。这类疾病由多对基因和环境因素共同作用，不但与遗传有关，而且与环境因素也有密切关系。病种虽不多，但发病率高，多为常见病和多发病。如胎儿的先天性缺陷（唇裂、腭裂、无脑儿、脊柱裂以及某些先天性心脏病等）、原发性高血压、哮喘、消化性溃疡、类风湿性关节炎、青少年型糖尿病、癫痫、青光眼以及精神分裂症等。

以上各类遗传病发病率加起来约为30%，而且还有逐年增加的趋势。因此，不能再笼统地说遗传病只是一种罕见之症。减少遗传病患儿的降生，是提高我国人口素质的重要优生手段。

掌握排卵期有利于二胎孕育

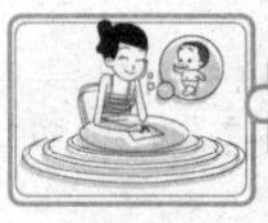

排卵有哪些信号？

除了算日期，能不能从身体的变化知道排卵期是否已经来了呢？细心的你，可以从以下几方面来观察。

肛门坠胀或一侧下腹痛

在月经周期的第12天左右，有些女性会感到肛门有轻度下坠感，还有轻微的一侧下腹痛。这是由于成熟的卵子从卵巢表面排出时，要突破包裹在卵子表面的一层薄膜状的滤泡，使滤泡内的少量液体流入盆腔的最低处，出现肛门坠胀或一侧下腹痛的感觉。

排卵日期出血

有些女性在排卵期会有少量出血，这是排卵前后雌激素水平波动引起的。

宫颈黏液变化

子宫也有自我开启和闭合的能力。在经期，子宫允许月经排出，到了月经周期后半段，子宫就会分泌黏稠的黏液，堵住子宫颈口，使精子难以通过。到了排卵期，子宫分泌的黏液就变得稀薄、透明，像生鸡蛋清，这时子宫颈开启，精子易于通过。因此，观察子宫颈黏液的性状可以帮助判断是否处于排卵期了。

声调更高

女性接近排卵期，声音会变得更加尖细，更加富有女性特点。虽然这种变化很微小，但在排卵前和排卵期间，你的声音会慢慢达到最高音调。

大脑更活跃

在排卵日前后的几天中，你的大脑是最活跃的，你的反应比平时更快，工作效率也更高。随着雌激素水平的升高，你的认知能力也变得更强。如果你是职场女性，还可以把重要的工作安排在这个时期。

更有吸引力

女性在排卵期间，会散发出更加迷人的气息，也会令男性更加着迷。有实验表明，将排卵期女性的 T 恤交给男性，会让男性体内的睾丸激素水平升高。

嫉妒心更强

英国研究表明，女性在月经周期的第 12 ~ 21 天内（排卵期），对于其他女性的认可及接受程度会变得相对较低。当然，随着排卵期的结束，这种挑剔心理会渐渐褪去，对其他女性的评价也会转为正面、客观。

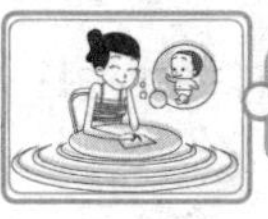

怎么通过月经周期推算排卵日？

根据排卵和月经之间的这种关系，就可以按月经周期来推算排卵期。推算方法是从下次月经来潮的第 1 天算起，倒数 14 天或减去 14 天就是排卵日，排卵日及其前 5 天和后 4 天加在一起称为排卵期。这就是安全期避孕法的理论根据。例如，某女的月经周期为28天，本次月经来潮的第1天在12月2日，那么下次月经来潮是在12月30日（12月2日加28天），再从12月30日减去14天，则12月16日就是排卵日。排卵日及其前5天和后4天，也就是12月11～20日为排卵期。除了月经期和排卵期，其余的时间均为安全期。

具体的日期可以通过日程推算法来计算，主要方法是根据以往12个月以上的月经周期记录，来推算出目前周期中的易受孕期和不易受孕期，公式如下：①以往最短周期天数－19＝排卵前不易受孕期的末一天。次日就是易孕期的第一天。②以往最长周期天数－10＝排卵后易孕期的末一天。这样可以算出易孕期的具体日期。

用这种方法推算排卵期，首先要知道月经周期的长短，才能推算出下次月经来潮的开始日期和排卵期，所以只能适用于月经周期一向正常的女性。对于月经周期不规则的女性因无法推算出下次月经来潮的日期。故也无法推算到排卵日和排卵期。

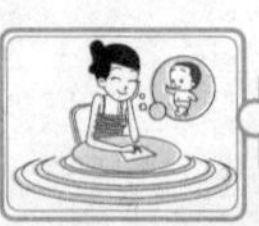

什么是基础体温？

基础体温又称静息体温，是指人经过6～8小时的睡眠以后，比如在早晨从熟睡中醒来，体温尚未受到运动饮食或情绪变化影响时所测出的体温。基础体温通常是人体一昼夜中的最低体温。

每日睡前将体温计水银柱甩至35℃以下并置枕边，清晨醒来（值夜班者于白天睡眠6～8小时后）不作任何活动之前，将体温计置于舌下测口温5分钟，记录并按日画成曲线。

卵巢功能正常的妇女，基础体温测定曲线呈规律性变化：月经前半期（即卵泡期）基础体温波动于低水平，在排卵期则更稍下降，然后上升进入后半期（即黄体期，正常黄体期为12～16天），一般上升约0.3～

0.6℃，维持至月经来潮，体温下降。故卵巢功能正常妇女的基础体温为典型的双相型曲线。

排卵多发生于基础体温最低日，或由低温相转变为高温相前后的时间点；有排卵时一般来经前二周左右时间。对连续测量的基础体温曲线进行分析，可大体知道排卵日期。通过基础体温测定，可了解有无排卵、指导治疗并随访治疗的效果，同时可预测早孕。黄体期延长、基础体温测定高温相不降，提示早孕。一般认为，高温相超过16天，早孕的可能性大约为97%；超过20天，可能性几乎达到100%。

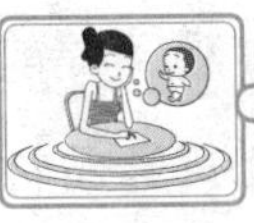

如何自行记录基础体温?

体温检测排卵期的步骤和方法。

1. 置备一支体温表，掌握读表方法，务求精确。

2. 每晚临睡前将体温表水银柱甩至35℃以下，放在醒来后伸手可及的地方。

3. 每天清晨醒后，立即将体温表放在舌下5分钟后拿出来读数，并记录在特制的表格上。

4. 测量体温前严禁起床，大小便、进食、说话等。

5. 应记录有无影响基础体温的诸多因素，如感冒、失眠、饮酒、服药等。

测基础体温，用普通温度计就可以实现，主要是要掌握正确的测量方法。

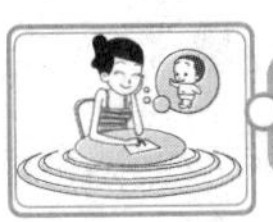

排卵期同房一定会怀孕吗

女性一个月内都会有几天的排卵期，这也是女性的正常生理规律，而且也是生育的基本要求，如果女性不排卵的话就没有卵子去和男性的精子结合，从而就不能正常的受孕。正常情况下，育龄女性的卵巢每月会排出一个成熟的卵子，所以，如果女性在这个时期内同房的话，怀孕的机会就会大一些。但是，不一定就能够成功受孕，如果有什么因素影响正常受孕的话，就需要及时到医院进行检查诊治。

精子排出体外后在女性生殖管道中平均的存活时间分别为：阴道0.5~2.5小时，宫颈48小时；子宫24小时，输卵管48小时；而一个卵子从卵巢排出在输卵管存活时间约为12~16小时。受精的发生是在输卵管的壶腹部或附近。虽然排卵后卵子刺激的一些趋化因子会加速精子的运行速度，但是排卵后精子才起跑肯定会失去很多受孕机会。

精子提前起跑，即在排卵前一周每两天性交一次，这样可使精子提前或准时到达输卵管和卵子会合。已经有研究报道这种性交方式比排卵后性交的受孕率有显著提高。另外，平和的心态对受孕也起着很重要的作用。临床上也经常见到一些夫妇双方生殖功能检测都是正常的，可就是迟迟不能受孕。

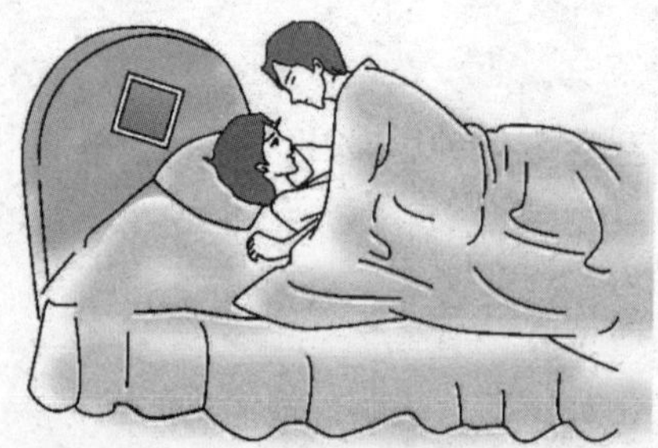

有些夫妇认为增加性交次数可以提高怀孕机率，从而频频性交。结果，仍然怀孕无望。究其原因，乃是因为性交次数过频可致精子数量减少，质量降低，甚至射出的精子是发育尚不成熟的幼稚型精子，所以不能怀孕。只有有规律地进行房事，才能保证精子的数量和质量，从而才有可能怀孕。

性交次数过少，精、卵相遇机会也少，也就不容易受孕。另外，性交次数过少，会造成性交间隔期过长，这样，排出体外的精子质量不高或“老化”，同样不利于怀孕。性交技术错误，例如不在阴道内性交，性交体位不利于精液到达宫颈口等，也不利于怀孕。

做好细节准备，为“好孕”助力

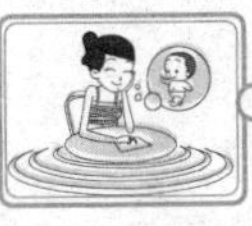

调整心情，做个快乐的孕妇

研究证明，如果准妈妈在怀孕期间心情忧郁、烦闷、不开心，孩子的性格也会变得内向、孤僻，体质弱；如果准妈妈能乐观开朗、积极进取、豁达幽默，则孩子的性格也会变得活泼开朗，身体素质相对较好。

一些年轻女性对怀孕存在一种担忧心理，一是怕怀孕会影响自己优美的体型；二是怕分娩时会有难以忍受的疼痛；三是怕养育不好宝宝，或是担心产后上班无人照料宝宝……其实，这些顾忌都是没有必要的，多看育儿类图书，多向过来人寻求经验，你就会发现孕育二胎没有想象中那么困难。

怀孕之前，准妈妈调节好自己的心理，了解自己身体和心理在妊娠期所发生的变化，从而能坦然面对妊娠将带来的各种不便，心情愉快地孕育小宝宝。为了宝宝的健康，准妈妈需要注意的事项很多，许多活动和娱乐都将受到限制，对此，也应有充分的思想准备。但是，宝宝带来的欣喜和乐趣是任何事物都无法替代的，当宝宝逐渐长大后，父母便会了解到为宝宝付出得越多，所得到的回报也越多。

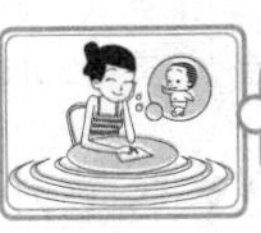

准妈妈的情绪调节法

许多女性在月经周期中存在情绪波动问题，尤其是在经期前 4 天和月经期，情绪易低落、抑郁或脾气急躁。情绪变化和紧张反过来也能影响生殖激素的水平，并导致排卵抑制和周期紊乱。一项研究表明，准妈妈孕前焦虑或抑郁，宝宝出生后6～12个月的时候更容易发生夜醒，而经常发生夜醒会导致宝宝3岁时出现各种睡眠问题，睡眠问题又导致儿童行为异常，儿童发育早期睡眠不良还会导致学习能力下降。

情绪影响着我们的生理机制，因此必须掌握必要的情绪调节法，使准妈妈保持乐观开朗的精神状态，才能更好地孕育健康的宝宝。

能量排泄法

对不良情绪所产生的能量可用各种办法加以宣泄：到空旷的地方大喊几声，或者参加一些重体力劳动和体育活动。也可以大哭一场，现代科学证明，大哭可以释放能量，调整机体平衡。研究还发现，情绪性的眼泪和别的眼泪不同，它含有一种有毒的生物化学物质，会引发血压升高，心跳加快和消化不良，所以通过流泪，可以把这些物质排出体外。

语言暗示法

用语言来暗示自己：“你又易怒了，是快要来月经了吧。平时这点小事根本不算什么。”这样意识到了，你就会一下子释然。愤怒是人所必有的情绪，我们需要随时提醒。

环境调节法

大自然的景色，能开阔胸怀，愉悦身心，陶冶情操。到环境优美、空气宜人的花园、郊外，甚至是农村的田园小路上去走一走，舒缓一下心绪，去除烦恼。

请人疏导法

把心中的苦恼倾诉出来，求得别人的帮助和指点。有些事情其实并不像你想的那么严重，请旁观者站在另一个角度开导一下，可能就会豁然开朗，茅塞顿开。和丈夫虚心沟通，请他理解你的生理情绪周期，提醒你，开导你，并请求他忍让你，包涵你。

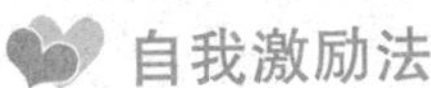

自我激励法

在遇到困难、挫折、打击、逆境、不幸而痛苦时，善于用坚定的信念、伟人的言行、生活中的榜样、生活的哲理来安慰自己，使自己产生同痛苦作斗争的勇气和力量。

创造欢乐法

笑不仅能去除烦恼，而且可以调解精神，促进身体健康。所以，想办法让自己高兴起来，是一个最简单易行的办法。

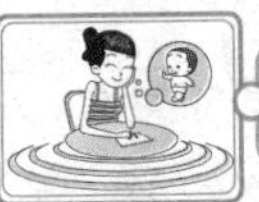

少用化妆品，远离健康隐患

每个女性都希望自己在各个时期都是美丽的，用恰当的化妆品来修饰自己，通常会令女性看起来更加完美和自信。但是，怀孕是女性的特殊生理阶段，这时的女性常常会因为身体状况的变化，而变得敏感、身体抵抗力也有所下降，而且孕期特别忌讳接触有害的化学物品。所以，爱美的女性们为了宝宝的健康，最好远离化妆品，其中最主要的是避免使用以下两种化妆品。

口红

口红是由各种油脂、蜡质、颜料和香料等成分组成。其中油脂通常采用羊毛脂，羊毛脂除了会吸附空气中各种对人体有害的重金属微量元素，还可能吸附大肠杆菌等，而且还有一定的渗透性。孕妇涂抹口红以后，空气中的一些有害物质就容易被附在嘴唇上，并随着唾液侵入体内，使孕妇腹中的胎儿受害。鉴于此，孕妇最好不涂口红，尤其是不要长期涂口红。

冷烫精

据医学专家多年研究，女性怀孕后，若是再用化学冷烫精烫发，会对头发造成损害。此外，化学冷烫精还会影响孕妇体内胎儿的正常生长发育，少数女性还会对其产生过敏反应。据国外医学专家调查，染发剂不仅会引起皮肤癌，而且还会引起乳腺癌，导致胎儿畸形。所以怀孕前及孕期都不宜使用染发剂。

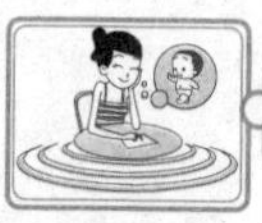

及时补充4大营养素

不少女性都有过节食瘦身、不吃或少吃脂肪的经历；还有一些女性因遗传或是饮食过量而使得营养过剩、体内脂肪堆积过多。如果怀孕女性体内营养失衡，就会造成胎儿发育所需的某些营养素缺乏或者过剩，对优生不利。因此，女性在怀孕前有必要全面地了解自己的营养情况，必要时可到医院做一个全面的健康检查，在医师的指导下有针对性地调整饮食，积极补充体内含量偏低的营养素。

补充足够蛋白质

蛋白质是生命的基础，是构成人的内脏与肌肉以及大脑的基本营养素。如果女性在孕前摄取蛋白质不足，就不容易怀孕，或者怀孕后由于蛋白质供给不足，胚胎不但发育迟缓，而且容易流产，或者发育不良造成先天性疾病及畸形。此外，产后母体也不容易恢复，有的女性就是因为产前蛋白质摄取不足，分娩后身体一直虚弱，还有多种并发症发生。

含有丰富蛋白质的动物性食物有牛肉、猪肉、鸡肉、肝脏类、鱼、蛋、牛奶、乳酪等；植物性食物有豆腐、黄豆粉等豆类及豆制品。

维生素也不能少

维生素是人体生长最基本的要素，它是维持人体正常生理功能所必需的一类化合物，也是必不可少的一类物质。如果女性缺乏维生素，其受孕概率就会低得多。此外，如果缺少了维生素，即使其他营养素进到体内，也无法充分发挥作用，比如人体对钙的吸收，就少不了维生素 D 的作用。因此，女性在受孕前，一定注意补充各类维生素，补充的时间以孕前 2～3

个月为宜。

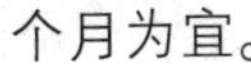

锌对人体很重要

锌对人体的生理作用是相当重要的。首先，锌是人体内一系列生物化学反应所必需的多种酶的重要组成部分，对人体的新陈代谢活动有重大影响。缺锌会导致味觉及食欲减退，减少营养物质的摄入，影响生长发育。锌还具有影响垂体促性腺激素分泌、促进性腺发育和维持性腺正常功能的作用。因此，缺锌不但可以使人体生长发育迟缓，身体矮小，且可致女性乳房不发育、没有月经，造成女性不孕，也可使男性精子减少或无精子。

含锌比较高的食物有豆类、小米、萝卜、大白菜、牡蛎、牛肉、羊排、子鸡、鱼、茶叶等。女性多吃这些食物，可以促进排卵。

缺铁容易贫血

铁质是血红蛋白的主要成分，在人体内最主要的功能是组成血红蛋白，从而进一步形成血细胞。人体如果缺铁，就会产生贫血，容易倦怠。女性在怀孕中期之后，容易发生贫血，这是因为胎宝宝迅速成长，每天都要吸收约 5 毫克的铁质，因而使母体血液中的铁质减少。贫血，不但不利于胎宝宝的生长，而且生产时可能会出现低热或产后出血等并发症，出血量也会增加，使产后母体恢复较慢，甚至可能造成致命的伤害。为了防止女性怀孕中期贫血，除了在孕期注意补充铁质外，在孕前就要开始多摄取铁质。铁能在人体内储存 4 个月之久，在孕前 3 个月补充铁是很合适的。

含有铁的食物有猪肝、猪血、牛肉、鸡蛋、大豆、海藻类、芝麻酱、黑木耳、香菇、绿黄蔬菜等。

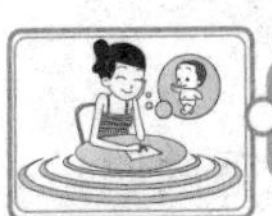

准爸爸也要为“好孕”做准备

想要一个健康的宝宝，不能忽视孕前营养，特别是男士。合理选择食物和良好的饮食习惯，对想当爸爸的男士有百利而无一弊。

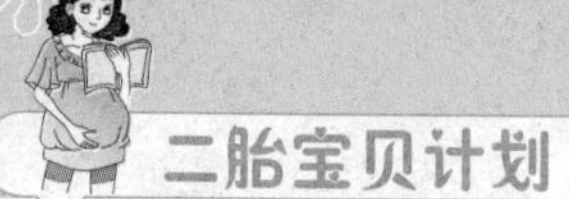

提高钙和维生素 D 的摄取量

有研究人员指出：每天服用 1000 毫克钙和 10 微克维生素 D 能提高男性生育能力。

饮食中增加含锌食品

锌对机体的性发育、性功能、生殖细胞的生成，起到举足轻重的作用。故锌有“生命的火花”与“婚姻和谐素”之称。所以男性在孕前注重锌元素的摄入，对孕育有利。

吃大量富含维生素 C 和抗氧化的食物

因为维生素 C 和抗氧化剂能减少精子受损的危险，提高精子的运动能力，对孕育有益。作为准爸爸，不妨在日常饮食中多增加这类食物的比例，以保证维生素 C 和抗氧化剂的足量摄入，对孕育有利。

除了在“吃”方面要注意，准爸爸在生活中还要注意：不要用妻子的美容品。

爱美不只是女性的专利，爱美的男人也很多，现在使用女性美容品的男人也越来越多。特别是有的家庭，洗发水、洗面奶夫妻共用的很普通，可女性美容品中多含有雌激素，它们通过皮肤进入男人体内后，会干扰正常的内分泌，从而减弱男人的性功能，降低生精能力。

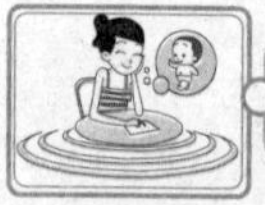

物质准备要充分

房屋是孕育后代必不可少的条件，不论宽敞舒适，还是狭小拥挤，最首要的是解决阳光照射和室内保温的问题。

住在阳光充足的屋子里，会促进孕妇和将来出世的宝宝对钙的吸收，促进骨骼发育。阳光充足，室内干燥还可以降低女性患产后病的概率。冬季住房要保温、具体做法是提前准备好取暖设施及维修好房屋等。

此外，更需要做好安排的是：孕妇需要增加营养，以保证胎儿的发育和孕妇的健康；孕期体型发生显著变化，需要添置一些合适的衣物；为迎接小宝宝的降生，还要花费一笔资金。宝宝出生后，吃、用、穿等都增加开支，这一切都要求夫妻事先安排好怀孕之后的经济问题，统筹兼顾，保证“重点”。要本着勤俭节约的原则来添置所需物品，能代用的尽量代用，或者利用旧物改制。总之，要合理安排经济支出，以免关键时刻手头拮据。

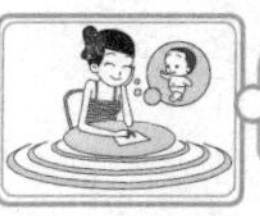

可以暂时不辞掉工作

许多过来人建议，如果家庭有经济压力，孕妇最好维持现在的工作。另外，如果身体健康，丈夫工作较忙，孕妇最好也能继续工作，这样生活有寄托，就不太会胡思乱想了。如果原来就有习惯性流产、怀孕状况不稳定、工作性质不适合孕妇的情况，可以考虑辞掉工作或向公司申请休假。

依照《中华人民共和国劳动法》的规定，女职工在孕期、产期、哺乳期内用人单位不得随意解除劳动合同。女职工生育应享受不少于 90 天的产假。一旦遇到不符合劳动法的情况，孕妇应该学会维护自己的劳动权益，向当地妇联、工会、劳动行政部门提出申诉。

虽然一般来说，没有必要换工作，但是如果正在做以下工作，最好向单位或公司申请调换另一个比较合适自己的工作：

1. 会接触到刺激性物质或有毒化学物质的工作。
2. 会受到放射线辐射的工作。
3. 需要经常抬举重物的工作。
4. 需要频繁上下楼梯或乘坐电梯的工作。
5. 震动或冲击能够波及准妈妈腹部的工作。
6. 需要长时间站立的工作。

7. 高度紧张、不能适当休息的工作。

8. 需要在室温过高或过低的地方作业的工作。

9. 远离别人、独自一人进行的工作。

另外，准妈妈在工作中也应遵循如下安全准则：

1. 如果工作环境有害，准妈妈应提出更换工种或适当休息。

2. 如果不知道周围环境中是否存在有害物质，可向专业人士请教，务必保证自己工作环境的安全。

3. 如果实在无法避开可疑的有害物质，就应该严格遵照安全操作规程。穿防护服、戴隔离帽和口罩。避免粉尘的吸入，避免皮肤的接触。

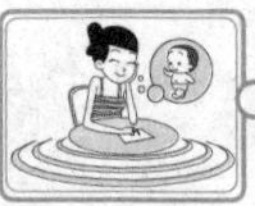

尽量少用电脑

研究表明，怀孕前后正常使用电脑，不会对宝宝造成不良影响。专家指出电脑运行时在其周围产生的 X 线、紫外线、可见光、红外线和特高频、高频、中频及极低频电磁场以及静电场等电磁辐射，远低于我国及国际现行卫生标准要求的数值。它对精子、卵子、受精卵、胚胎、胎儿来说是安全的。

但男性频繁使用手提电脑，可能会使生育能力受到影响，尤其对年轻男子的影响更明显，因此，准备让妻子受孕的丈夫，要避免使用手提电脑，特别是避免采取紧闭双腿并将其放于双膝之上的姿势。

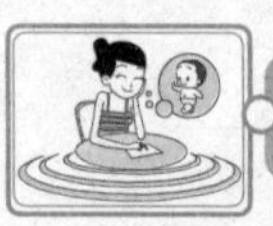

做好家居用品的清洁

孩子是所有家庭的欢乐源泉、父母的希望，所以父母都希望能给孩子最好的生活环境。所以从准备怀孕起就应开始筹划，宝宝的房间用哪种颜色？宝宝的小床选哪个样式？在悉心准备的同时不要忘记，给准妈妈和未出生的小宝宝一个健康、安全的生活环境更重要。

挑选家具要注意

不要购买价格过低、没有质量保障的家具，这样的家具往往在木材及涂料等原材料的选用上没有执行环保、安全的标准。这类家具会带有强烈刺激气味——甲醛的味道。而且新家具也要经过通风散味后再使用，家具内可以放一些能够起到净化空气作用的吸附剂或在家中摆放一些绿色植物，来吸收有害物质、净化室内空气。

窗帘及床上用品买回要先清洗

新买回来的窗帘应先在清水中充分浸泡、水洗，以减少残留在织物上的甲醛含量。

床单、被罩等直接与皮肤接触的纺织品里面也含有甲醛，一定要水洗并在通风处晾晒以后再用。

时常清理布艺沙发

布艺沙发的织物纤维更容易滞留灰尘和污物，还容易吸潮。如果不常清洁，布艺沙发可能会滋生真菌、螨虫，污染居室环境。

在选择布艺沙发时，最好选择无论压、靠、挤或释放压力后能迅速回弹而且无污染物质的布艺沙发。

经常进行清洁，最好每周除一次尘。先用干毛巾拍打，把浮尘去掉；再用湿毛巾擦拭布面，每年还应该把沙发布套拆下来清洗。

定期换洗、晾晒床上用品

被褥内的纤尘、污浊气体被人吸入肺中后，不利于人体健康，需要经常拆洗、晾晒。

另外需要注意：多晒枕头。人入睡后，呼出的不纯净气体大量渗入到枕头中，头发分泌的汗渍、污垢也会浸染枕头，容易繁殖螨虫。晒枕头可以抑制螨虫生长，除去枕芯内的污秽气息，避免因体质弱等因素而产生螨虫过敏，从而诱发各种呼吸道感染疾病。

定期清洗空调

空调通风系统是室内空气污染的主要来源之一，要注意定期进行清洗。在每年秋季天气转凉、空调不再使用时，应按说明书把滤尘网取下来，用清水冲洗几遍后晾干。如果已连续使用 3 年，需由专业人员进行一次专业、系统的清洗维护。

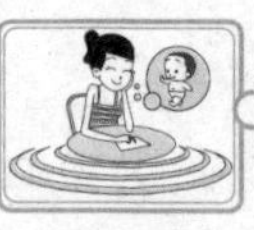

孕前要遵守“四大纪律”

保持健康体重

临床发现，体重与女性的怀孕概率有关，太重或者太轻的人都不容易怀孕。体重过低会造成脑垂体分泌卵泡刺激素及黄体生成素不足，使卵泡减少卵子的生产，以致引发慢性不排卵及不孕症；而体重过重则会造成体内雄性激素增加，导致多囊性卵巢综合症及多毛症，进而造成不排卵及不孕症。

少冲洗阴道

有关专家认为，阴道冲洗不能太过频繁，需要在医生指导下进行，不然可能会破坏阴道内环境平衡。研究发现，常用冲洗器具冲洗的女性，发生宫外孕的危险性是从不做阴道冲洗者的 3～4 倍。此外，不当的阴道冲洗还可能成为输卵管炎和盆腔炎的诱因。

少穿紧身衣

研究发现，紧身衣裤在子宫及输卵管的四周会产生极大压力。当脱去紧身衣服时，对输卵管的压力会减弱，但子宫仍会保持一段时间压力。压力差会使子宫内膜细胞离开子宫，形成子宫内膜异位症。

经期不过性生活

虽然有规律的性爱有助于受孕，然而在80%的不孕女性的血清中发现有AsAb（抗精子抗体）。这是因为经期生殖道黏膜处于损伤状态，经期性生活容易使精子与免疫细胞接触，产生AsAb抗体，从而使射入体内的精子凝集而失去活力。

孕前“排毒”，让身体“轻装上阵”

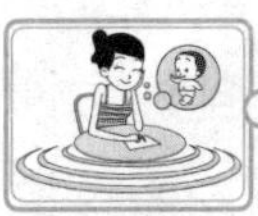

减少生活中的毒素来源

人类的生存时时刻刻都离不开空气、水和食物，然而由于城市的现代化进程，使得人类赖以生存的空气、水和食物广泛地受到了生产和人类其他活动的污染。这种污染的程度已经严重威胁到人类自身的健康与生命安全。

来自空气中的氮氧化物、二氧化硫、臭氧以及可吸入的颗粒物，来自水中的氯、重金属、矿物质，还有来自食物中的残留农药、化肥等，都会对人体造成极大的危害。

人体的内部也会产生大量的毒素，只要人还活在这个世界上，新陈代谢就会继续进行。据测定，人的呼吸系统排出的化学物质有149种，皮肤排出的有271种，肠道气体中有250种，汗液中有151种，包括一氧化碳、二氧化碳、甲烷、醛、丙酮、苯等。如果不能及时排出，这些物质就会堆积在体内，从而影响身体的健康。

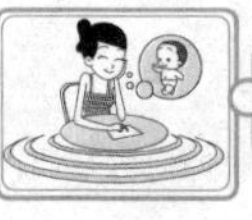

孕前排毒，让宝宝更健康

我们知道，只有健康的父母才能怀上优质的宝宝，才能保证受精卵的健康生长。所以，准备怀孕的年轻夫妻们，一定要尽早排出毒素，以健康的体质迎接宝宝的到来。

真正的健康是指身体和精神都处于一个最佳的状态。身体上应当体重正常、面色红润、精神充沛、反应敏捷、不易疲劳、有一定耐久性、免疫力强，能够很容易适应环境的变化；精神上则应当情绪饱满、思维敏捷、心情愉快、充满自信、乐观向上、意志力强，并有很强的反应能力、应变能力和协调能力。按照中医的说法，就是应达到血气、能量水平的充足，各方面都保持平衡，这样的人往往有很好的防御疾病的能力，身体的免疫力强，不容易生病。然而在现实生活中，很多自认为健康的人其实根本达不到这个标准，即使是接近这个标准的人也只能称得上是健康水平一般。

要想使身体达到完全健康的标准，除了要养成健康的生活方式及饮食习惯外，对身体进行认真、全面地排毒也是至关重要的。很多人按照排毒的方法对身体进行彻底的一次排毒后发现，自己像完全变了一个人似的，感到前所未有的轻松与畅快，其效果的明显是始料不及的。这些经过排毒后的人，他们的体态变得轻盈、精力充沛、容光焕发，工作起来不感到疲倦，身体总有使不完的劲，而且心情舒畅、心态平和。实际上排毒后的身体，已经达到了内部的清洁，这时吃东西会感觉很香、很有味道，睡眠的质量也会得到很大的提高，身体的血气充满了各个脏器，各器官的运作也变得十分通畅。

所以，每一位关爱健康、渴望生一个优质宝宝的父母，都应在孕前积极排毒，给宝宝打造一个健康完美的体内环境。

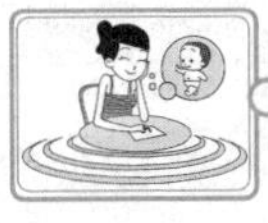

饮水排毒法

每天饮足够的水是最好的排毒养生法，饮水不足会导致水更新缓慢，会使代谢产物不能顺利排出体外，从而影响了细胞的功能。如不能及时进行水更新，体内毒素便没有“出路”，就会因为体内的水被污染而损害细胞。因此，女性每天至少需通过排尿或排汗排出 1000 毫升水，这样才表明饮用的水达到了更新所必需的量。

很多女性朋友都知道，每天 8 杯水有助于美容养生，但是每天的 8 杯水到底该怎么喝才能促进体内毒素的排出，达到美容的功效呢?

女性每日最佳饮水方案

6：30，晨起喝 250 毫升的淡盐水或白开水补充夜间流失的水分，清肠排毒。

8：30，喝 250 毫升水，清晨的忙碌使水分流失很多，此时补水很重要。

10：30，喝 250 毫升水，喝水有助于激活消化系统的活力。

12：30，喝 250 毫升水，午餐后喝水可加快血液循环，促进营养素的吸收。

14：00，喝 250 毫升水或清茶，可消除疲劳，给身体充充电。

17：00，喝 250 毫升水，此时补水可带来肠胃的饱胀感，能减少晚餐食量。

20：00，喝 250 毫升水，可促进消化，清肠排毒。

22：00，睡前喝 250 毫升蜂蜜水，可降低血液黏稠度，促进睡眠。

喝水过量危害大

喝水对身体有益，但不要过度，尤其是不要一次喝个够，要分多次慢慢喝，否则就会引起“水中毒”。水中毒是指长期喝水过量或短时间内大量喝水，身体必须借着尿液和汗液将多余的水分排出，随着水分的排出，人体内以钠为主的电解质会受到稀释，血液中的盐分会越来越少，吸水能力随之降低，一些水分很快被吸收到组织细胞内，导致细胞水肿，开始出现头晕眼花、虚弱无力、心跳加快等症状，严重时会出现痉挛和昏迷。因此，有些女性朋友为了快速排毒或减肥而无限制大量喝水，这是很危险的。

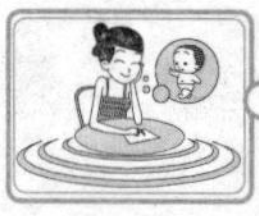

食醋排毒法

食醋是一种很好的排毒食物，对于提高肝脏的排毒和新陈代谢功能很有功效，能够抑制人体衰老过程中过氧化物的形成，减少人体毒素，延缓衰老。尽管味道是酸的，但食醋是一种碱性食物，能够帮助酸性体质的现代人实现酸碱中和，维持人体酸碱平衡。

食醋一般有酿造醋和配制醋两种。酿造醋是用粮食、糖或酒为原料，通过微生物发酵酿制而成的。这种醋中含有丰富的氨基酸、有机酸、矿物质和醇类等营养成分，能够促进人体新陈代谢，清除体内毒素。而配制醋则以化学合成的冰醋酸为原料，加水稀释而成，没有什么营养成分。所以，这种醋对于排毒来说，没有什么功效。因此，在进行食醋排毒的选择时一定要选择酿造醋。

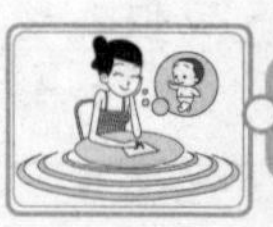

运动排毒法

运动是较好的排毒方法，合理运动能加快人体新陈代谢，帮助皮肤和内脏排毒。一是快步走：我们每天都要走路，只需在走路时加快速度，尽可能大幅度地摆动和舒展手臂，就是最简单方便的排毒运动，它可以刺激淋巴、降低胆固醇和高血压。二是练瑜伽：瑜伽是顶级的排毒运动，能够帮助血液循环、润滑关节，通过把压力施加到身体各个器官和肌肉上，来内外调节身体，展开排毒行动。三是跳起来：弹跳可以刺激淋巴系统排毒，松弛紧张的情绪、降低胆固醇、改善循环和呼吸。此外散步、慢跑、骑自行车、登山、游泳等，对于胃肠蠕动功能都有一种加速作用，会使血液循环增快一些。同时，运动后往往要喝水，通过小便等更有利于将“毒素”排出体外。

孕前排毒食谱

荸荠汁

原料 生荸荠500克，白糖适量。

做法 将荸荠洗净，去皮，切碎，用纱布绞汁，加糖调味即可。

小贴士

清热解毒，养阴生津。

黄瓜汁

原料 嫩黄瓜两根，白糖适量。

做法 ❶把黄瓜洗净，去皮，剖开除去瓜瓤，切成薄片，加白开水浸没，捣烂，用纱布过滤绞汁。❷把纱布内的渣再加水浸没，搅匀，过滤绞汁。❸把两次汁液混合，加入白糖（或盐）调味即可。

小贴士

清热，解渴，利尿。

西红柿汁

原料 西红柿2个，白糖1匙。

做法 ❶将西红柿洗净、去皮。❷把西红柿切成小块，加少量白开水，捣烂或粉碎，过滤留汁。❸在汁内加入白糖，边搅拌边煮沸，晾凉。❹装入消毒瓶，放入冰箱内冷藏待用。

小贴士

健胃消食，清热解毒。

双花茶

原料 金银花、野菊花各30克，冰糖适量。

|做法| 将金银花、野菊花混合，加水煮沸 5 分钟，或用沸水冲泡，加入冰糖代茶饮。

小贴士

清热解毒。

藕节绿豆饮

|原料| 藕节半根，绿豆 20 克。

|做法| 将藕节洗净，绿豆淘洗干净，放入沙锅，加适量清水，煎汤即可。

小贴士

清热解毒。

黑木耳粥

|原料| 大米 100 克，黑木耳 2 朵，猪肉末 50 克，白菜心半个，海米 1 匙，盐、味精、香油各适量。

|做法| ❶黑木耳、白菜心洗净，切细丝；海米洗净。❷炒锅加油，油热加入猪肉末、黑木耳、白菜心、海米煸炒，加盐、味精调味，盛入大碗中。❸大米洗净，加水煮至米烂成粥，加入备好料的碗中，搅匀即可。

小贴士

补血，排毒。

黄豆粥

|原料| 大米 100 克，黄豆 50 克，盐适量。

|做法| ❶把黄豆去杂洗净，放蒸锅上蒸至熟酥。❷将大米洗净，加熟豆子和适量水煮沸后，改小火炖至豆子和米粒熟烂，加盐调味即可。

小贴士

清热利尿，解毒。

荷叶粥

|原料| 鲜荷叶 1 张，大米 100 克，冰糖适量。

|做法| ❶大米淘净；鲜荷叶洗净，切成 3 厘米见方的块。❷鲜荷叶放入砂锅内，加适量清水，大火烧开后，改小火煮 10 ~ 15 分钟，捞去荷叶，留汁。❸将大米加入荷叶汁中，加适量冰糖，大火烧开后，改小火煮至米烂成粥，即可。

小贴士

轻体，排毒。

海带粥

原料 海带20克，大米50克，盐适量。

做法 ❶海带用清水浸泡半日，反复冲洗干净，切细丝。❷大米淘洗干净放砂锅中，加适量水、海带，煮至海带烂熟，米粒开花，粥汤发稠，加盐、香油调味即可。

小贴士

清热排毒。

豆芽猪血汤

原料 黄豆芽250克，猪血1块，盐、葱花、味精、香油各适量。

做法 ❶将黄豆芽洗净，备用。❷将猪血块洗净，切小块备用。❸把黄豆芽、猪血块和适量水混合，煮沸片刻，加入香油、盐、葱花、味精调味，即可食用。

小贴士

补血、止血，清肠通便，排除体内毒素。

海带冬瓜瘦肉汤

原料 猪瘦肉、海带各200克，冬瓜半块，虾仁100克，姜2片，盐、味精各适量。

做法 ❶猪瘦肉放开水中煮5分钟，取出洗净切块。❷海带用清水浸泡，冲洗干净，切片；冬瓜洗净，去皮，切块；虾仁洗净。❸锅内放清水，水开放入所有材料，用大火煲开，改小火煲2小时，入盐、味精调味即可。

小贴士

生津，补碘，排毒。

黄豆芽排骨汤

原料 排骨400克，黄豆芽500克，姜2片，盐适量。

做法 ❶排骨放开水中煮5分钟，去掉腥味，取出切块。❷黄豆芽放锅中炒片刻。❸锅内放清水，水开放入所有材料，用大火煲开，改小火煲2小时，加入盐调味即可。

小贴士

减少体内乳酸堆积，预防贫血。

时蔬汤

原料 玉米1根、胡萝卜1根、海

带50克，高汤、盐各适量。

做法 ❶海带提前用水浸泡，反复清洗干净，切片；玉米洗净，切小段；胡萝卜去皮，切滚刀块。❷锅中加入高汤、海带片、玉米段、胡萝卜块，烧开后改小火煮20分钟，加盐调味即可。

小贴士

排毒，补充维生素。

苦瓜绿豆肉汤

原料 苦瓜1根，绿豆、猪瘦肉各250克，盐适量。

做法 ❶苦瓜、猪瘦肉洗净切片备用。❷绿豆煮开30分钟后加入苦瓜片、猪瘦肉，改小火煮至豆熟、肉烂，加盐调味即可。

小贴士

清热解毒。

木耳烧豆腐

原料 豆腐1块，木耳4朵，葱花、姜丝各少许，盐、味精、胡椒粉、高汤各适量。

做法 ❶豆腐切2厘米长、1厘米宽、0.5厘米厚的片；木耳洗净，去蒂，撕成小朵。❷锅中倒油，烧至六成热，下葱花、姜丝爆香，放豆腐片、木耳、盐、高汤，烧开改小火炖10分钟，放味精、胡椒粉炒匀，即可。

小贴士

补血，排毒。

韭菜炒绿豆芽

原料 绿豆芽400克，韭菜100克，葱、姜、盐各少许。

做法 ❶豆芽掐去两头，洗净，捞出，沥干水分；韭菜择好洗净，切成长约2厘米的段；葱、姜切丝。❷锅内倒油，热后用葱、姜炝锅，倒入豆芽，翻炒几下，最后倒入韭菜，加盐翻炒几下即可。

小贴士

清肠胃，排毒。

第三章　孕初期，“留下宝宝”的关键时期

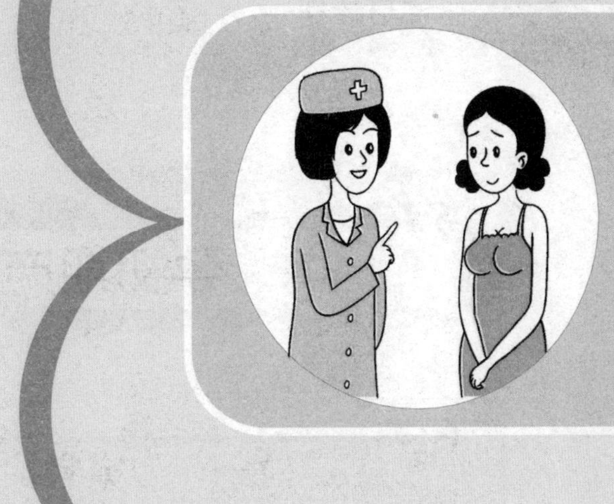

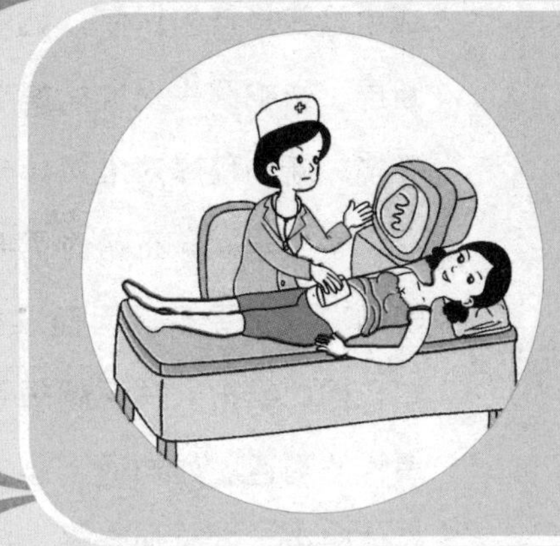

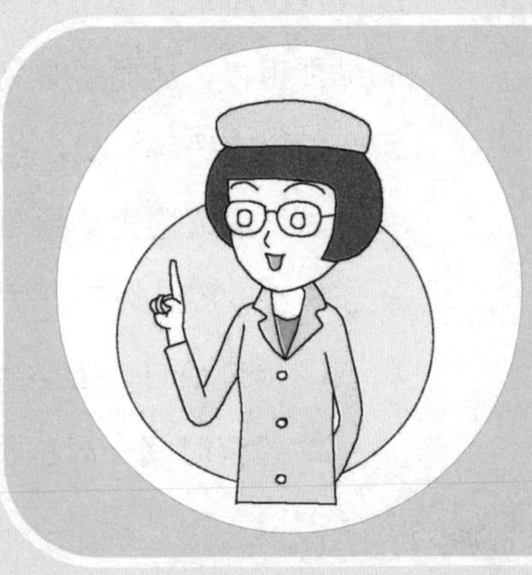

孕初期产前检查

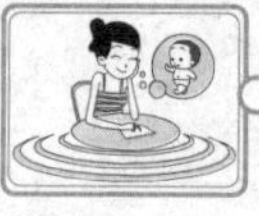

产检——为宝宝护航

生二胎时，如果没有特殊情况，不建议产检和分娩选择不同的医院，或中途变换产检医院。如中途变换，新的医生不了解情况，容易造成信息断层，影响医生对准妈妈健康程度把握的连续性和全面性。而且，陌生的环境、新的程序对准妈妈也是新一轮的考验，容易增加心理压力。

整个孕期，正常时需要经过 13 次常规检查，如有并发症，需要去医院的次数会更多，因而准妈妈和产检医院的医生、护士的接触会特别频繁，因此维护好关系就很重要。建议准妈妈要主动与医护人员保持畅通、良性的沟通。如沟通不畅，疑虑增加，情绪不稳，医生也可能心情不佳，致使医患关系更加紧张，这对准妈妈和胎宝宝都不利。

孕早期检查一般要在怀孕第 40 ~ 70 天进行第一次检查。医生询问病史，孕 45 天左右可进行 B 超检查，确定怀孕；如小于 45 天可查血液绒毛膜促性腺激素（HCG）看是否阳性。早期检查能够确定子宫大小与停经时间是否相符，从而了解到胎宝宝的发育情况，并且可以发现生殖器官的异常及妇科疾病等。此次检查十分重要，准妈妈一定要充分重视。

为了保证检查结果准确和检查方便，初诊检查前应做好必要的准备。一般来说，应从以下几方面准备。

1. 检查前日晚上休息好，保证良好的睡眠。

2. 检查时间一般选择在上午 9 点钟前为宜，且最好空腹，准妈妈随身

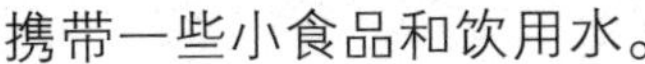

携带一些小食品和饮用水。

3. 选择适合自己条件的医疗单位进行初诊检查，这样便于孕期情况的连续观察。

4. 检查当日穿着宽松易脱的衣服，夏天最好穿连衣裙，冬天穿易于穿脱的肥大裤子，以利于妇科检查。

5. 因为接诊医生较忙，所以为了节省时间、保证就诊效果，准妈妈最好事先明确末次月经时间、早孕反应开始时间等。另外，如果准妈妈有什么疑问需向医生咨询，可以事先整理出来。

6. 如实回答医生的询问，医生的询问所涉及的方面都是医疗需要的，像某些遗传性疾病，如果患者刻意隐瞒，失去医学指导的机会还是小事，对宝宝健康造成的遗憾才是无法弥补的。

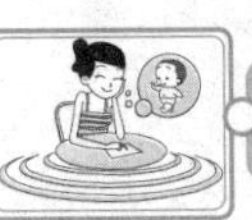

哪些人需要做产前诊断

产前诊断与产前检查不同，产前检查是每个孕妇都要做的，产前诊断一般在妊娠16~20周内进行，但不是每个孕妇都要做产前诊断。如果孕妇有下列情况，则应做产前诊断。

35岁以上的高龄孕妇

女性年龄在35岁以上，卵子容易老化或染色体发生畸变，她们生先天畸形儿或先天愚型儿的危险性较高。因此，高龄孕妇应该进行产前诊断。另外，丈夫的年龄超过55岁，由于精子老化或染色体发生畸变，也可能发生先天畸形或先天愚型，因此即使妻子在35岁以下，也应该做产前诊断。

已经生过一个先天愚型儿的孕妇

先天愚型儿一般是由于染色体异常所致，如果第一个孩子染色体异常，第二个孩子有 10% 的可能仍然是染色体异常。

已经生过畸形儿的孕妇

已经生过畸形儿的孕妇再次怀孕，生同样畸形儿的概率为 5% ~10% 。

有习惯性流产、早产、死产史的孕妇

习惯性流产史或死产史，有可能是由于胎儿染色体异常造成的。在有习惯性流产史的夫妇中进行性细胞染色体检查，往往发现一方或双方性细胞有染色体异常，使胎儿发生染色体畸变。这种情况的女性以后再怀孕，胎儿仍有染色体畸变的可能。如果对染色体畸变的胎儿不进行流产，反而保胎，将来很可能生出畸形儿或痴呆儿。

已经生过一个代谢病患儿的孕妇

生过如苯丙酮尿症、白化病等代谢病患儿的孕妇，再怀孕后胎儿患同样病的概率为 25% 。

家族中有伴性遗传病史或生过血友病患儿的孕妇

因为伴性遗传病有的是母亲传给儿子，女儿却平安无事；有的是父亲传给女儿，儿子却安然无恙。因此，通过这种诊断还可以测定胎儿的性别，以决定保留男胎还是女胎。

妊娠前三个月服用过使胎儿致畸药物的孕妇

如果孕妇在妊娠早期长时间大剂量服用可的松、已烯雌酚等激素类药物或其他药物，如扑尔敏等，大约有 20% 的胎儿会发生畸形，因此要做产前诊断。

妊娠前三个月患病毒感染性疾病的孕妇

例如，妊娠前三个月感染风疹、流感、带状疱疹等病毒时，可传染给胎儿，使胎儿患先天性心脏畸形、耳聋、白内障、肝脾肿大等病。另外，据研究，痴呆儿中有 20% 是病毒感染引起的。

如果出现以上情况，应该先经过遗传咨询，然后由医生确定是否需要做产前诊断。

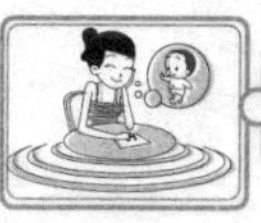

哪些情况下要当心胎宝宝异常

胎儿发育异常是很多孕妇在孕期时出现的情况，大家都应该了解一些这方面的知识，否则就很容易延误病情，甚至会导致胎儿发育异常，那么如何及时判断胎儿发育异常呢?

胎宝宝的安危是每个准妈妈非常关注的事，那么，怀孕期间准妈妈们如何判断胎儿是否发育异常呢? 请参考本文给出的指导。

1. 孕期绒毛分泌雌激素、孕激素并刺激乳腺组织，使整个孕期乳房总是增大发胀。若乳房胀感消失，胸罩变宽松，提示可能绒毛坏死，胚胎将死或已死，一定要及时去医院检查。

2. 怀孕早、中期准妈妈们如果有小腹阵痛伴腰酸的感觉，可能为先兆流产，如果还有“见红”，流产的可能性更大。

3. 胎儿的胎动在孕期第 4 ~5 个月出现，若怀孕 5 个月仍未感到胎动，或曾有过胎动后又消失，应及时去医院检查。

4. 怀孕 37 周后胎膜早破、阴道流水，数天不临产，可造成胎儿肺炎，即使娩出，也可能会因感染而危及生命。

5. 胎儿在宫内排粪，破膜后就可以在羊水中看到绿色的胎粪，如果同时出现胎音异常，就可以推断发生了胎儿窘迫。

6. 胎宝宝出现心率异常，往往提示可能存在胎儿窘迫。

胎宝宝的安危与准妈妈的细心分不开，准妈妈们一定要时刻关注胎宝宝给你发出的报警信号，以防胎儿发育异常。

如果妈妈怀孕期间出现了胎儿发育异常，要及时去医院做全面的检查，可以根据上面的几个因素来判断是哪种发育异常，这样就能够找到有针对性的治疗措施。

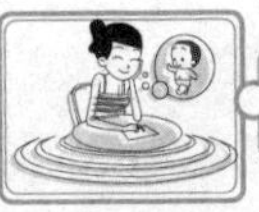

TORCH 综合征筛查

主要检查准妈妈有无感染风疹病毒（RV）、弓形虫（TOX）、巨细胞病毒（CMV）、单纯疱疹病毒（HSV）。

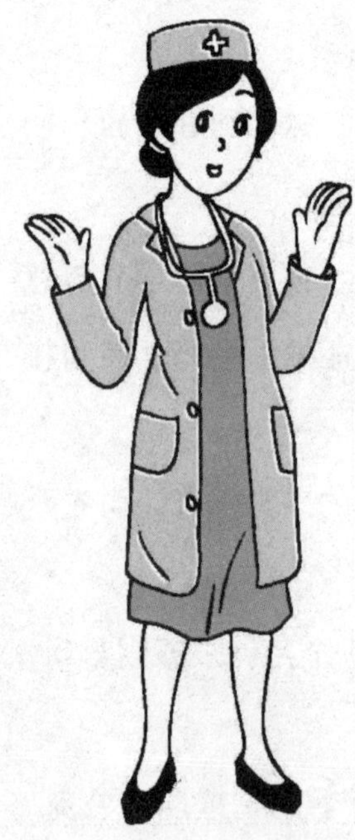

风疹病毒（RV）

经呼吸道传播的疾病。人感染后没有什么症状，如果准妈妈在妊娠 3 月内感染这种病毒，病毒可以传染给胎宝宝，使胎宝宝发生先天性风疹综合征，表现为心血管畸形、先天性白内障、先天性耳聋等，还可导致智力低下。为了预防风疹综合征的发生，准妈妈应在怀孕前 3 个月接种风疹疫苗，可有效地保护母子健康。

巨细胞病毒（CMV）

经接吻、性生活等体液接触性传播，人感染后可没有症状，在妊娠 3 月之内感染率最高，可发生流产、死胎、死产、新生儿死亡，幸存者可发生智力低下。

单纯疱疹病毒（HSV）

可经过直接密切接触和两性接触传播，经过 2 ~ 7 天的潜伏期后突然出现外阴部剧痛、瘙痒、起水疱，以后水疱破裂形成溃疡，最后结痂。准妈妈可通过宫内感染和生产时经产道感染给胎宝宝，前者传播方式较少见，后者多见。宫内感染容易发生畸形，甚至死亡，产道感染造成新生儿死亡率高，幸存者也多留有后遗症。

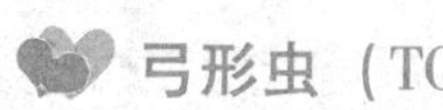

弓形虫（TOX）

是人畜共患的寄生原虫病，如猫、狗、猪、羊等。人可以通过接触家畜，或吃半熟肉、生肉引起。免疫功能正常的人感染弓形虫多为隐性感染，甚至可终生不发病。准妈妈感染弓形虫可造成流产、早产、死胎、妊高征、胎膜早破等，胎宝宝在妊娠3个月内感染受损严重者较多，多以流产告终。胎宝宝出生后可发生脑积水、脑内钙化、络膜视网膜炎。孕期查出lgM抗体阳性，应尽早遵医嘱治疗，尽可能避免感染胎宝宝。

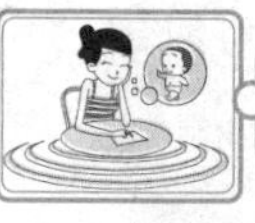

B超、彩超哪个更好

现在的超声检查除了普通的二维B超与彩超还有三维甚至是四维的彩超，价格一个比一个贵，孕妇到底应该怎样选择呢?

普通的B超也就是人们所说的“黑白”超声，医学上称其为二维超声，图像显示的是脏器或结构的二维切面图像，只有医学专业人士才能对其进行观察、诊断。人们所说的彩超，医学上称为彩色多普勒超声，它的图像不仅能显示脏器或结构的切面图像，而且能运用多普勒的原理观察血管血流的情况，例如观察脐带是否绕着胎儿的颈部等。三维或四维超声医学上称为实时三维超声，它包括了二维超声及彩色多普勒超声的功能，而且能对一些脏器或结构通过超声仪器进行图像重建，形成立体的三维图像。一般来说，彩色多普勒超声仪器的分辨率高于普通的“黑白”二维超声仪器。

专家建议，一般无高危因素或其他合并症的孕妇妊娠期做彩色多普勒超声或三维超声，最好选择在孕18~24周，因为这次检查最为重要，若经济能力许可，选择分辨率高的超声仪器检查，对胎儿生长发育的观察当然更有帮助。即便如此，三维或四维的超声检查与其他检查一样并非万能，不能代替其他的产前检查方法。

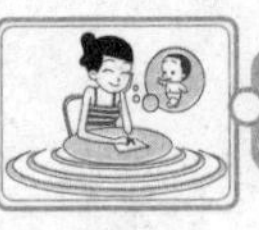

超声检查确定胎宝宝是否健康

如今，随着科技的不断创新，我们的医疗条件也越来越完善，而超声检查作为孕期检查的重要项目之一，能够帮助我们了解胎儿的健康状况，是产前检查的重要环节，那么，超声检查到底有哪些好处呢？一起来具体了解一下吧。

1. 估算胎儿的大小，确定分娩的方式。

2. 了解胎儿、羊水及胎盘的情况，如果有异常，可以及时进行处理。

3. 了解胎儿的发育情况，通过 B 超了解胎儿的发育与妊娠周数是否符合，胚胎是否能够正常发育。

4. 了解有无胎儿畸形，在妊娠的 20～24 周进行排畸检查。

5. 检查胎儿胎位，如果有胎位异常，进行纠正，不能纠正的，在医生的指导下使用剖腹产手术生产。

6. 排除宫外孕：宫外孕是常见的疾病，在孕早期，要注意做好检查，排除宫外孕，如果是宫外孕，要及时进行处理。

孕妇产前做超声检查的好处有哪些？以上就是为您做出的详细介绍，希望对您有所帮助，超声检查能够帮助我们比较直观地了解胎儿在孕妈妈肚子中的详细情况，一旦发现异常，可以及时进行治疗。

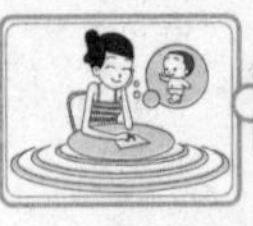

孕期超声检查什么时候做

国内产前诊断专家建议：整个孕期做超声检查的次数要视情况而定，但有三个关键时间。这三次超声检查分别是第一次超声检查在孕 11～13 周，第二次在孕 20～24 周，第三次超声检查在孕 28～32 周。

每一次的超声检查都有其特殊的意义和目的：第一次检查主要看胎儿，看它是不是有胎心、胎芽了，确定是单胎还是多胎，明确是否在子宫内怀孕，以排除宫外孕的可能，以及胎儿颈后透明层测量进行唐氏综合征筛查。第二次检查非常重要，主要是筛查出胎儿致死性畸形：无脑儿、严重脑膨出、严重开放性脊柱裂、严重胸腹壁缺损及内脏外翻、单腔心、致死性软骨发育不良。第三次检查是在孕晚期，这个时候检查主要是为了了解胎儿生长发育情况，确定胎位、看胎儿大小、了解胎盘成熟度，看看羊水脐带的情况，进行产前的最后评估，为胎儿生产做好准备。但如果孕妇合并有糖尿病、高血压等疾病，或有不良生育史、胎儿发育异常、阴道异常流血等，则需要在医生的指导下，适当增加超声检查的次数。

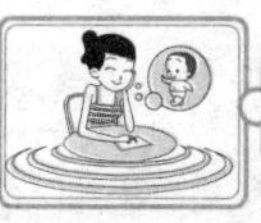

超声检查的局限性

1. 所有孕妇在妊娠 20～24 周时做系统性超声检查比较合适。过早，胎儿太小，有些器官发育尚未完善；过晚，相对羊水量减少，胎儿活动度小，胎位及胎儿骨骼声影都会影响超声检查。

2. 超声检查中常会受到胎儿孕周、体位、羊水量及孕妇腹壁厚度的限制，有些结构不能完全清楚地显示。

3. 由于超声诊断以形态学为基础，形态改变不大或无改变时超声不能诊断（如眼、耳异常、肢体关节曲度、角度异常和手指、脚趾异常等。）

因此，即使超声检查未发现异常，仍不排除胎儿存在问题的可能性。

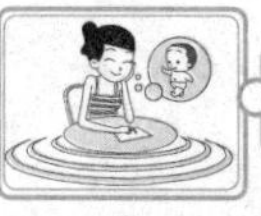

孕期超声波检查会伤害胎宝宝吗

声波对人体基本上是没害的，这是大家都知道的事实，那么超声波呢？如果将超声波长时间持续地照射在同一个部位，它可能会产生一种热效应，这种效应可能会对细胞有膨化作用，但是，我们在检查时所使用的超声波的剂量非常低，而且在一个部位照射的时间也不会很长，到目前为止，全世界有很多专家都曾对超声波的安全性做过相关研究，但没有一个肯定的结论证明超声波是对人体有害的，也没有过因超声检查而致胚胎死亡或胎儿畸形的相关报道，而且我国对超声检查还是采取比较严谨的态度，只要在允许的范围内进行超声检查，对孕妇及胎儿是不会有什么危害的。

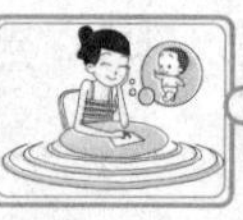

大龄妈妈应当注意什么

现代社会的激烈竞争，使得不少职业女性不知不觉放慢了成家、生育的脚步，等到一切都如计划中完美时，似乎又离孕育的“最佳条件”越来越远。其实，不论是男人还是女人，生殖能力都会随年龄增长而逐渐降低。由于年龄增大，女性受孕机会变小，且自然流产率增加，孕期并发症也相应增加，故属于高危妊娠范畴，孕前和孕期都要加强检查。

有数据显示，25～30 岁女子的流产率为 15%，而 40 岁以后则高达 40%。这与女性的生理特点密切相关。此时，女性体内优质的卵子相对减少，同时由于输卵管的炎症、子宫内膜异位症或者子宫肌瘤使精子和卵子相聚的道路不通畅，受精卵所处的环境质量下降，造成不孕、流产、宫外孕的机会增多。

造成流产的常见因素排除环境因素外，不外乎遗传因素、生殖器官畸形或疾病、感染、内分泌、免疫因素等。因此建议，30 岁以后准备再做妈妈，最好能做下面的检查。

遗传方面：可抽血检查染色体、血型、基因分析。

生殖器方面：可以做 B 超了解子宫体、子宫颈、卵巢、输卵管的情况。

感染方面：需做白带和血液检查，以排除滴虫、霉菌；人类乳头瘤病毒（HPV）；支原体、风疹病毒、巨细胞病毒感染。

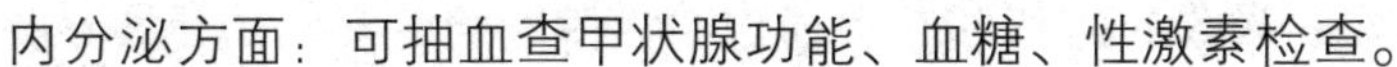

内分泌方面：可抽血查甲状腺功能、血糖、性激素检查。

免疫方面：可抽血查抗精子抗体、抗卵磷脂抗体、抗子宫内膜抗体、狼疮因子等。

环境方面：可做微量元素检测或对有异味的环境进行检测。

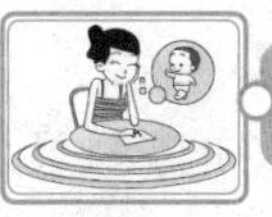

别忽略血铅的检测

铅对人体的危害是不可估量的。不仅孕妇体内含铅会影响胎儿，准爸爸体内含铅也会影响胎儿。因为铅对精子和卵子有致畸作用。因此，建议夫妇在准备要孩子前，一定要到医院做血铅测定。特别是从事石油行业、冶金行业、蓄电池行业、装潢行业、美容美发行业的人员及汽车售票员等这些铅中毒的高危人群，更应该做一下血铅测定。

国内外大量研究表明，婴幼儿血铅水平与智商（IQ）明显相关。世界卫生组织报告，儿童血铅水平为 140 微克/升时，IQ 值降低 3 ~7 分，儿童血铅水平每增加 100 微克/升，IQ 值平均降低 1 ~3 分。

作为一种严重危害人类健康的重金属元素，铅可影响人体神经、造血、消化、泌尿、生殖和发育等各系统，造成儿童贫血、缺钙、缺锌、免疫力低下、记忆力减退、注意力不集中、多动，急性铅中毒还可引起不明原因的腹痛、手脚麻木、精神烦躁等。

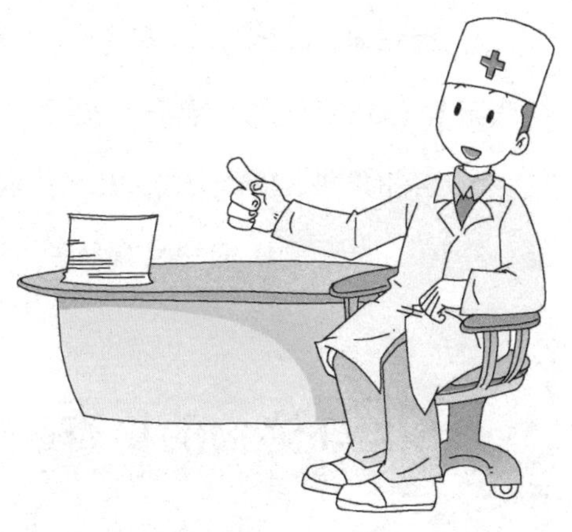

孕妇和儿童最容易发生铅中毒。若摄取同样数量的铅，成年人对铅的吸收率一般为 10% ~15%，而孕妇和儿童对铅的吸收率则高达 50%。研究表明：孕妇只要体内铅含量过高，就会影响胎儿。因为胎盘对血液中的铅毫无屏障作用，孕妇所吸收的铅有90%会通过胎盘传输给胎儿，从而导致胎儿的先天性铅中毒。胎儿先天性铅中毒会对其脑细胞、神经系统的发育产生极大的危害，特别是对新生儿听觉、视觉的功能损害更大。先天性铅中毒的胎儿在出生后其身高、体重、智能发育与正常儿童相比，都非常落后。

需要指出的是，我们生活中接触铅的机会很多，以下这些日常的生活细节一定要注意：

1. 爆米花是不少准妈妈特别喜欢吃的零食。可大家也许不知道的是，爆米花机的铁罐内壁涂有一层铅锡合金，铁罐加热时，大量的铅即以铅蒸气的形式直接进入米花中。

2. 作图绘画用的颜料，含铅量高达10%以上。画图时不慎被手接触后，常不易洗净，吃食时带入体内，会引起铅中毒。

3. 装饰居室已成为一种时尚，但装饰材料少不了涂料和油漆。这些东西含有大量的铅化合物，长期生活在这样的房间内，当然也会引起铅中毒。

4. 有些“釉上彩”的餐具，彩色颜料中含有大量的铅化合物。若用其盛放酸性食物，那么碱性的铅化合物便极易溶入其中。

5. 用煤制品为燃料的家庭要注意，生煤炉的时候，室内空气中铅的平均含量比室外空气的铅含量也要高很多。

6. 含铅汽油的汽车排放出来的尾气含有大量铅，因此在车流密集的马路、街道上，空气中的铅含量往往偏高，一定要特别注意。

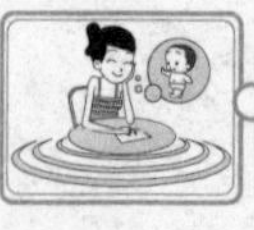

分泌物的检查

淋病的细菌学检查

淋病是由淋病双球菌引起的性传播疾病，可通过被淋病污染的衣物、便盆、器械等传播，也可通过患母的产道传染给新生儿。一般是取孕妇的

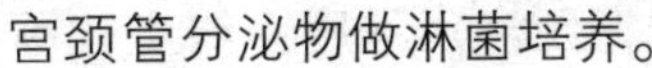

宫颈管分泌物做淋菌培养。

正常孕妇培养结果为阴性。如果为阳性，说明有淋球菌的感染，需及时治疗。

阴道分泌物检查

包括项目：白带清洁度、念珠菌和滴虫、线索细胞。

正常情况下白带清洁度为Ⅰ～Ⅱ度，Ⅲ～Ⅳ度为异常白带，表示有阴道炎症。念珠菌或滴虫阳性说明有感染，需进行相应的治疗。在阴道分泌物中找到线索细胞即可做出细菌性阴道病的诊断，如为阴性说明正常。

如何帮孕妈妈远离流产

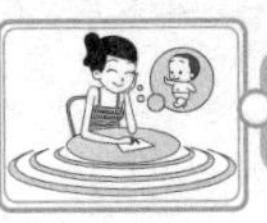

什么是习惯性流产

在妊娠6个月（不足28周）以内，胎儿尚不具备独立的生存能力就产出，叫做流产。自然流产连续发生3次以上，每次流产往往发生在同一个妊娠月，称为习惯性流产。

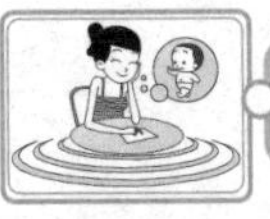

流产是什么原因导致的

流产的原因较多，也比较复杂，主要有以下几个方面的原因。

胚胎发育不全

孕卵异常是早期流产的主要原因，在妊娠头两个月的流产中，约有

80%是由于精子和卵子有某种缺陷，致使胚胎发育到一定程度而终止，因此，这种流产的排出物中，见不到原始的胚胎组织。

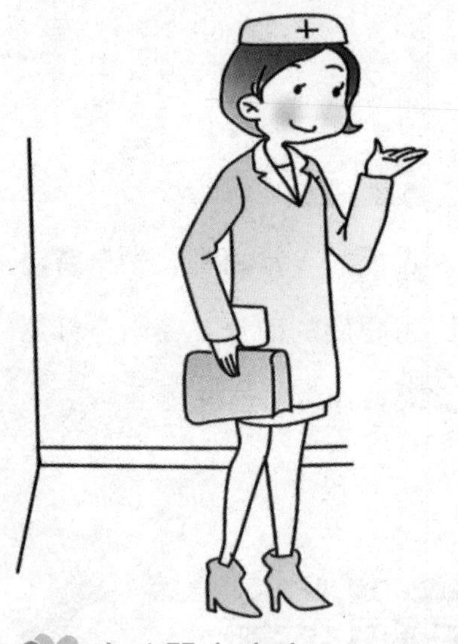

内分泌功能失调

受精卵在孕激素作用下，才能在子宫壁上着床，生长发育成胎儿。当体内孕激素分泌不足时，使子宫蜕膜发育不良，从而影响受精卵的发育，容易引起流产。如果前列腺素增多，会引起子宫肌肉的频繁收缩，也会导致流产。甲状腺功能降低，可使细胞的氧化能力发生障碍，进而影响胚胎的生长发育而流产。

生殖器官疾病

子宫畸形如双角子宫、纵隔子宫、子宫发育不良。盆腔肿瘤，尤其是黏膜下肌瘤等均可影响胎儿的生长发育而导致流产。子宫内口松弛或宫颈深度裂伤都会引起胎膜早破而发生晚期流产。

孕妇全身性疾病

孕妇患有流感、伤寒、肺炎等急性传染病，细菌毒素或病毒通过胎盘进入胎儿体内，使胎儿中毒死亡。高热可促进子宫收缩而引起流产。孕妇患有重度贫血、心力衰竭、慢性肾炎和高血压等慢性病，可因胎盘梗死及子宫内缺氧而使胎儿受损，终致流产。孕妇营养不良，特别是维生素缺乏，以及汞、铅、酒精中毒均可引起流产。

外伤

孕妇的腹部受到外力的撞击、挤压，以及孕妇跌倒或参加重体力劳动、剧烈体育运动；腹部手术如阑尾炎，或卵巢囊肿手术均可引起子宫收缩而发生流产。

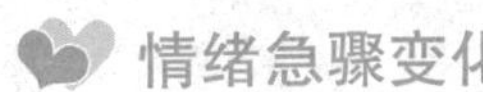

情绪急骤变化

孕妇的情绪受到重大刺激，过度悲伤，惊吓，恐惧，或情绪过分激动，可引起孕妇体内内环境失调，促使子宫收缩引起流产。

胎盘发育不良

胎儿在母体内生长发育，主要通过胎盘将母体的营养物质和氧输送给胎儿，如果胎盘发育不良或出现疾病，胎儿就会因为得不到营养物质和氧而停止生长，引起流产。

母儿血型不合

孕妇过去曾接受过输血，或在妊娠过程中产生和血型不合的致凝因子，会使胎儿体内的细胞发生凝集和溶血，从而引起流产。

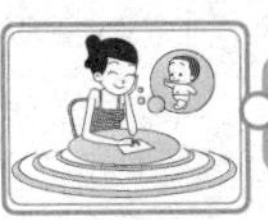

缺少孕酮容易发生流产

黄体功能不足（也称之为黄体功能不全）是很常见的女性习惯性流产因素。女性倘若发生卵巢黄体分泌孕酮不足，不仅会引起月经失调，还往往会引起早期流产，不孕症等。但就目前来说，黄体功能不全的确切病因尚未完全明确，一般认为可能由于促卵泡生长激素和促黄体生长激素分泌失调，使卵泡发育不良和黄体形成缺陷，从而使排卵后黄体分泌孕酮不足。黄体功能不全没有明显的症状与不适，患者往往不能发觉，除在不孕不育时被诊断出来之外，子宫内膜异位症、催乳素过高、流产后子宫内膜释放前列腺素增多，也可以影响黄体功能。子宫内膜对黄体激素反应不灵敏也会出现黄体功能不全。

此外，医生在治疗不孕的时候发现，有时治疗不孕而使用的一些激素也可以引起黄体功能不全，虽然药物可以促进排卵，但用药后部分患者会出现黄体功能不全的现象。

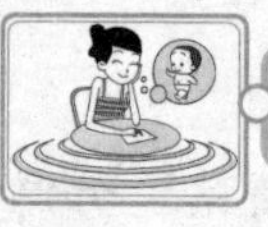

怎样判断是否先兆流产

先兆流产是指有流产的表现，但经保胎处理后，可能继续妊娠至足月者。常发生在妊娠早期，有早孕反应，少量阴道流血，出血少于月经量，伴发轻微的间歇性子宫收缩，妊娠 12 周内为早期先兆流产，其后的称晚期先兆流产。

先兆流产的原因有很多，最主要原因是遗传因素造成的胚胎异常。因此引起的流产，其实可说是一件好事。因为不正常的胎儿，如果真的足月产下，也会有畸形或异常。

其他原因如脐带供氧不足、羊水原因、胎盘病毒感染以及某些妇科炎症等，也会引起流产。孕妇营养不良，也是流产的原因之一。有的孕妇早期有严重的妊娠恶心、剧吐，以致极度营养馈乏，对胚胎的发育有很大的影响，也容易发生流产。

另外，女性怀孕后，若情绪不稳定、愤怒、忧伤等，扰乱了大脑皮层的功能，引起子宫的收缩而排出胚胎，或使胚胎在子宫内死亡。患了流感、风疹等急性传染病，会由于高烧、细菌病毒释放的毒素而致流产。内分泌失调，如黄体、脑垂体、甲状腺的功能失调以及子宫发育不良，致使子宫腔对胚胎的发育起了阻碍作用，都可能引起流产。

其他方面：整个妊娠期间的性生活应持谨慎态度，不恰当的性生活尤其是在孕早期易引起流产。在妊娠中期，性生活也应适度，避免压迫孕妇腹部的性交体位和粗暴性交，以免引起流产。

围产期间做妇科检查时，若手法粗暴，亦是易引起流产的原因之一，这一点尤其对体质虚弱的孕妇更要注意。药物与某些化学物质，如奎宁、一氧化碳、铝、磷、汞、苯中毒，也常令胚胎难保。

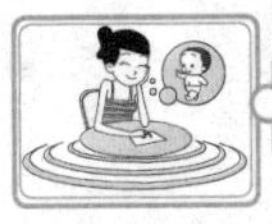

什么时候需要保胎

出现流产征兆后，孕妇及家属总希望医生能千方百计地保胎。但是如果不客观地分析病情，可能会将原本有缺陷、应自然淘汰的胎儿保存下来，从而使新生儿出现残缺、呆傻、智力低下等情况。

胚胎也存在“优胜劣汰”，有些畸形胎儿会通过自然流产的方式脱离母体。相关研究发现各类流产中，若经积极治疗仍不能奏效，往往是胚胎存在某些缺陷。因此，从优生学来讲，盲目保胎不可取，可能给孩子和父母带来终身痛苦。

保胎必须是在胚胎存活的情况下方可进行。胚胎存活的指征是早期妊娠反应存在，尿妊娠试验阳性，血绒毛膜促性腺激素阳性，患者症状好转或消失，如腹痛减轻，阴道流血减少或停止，早期 B 超检查有胎芽发育及胎心反射，子宫随妊娠月份增大，妊娠 12 周后通过 B 超可观察到胎动，羊水平面随妊娠月份增大。并要多次连续检查后，确定胎儿存活。

孕早期保胎的方法：

一般疗法

这时要卧床休息，绝对禁止性生活，还要减少不必要的阴道检查。家人要给予患者精神鼓励，使其情绪稳定，增强信心。

药物保胎

黄体功能不足者，每日注射黄体酮 20 毫克；其次可辅以维生素 E、甲状腺素粉（适用于甲状腺功能低下者），同时也可用中医中药保胎。

保胎期限

保胎时间原则上是 2 周，2 周后症状无好转，提示胚胎可能发育异常，需进行 B 型超声波检查及 β－HCG 测定，决定胚胎状况，给予相应处理，必要时应终止妊娠。

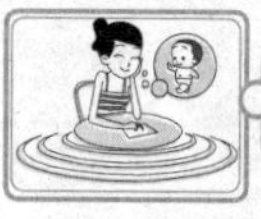

什么是生化妊娠

生化妊娠，是发生在妊娠5周内的早期流产，血液中可以检测到HCG升高，大于25mlU/mL或者尿妊娠试验阳性，但超声检查看不到孕囊，提示受精卵着床失败，又被称为“亚临床流产”。

正常情况下，在排卵12天后早孕试纸就可以测出弱阳性。接下来的表现是：有部分人是隔天试纸颜色加深，还有部分是每天都有明显加深。如果连续3天以上没有任何加深的趋势，说明胚胎一般都有问题。这种情况一般为胚胎本身质量不好，或者受精卵结合是偶尔的染色体变异，或者自然的优胜劣汰。

一些女性在做试管婴儿时这种情况比较常见。但是大部分女性因为没有上医院检查，自己也没在意，就会把它当做月经推迟忽略过去，其实已经是自然流产了。适龄女性遇到这样的情况不要惊恐，这是自然淘汰的结果，一般不会影响下一次的怀孕。如果多次发生这样的情况，就要到医院做进一步检查了。

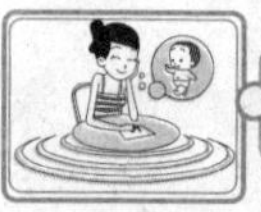

生化妊娠的原因

1. 受精卵本身有缺陷。

2. 卵巢黄体功能不全，孕酮分泌不足，子宫内膜异常，影响受精卵的着床。

3. 子宫因素：子宫发育不良、子宫黏膜下肌瘤、子宫内膜息肉、宫腔粘连、子宫内膜结核等影响受精卵着床。

4. 免疫因素：近年来的研究认为，有两种免疫情况影响受孕。同种免疫：精子、精浆或受精卵是抗原，被阴道及子宫上皮吸收后，通过免疫反应产生抗体，使精子与卵子不能结合或受精卵不能着床；自身免疫：认为不孕妇女血清中存在透明带自身抗体，与透明带起反应后可防止精子穿透卵子，因而阻止受精。

5. 中医调养：如果上述检查均正常就要看看中医能不能发现问题。

6. 精神过度紧张，尤其是因未孕而严重焦虑，心理压力过大。

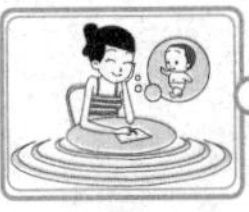

什么是过期流产

过期流产是指子宫内胚胎或胎儿死亡后 2 个月或以上仍未从宫腔排出。妊娠诊断肯定，曾有或无先兆流产症状，之后妊娠反应消失，妊娠试验转为阴性。妇科检查阴道内可见少量血性分泌物，子宫大小小于停经月份，由于胚胎组织机化，子宫失去正常组织的柔韧性，或妊娠 4 个月以上仍听不到胎心、触摸不到胎动。

胚胎没有按正常方式流掉的原因在于受精卵的一部分成功形成了绒毛和胎盘、胎膜，而且孕期激素还在分泌。这些体内的激素会给孕妇带来怀孕的各种感受，不过，如果激素水平在下降，怀孕的特征（如乳房胀痛感）可能也会减弱。

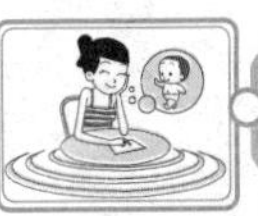

过期流产的危害

过期流产若发生于中期妊娠，孕妇腹部不见增大，胎动消失。孕妇多有早期妊娠先兆流产经历，此后子宫不再长大，反渐缩小，且也不像一般妊娠那样柔软。妊娠试验从阳性变为阴性，胎盘机化与子宫壁紧密粘连，不易分离。

另一方面因性激素不足，子宫收缩力降低，不易排出而稽留宫腔。过期流产、宫内死胎滞留，可使羊膜、绒毛膜渗透性增加，羊水渗入母血循环。羊水中含有大量组织凝血活酶，死胎及胎盘组织也可以释放凝血活酶进入血循环。这些凝血活酶可以很快启动整个凝血过程，使凝血因子大量消耗。胚胎长时间不排出，有时还可能引起凝血功能障碍，出血不易凝固。若阴道出血过久，还易引起贫血、感染等。若为肝病患者凝血因子合成减少，使凝血功能障碍出现的更早、更快，很可能出现严重的出血倾向和器官功能衰竭，危及生命。

过期流产的患者在一段时间内可无任何不适，若妊娠月份小，早孕反应会消失，尿妊娠试验由阳性转成阴性，此时妇科检查也可发现子宫不再增大，或反而缩小；若妊娠月份较大，孕妇会发现腹部不再长大或反而缩小，胎动消失；若胚胎或胎儿有排出征象时可出现阴道流血，量虽不多，但在胚胎即将自行排出前则腹痛加剧，阴道流血量增多，甚至可见组织物排出。

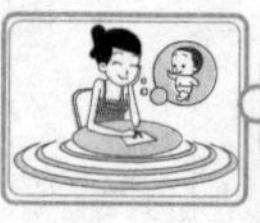

过期流产的诱因

流产的原因很多，大体可归纳为两个方面：

胚胎方面

由于精子和卵子本身的缺陷，或因早期受外界因素影响，使胚胎不能正常发育，以致死亡；或者由于胎盘绒毛异常，不能正常供应胚胎营养而致胚胎死亡。

母体方面

如果卵巢黄体功能不足，孕卵发育受限，可致胚胎死亡，如果孕期发生性传染病或染上各种病毒感染、高烧等，毒素可通过胎盘使胎儿患病导致死亡。母亲如果患有某些全身性疾病或代谢性疾病，都可影响胚胎的发育。母亲如果有子宫发育不良、畸形、子宫肌瘤、子宫颈口松弛等问题，胚胎或胎儿会因为子宫肌的发育不良及宫内压异常而致流产。

此外，手术外伤、药物、放射线，甚至情绪过度紧张或激动都可造成流产。

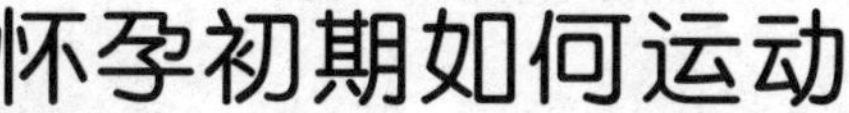

怀孕初期如何运动

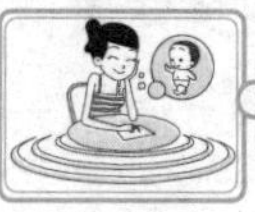

散步是孕妈妈最好的运动方式

随着胎儿一天天长大，准爸爸可帮助准妈妈选择缓和的运动，提高准妈妈的身体素质。散步是孕期的最佳运动之一，有利于准妈妈和胎儿的身体健康。

准妈妈散步应选择风和日丽的天气，雾、雨、风及天气骤变时不宜外出，以免着凉、感冒。在道路平坦、环境优美、空气清新的地方散步，可使准妈妈心情愉快、头脑清醒，有利于消除疲劳，并利于胎儿健康成长。愉悦的心情可使准妈妈的血压、脉搏、呼吸和消化液的分泌处于相互协调的最佳状态，有利于身心健康，同时能改善胎盘供血量，促进胎儿健康发育。

最好选择在早晨散步，这样可使准妈妈的大脑皮层得到调节，改善机体神经系统和肺部换气功能，加速组织氧化还原过程，促进人体新陈代谢，提高机体免疫力，增加胎儿血氧，有利于优生。

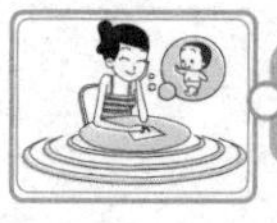

坚持做孕期保健操

腰部运动

双手扶椅背，在慢慢吸气的同时使身体的重心集中在双手上，脚尖立起，抬高身体，腰部挺直，使下腹部靠住椅背，然后慢慢呼气，手臂放松，脚还原。每天早、晚各做5～6次，可减少腰部的酸痛，还可以增强腹肌力量和会阴部肌肉弹力，有助于顺利分娩。

下蹲运动和骨盆肌肉运动

双脚平行分开，距离46～61厘米，上身挺直慢慢下蹲。在妊娠晚期身体过重时，可斜靠在床上，做伸缩双腿的动作。这两种动作使身体重心集中在骨盆的底部，可以加强骨盆肌肉的力量，借以保持身体的平衡，在妊娠期间做此练习还有助于分娩。

产道肌肉收缩运动

运动前先排空小便。姿势不拘，站、坐、卧皆可。利用腹肌的收缩，使尿道口和肛门处的肌肉向上提，以增强会阴部与阴道肌腱的弹性，有利于避免分娩时大小便失禁，减少生产时的撕裂伤。此练习在怀孕的任何阶段都可以做。

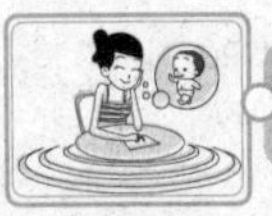

孕妈妈如何运动最适宜

瑜伽练习

孕妇在怀孕期间会因身体的不断变化而处于精神紧张的状态，尤其是背部要承受新增的压力。瑜伽练习可以平衡不断增大的腹部并保持良好的体态。伸展和强健身体有助于分娩前打开骨盆。通过对盆底肌的锻炼可以更好地控制分娩，减少并发症并加速产后恢复。

“蹲”类动作

“蹲”类动作能训练孕妇的骨盆腔底层肌肉。可将两腿打开与肩同宽或略宽一些，两脚尖朝外（这样才好蹲），再慢慢半蹲下来。另一个动作

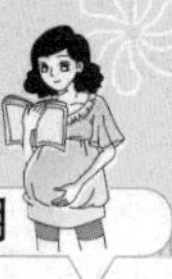

是：两脚开大一些，完全蹲下来。再把两手撑在膝盖内侧，双手在胸前合十，两臂用力往外撑。但36周后腹部已太沉重或32周后胎位仍不正以及有痔疮困扰者不宜做全蹲式，可以坐在垫子或瑜伽砖上做练习。

骨盆倾斜动作

最简单的方法是站着，全身平贴墙上，试着把尾骨朝前方转动，也就是试着把原本悬空的下背部，慢慢的摊平在墙上。这可减缓孕妇的下背疼痛。

靠墙站立

靠墙做站姿的动作。尤其像单脚平衡类的动作，可一只手或一只脚撑墙上。

呼吸运动

呼吸法以扩展胸腔的练习为佳。风箱式呼吸（快速且急促的吐气）不适宜做。左右鼻孔呼吸法很好，可以帮助集中意识以利静坐。净化呼吸法，从鼻子深吸气、由口深深的吐气，能舒缓身体与心灵的疲倦与压力，这种呼吸法也很好，临产阵痛时亦可使用。

小腿伸展运动

为怕半夜抽筋，睡前可做小腿伸展的动作，平时多补充钙质。

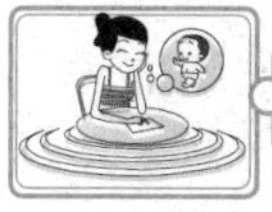

孕期运动的好处

无论是否怀孕，体育锻炼都是有好处的。当然它也是健康妊娠的重要部分，在怀孕前制订一个好的锻炼计划，可以更好地控制体重。同时，加强锻炼也可让将来的分娩更省力。

怀孕会让孕妇感到精疲力竭，但是有规律的锻炼能够帮助孕妇更加精力充沛地度过每一天，完成繁重的日常工作。锻炼能加强心血管系统功能，这样孕妇就不那么容易感到疲惫了。无论是购物，还是参加漫长的会议，都能轻松应付。

从整体上来说，有规律的锻炼还能增加抵抗力，减少孕期因感冒带来的麻烦，使孕妇的肌肉变得柔韧和强壮，更好地应付怀孕带来的种种疼痛和不适。比如，拉伸运动能缓解背痛，散步能改善循环功能。

孕妇的身体锻炼得越好，在分娩的时候就越有力气。生孩子就像马拉松赛跑一样，需要耐力、信念和精力高度集中。虽然并没有这方面的具体统计，但通过锻炼为分娩做准备应该可以使分娩轻松些，甚至能缩短分娩的时间。

生孩子是一次改变女性人生的重要经历，它会让你同时感到欣喜若狂、不知所措和焦虑恐惧。一项研究发现，体育锻炼能提高体内血清素的水平，这种大脑中的化学物质会让人心情愉快。

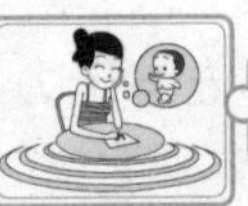

孕妈妈运动时要注意什么

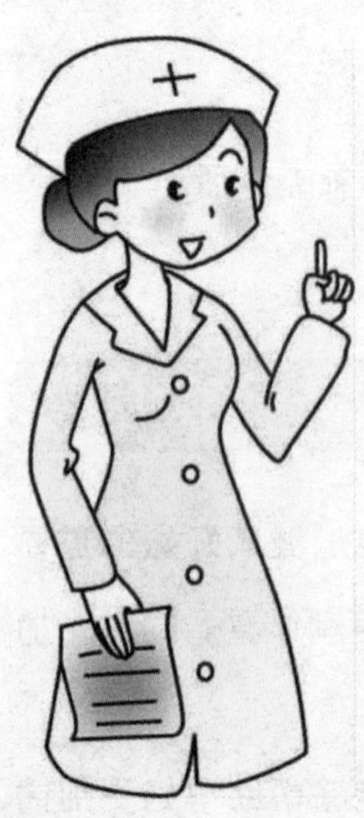

1. 合理安排，逐步养成习惯。锻炼应以心情愉快、不觉疲劳、精神振作为佳。

2. 尊重科学，讲究方式。锻炼身体除讲究心理卫生，排除杂念、情绪饱满、全神贯注进行锻炼外，还要讲究正确的运动姿势，而且要根据生理和心理状态，一切从实际出发掌握运动量。

3. 应选择平坦开阔、空气新鲜的地带进行运动，为人体提供足够的氧气。

4. 在运动之前，要做伸臂扩胸、扭腰转体、屈膝压腿、缓步小跑等一系列准备工作，只有这样，运动后才能更好地放松四肢。要做好调节呼吸的整理运动，并禁止大量饮水和短时间内用冷水冲头沐浴。

5. 体育锻炼贵在持之以恒。“三天打鱼，两天晒网”就会前功尽弃。

6. 适度健身，不能过度。一项新的研究显示，女性如果花太多的时间运动，过度锻炼健身，不孕的概率比适度运动者高3倍。

挪威科技大学的研究人员对3000名女性进行了10年调查。结果发现，有两种人特别容易不孕。一种是几乎每天都进行运动的女性，另一种是在健身运动时，总喜欢耗尽所有体力，把自己弄得疲惫不堪的女性。若一个人同时拥有上述两种运动习惯，不孕概率更高。所以女性孕前锻炼健身一定要适度。

7. 孕前运动要注意安全。孕前运动的目的是为了保证身体的健康，为孕育新的生命做好准备，运动时要结合自身的身体状况，循序渐进、劳逸结合，切不可超出身体的承受能力，让运动成为身体上、心理上的负担，得不偿失。

选择体育锻炼的方式时，孕妇应要注意由于男女生理结构不同所带来的差异。对于女性来说，力量小，耐力较差，但是柔韧性和灵活性较强，因此适宜选择健美操、瑜伽、游泳、慢跑等对体力要求较低的运动。锻炼时方法要适当，同时要量力而行，避免对身体造成不必要的损伤。

由于机体的变化是一个缓慢的过程，因此，不管选择什么样的锻炼方式，都要循序渐进，坚持不懈。最好在运动时配上音乐，以增加趣味性，将锻炼坚持下去。

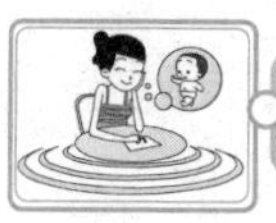

孕妇如何选择衣着

孕妇的服装要宽大得体，以舒适为度，不要紧束腰和胸部。衣服款式的立体轮廓应是上小、下大的A字形。

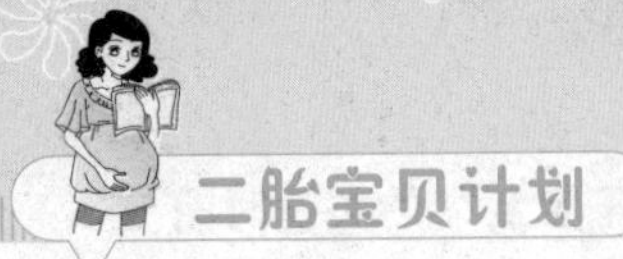

孕妇选择内衣，要选择吸湿性、通气性、保温性和伸缩性良好的内衣，最好使用纯棉制品，尽量不用化纤制品。因为内衣要勤洗勤换，所以应选购易洗、柔软的衣料。应选择容易脱穿的内衣，冬季服装以开胸式衣服为好。内衣内裤应宽松，避免束身太紧，否则不但会影响血液循环，还可能会引起水肿。刚买回来的新衣和布料，应先水洗一次再用，以洗去在其加工处理时所沾染的各种化学药品，防止引起皮肤炎症、过敏等。

衬裙

衬裙用前开式的，根据自己的喜好可选用暗扣式、拉链式或左右插襟式。可采用纤维织品的衬裙，而在易出汗的部位采用棉制品。

乳罩

根据乳房的大小，选择合适的乳罩。为方便起见，选用前开式的及肩带式较肥大的乳罩，且布料应有收缩性，质地应是纯棉的，罩杯要选深一些的。

内裤

为防止腹部着凉，引起流产、早产，最好选用能把腹部完全遮住的、有伸缩性的、适合孕妇的短裤，且具有良好的透气性、吸湿性以及容易洗涤的纯棉内裤。内裤都不要用松紧带，以免紧勒肚子而压迫胎儿，最好使用带子，根据腹围的变化调整松紧。

汗衫

贴身汗衫应较宽松。

睡衣

睡衣最好选用棉织品的、前开式的、尺寸较大的长睡衣，裤子比较宽松，腰部带子应能调节。

长袍

从洗澡间出来或夜间去厕所，为防止受凉，应选用棉质长袍。

应选择冬天保暖，夏天凉爽，简洁宽松，款式和尺寸实用、美观，穿着得体的服装。颜色可根据个人的爱好选择，但以单调、朴素为好。大红、大绿或花哨的图案会增加孕妇的臃肿感，条状花纹能使孕妇相对的“苗条”一些。妊娠4个月之前，应尽量穿一些颜色鲜亮明快的衣服，妊娠5个月之后，应根据季节准备衣服，以宽大、舒适为宜。外出衣服要准备1~2套，平时准备2~3套，夏天最好穿孕妇裙，既宽松又凉爽。

孕妇绝不可穿瘦小紧身的衣服，否则会影响呼吸和血液循环，甚至引起下肢静脉曲张和胎儿在腹内活动受限。夏天宜穿肥大不贴身的衣服；冬天宜穿厚实、保暖、宽松的衣服，如羽绒服或棉织衣服及保暖好的毛织品。孕妇夏季出门应戴凉帽，冬季要戴围巾。

孕早期的保健知识

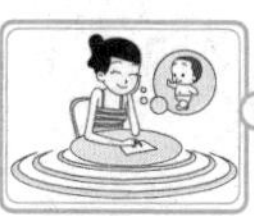

二胎时，孕吐会加重吗

在对产妇们进行调查时，有的产妇认为妊娠反应会因为肚子里孩子的性别而不同。其实这种说法并没有医学根据。

有的产妇认为“头胎时没有出现孕吐，但是二胎时却非常严重”。还有的产妇觉得“两次都很严重”或是“两次都没反应”。这表明，二胎的妊娠反应是因人而异的。不过，根据调查，大多数人头胎与二胎时的妊娠反应出现的情况是不同的。

在头胎时妊娠反应较重的人，二胎时并不会加重，因此只要精神放松就没问题。另外，头胎时没有反应，但却在二胎时出现了妊娠反应的人可能会感觉身体情况不好，或者怀疑自己的身体状况出现了异常。如果进行超声波检查没有异常，饮食上也没有问题就不用在意。但是要注意，不要因为妊娠反应而吃得过多。

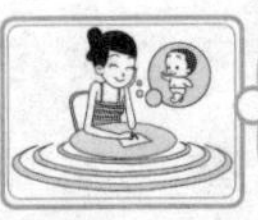

不一样的身体变化

二胎怀孕时，孕妇可能比上次更容易疲劳，更需要注意休息。也可能发现骨盆关节的疼痛比上次出现得更早、更厉害，更需要注意自己的坐姿、站姿和睡姿。

如果第一胎怀孕时出现过静脉曲张、痔疮或者漏尿等，这次可能还会发生，但至少这次更知道该怎么处理了。

如果孕妇在第一次怀孕后出现过尿失禁或阴道脱垂的情况，这次症状可能会更明显，但宝宝出生后会有所恢复的。

如果第一胎时出现了孕期或产科并发症，如孕期高血压、糖尿病、肝内胆汁淤积症，那么第二胎时这些情况很可能还会发生。但值得庆幸的是，现在知道该怎么安排饮食、用什么药物、看哪位专家了，家人也更知道怎样照料，大家都能从上次怀孕中汲取经验。

由于身体已经孕育过一个宝宝，子宫腔容积有所增大，腹壁也会相应松弛，使第二胎比第一胎更容易发生巨大儿，从而出现难产、产后出血等问题。因此孕前就要加强健身，增加肌肉及韧带的弹性，并合理控制体重。减少出现各种并发症的可能，这样就为顺利度过第二次孕期增加了保障。

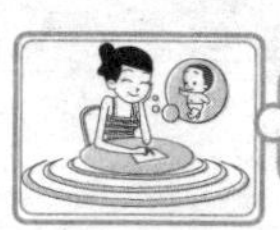

头胎有缺陷，会影响二胎吗

头胎胎儿有缺陷，不意味着二胎也有。比如先天性心脏病，如果头胎不幸患有该病，第二胎患病的概率却只有1%～2%。因为头胎患上先天性心脏病的原因主要是怀孕5～8周时，一些外在因素造成。所以，妈妈们在二胎备孕的时候避开那些容易对胎儿造成健康威胁的不良因素即可。如果头胎不幸患有遗传性疾病或者有某些先天缺陷，妈妈们就要在孕前做好染色体检查。

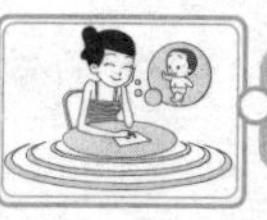

一胎宫外孕可以生二胎吗

宫外孕是指孕卵在子宫腔以外的任何部位着床，也称异位妊娠。根据着床部位的不同，分为输卵管妊娠、卵巢妊娠、腹腔妊娠、宫颈妊娠及子宫残角妊娠等。这其中，以输卵管妊娠最为多见。慢性输卵管炎可使输卵管黏膜皱襞粘连，导致管腔狭窄，黏膜破坏，上皮纤毛缺失，输卵管周围粘连，管形扭曲，影响孕卵在输卵管的正常运行和通过，是造成输卵管妊娠的主要原因。子宫内膜异位症引起的输卵管妊娠主要由机械因素所致。

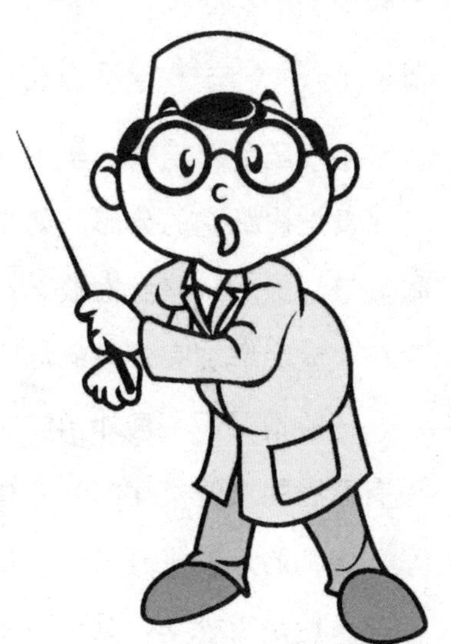

造成宫外孕的原因有以下几种：

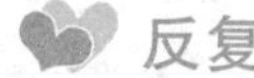 反复人工流产

随着传统观念的不断改变，婚前性行为导致人工流产日趋普遍，反复人工流产易引发宫外孕。目前宫外孕发生率与20世纪80年代相比已增加了5～6倍。人工流产次数越多，发生宫外孕的概率越大。

因此，无论是否生育，女性都应做好避孕工作，防止宫外孕的发生。

子宫内膜异位症

子宫内膜异位症致使输卵管管腔狭窄或阻塞，孕卵细胞难以通过；另一方面当孕卵到达间质部而与异位的内膜接触时，合体细胞像正常妊娠卵触入子宫内膜时一样，让孕卵植入其中发育，这也是造成宫外孕的原因。

上环

根据医学教科书的资料，上了节育环的妇女中，仍然有3%左右会怀孕，因此，即使上了节育环，出现腹痛症状也要考虑宫外孕的可能。至于腹泻表现，是因为腹腔内出血刺激了肠道，造成了肠蠕动加快而出现腹泻。因此，只要是育龄期妇女，一旦有腹痛表现，必须首先排除宫外孕这种可能致命的危险。

有过腹部外科手术的女性，宫外孕的风险也会增加

现在剖腹产率呈上升趋势，发生在子宫瘢痕处的异位妊娠也在增加。并且，阑尾炎穿孔也是宫外孕发生的高危因素，阑尾切除术会使宫外孕的危险增加1.8倍。

避孕方法选择不当也会导致宫外孕

避孕药会影响雌、孕激素的水平，继而影响输卵管壁的蠕动、纤毛活动以及上皮细胞的分泌。如果内分泌失调，将会影响受精卵的运送而发生输卵管妊娠。有些女性缺乏自我保护意识，且没有长效避孕措施，滥用避孕药，就会增加宫外孕的危险。

一般情况下，宫外孕的病因大多数是由于输卵管炎症导致的，如果是没有盆腔的慢性炎症的话，得宫外孕的机率并不大。所以即使一胎是宫外孕，但二胎只要没有发生炎症，宫外孕发生的概率是非常小的。因此，如果第一胎是宫外孕，是可以生第二胎的，只要做好产前保健，注意卫生和饮食，是不会发生宫外孕的，这和第一胎是宫外孕并无关系。

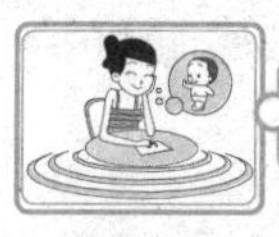

生二胎，妊娠纹会不会增加

很多妈妈担心生二胎会加重妊娠纹，影响美观，其实生第几胎和妊娠纹没有必然的关系。妊娠纹的形成是因为怀孕时孕妇体重增加，腹部明显增大，皮肤真皮层的弹力纤维断裂而形成的弯弯曲曲的纹路，这些纹路可表现为紫红色、淡红色、褐色等。妊娠纹一般出现在腹部和大腿部位，有时候乳房周围也会出现。一般来说出现妊娠纹的时间都是在怀孕的中晚期，产后纹路的颜色会变浅成银白色。妊娠纹一旦产生，它的痕迹是不会消失的。

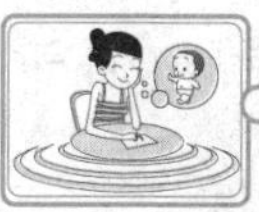

这样做预防二胎妊娠纹

孕妈妈不必为妊娠纹的出现而气馁，主动积极地面对，是有机会预防妊娠纹产生的。

控制体重

摄取过多的脂肪，不但会囤积在体内，造成产后瘦身的困难，也会在短时间内绷出妊娠纹。

促进皮肤新陈代谢

吃些能补充胶原纤维的食品，可以增强皮肤弹性；而纤维丰富的蔬菜、水果和富含维生素 C 的食物，可以增加细胞膜的通透性和皮肤的新陈代谢功能。

勤加按摩

从怀孕初期即可选择适合体质的乳液、按摩霜，在身体较易出现妊娠纹的部位，勤加按摩擦拭，可以保湿、滋润肌肤，减少胀大、干痒的感觉，使皮肤的延展性变大，还可以趁机跟腹中宝宝交流情感。按摩最好持续到产后3个月，效果会更好。

均衡摄取营养

因为糖类与淀粉类是热量的来源，在摄取时，尽量遵守适量均衡的原则，一旦摄取过量，会转变成油脂或脂肪；并注意蛋白质的充足摄取，让胎儿也能健康地成长。如果你担心微量元素摄取不足的话，可以适当补充复合维生素。

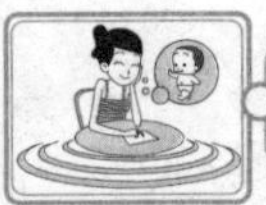

孕妈妈要远离X射线

许多调查证明射线对胎儿危害很大，尤其是原子辐射及X线，因此希望孕妇要谨慎。

负责遗传任务的生殖细胞——精子和卵子在X线照射下可以引起生殖细胞中的染色体或基因发生变化，但这种变化是取决于母体接受X线的多少和胎儿在这个时期的发育程度。为了使孕妇能够了解胎儿在母体内各阶段的发育情况，避免在此期接受X线，保证胎儿的安全，我们将胎儿发育分为3个阶段：

1. 怀孕最初2周为胚卵期。如果孕妇此时接受大量的X线照射，可以使受精卵死亡。

2. 胎龄2~12周为胚胎期。这个时期是主要器官形成、发育的关键时期，如果这时接受X线照射后可能发生耳部畸形、脊柱裂、腭裂、小头畸形、无脑儿、生殖器官畸形等。

3. 12周后至出生为胎儿期。这时孕妇接受X线照射后可造成胎儿生长发育迟缓、先天愚型、白血病、智力低下、失明，甚至胎死宫内。

孕期尤其孕早期（怀孕3个月前）胎儿各组织、器官正是形成时期，对 X 线的敏感性最强。因此，这个时期孕妇应避免接受 X 线照射，如果需要做某些检查可选用 B 型超声，如果确实需要做 X 线检查，最好在 7 个月以后再进行。育龄妇女就医时应注意在医生检查前将自己的月经期告诉医生，使医生心中有数。除患有急症外，只能在月经来潮的第 10 天以内接受下腹部和盆腔部的 X 线检查，这样比较安全，这就是目前执行的“10 天规则”。

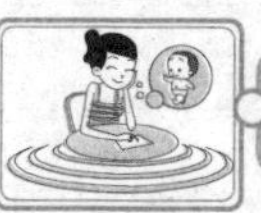

孕妈妈的居室卫生要做好

孕妇的居室卫生应注意以下几个方面：

开窗通风

房间不要求豪华漂亮，但要通风良好，要常开窗户通风换气。室内不要堆满杂物，家具摆设简单、整齐清洁、美观大方、舒适安静。

温度适宜

室温最好控制在 20～22℃。温度太高（25℃以上），易使人头昏脑胀，全身不适；温度太低，会影响人的正常生活和工作。夏天室温高，多开窗通风，可使用空调或电风扇降温，但孕妇不要对着电风扇和空调直吹，以防感冒。冬天若用暖气取暖，注意控制室温不可太热；若用煤炉取暖，要注意防止一氧化碳中毒，定时开窗使空气流通，并注意室内温度、湿度。

湿度适宜

最好的空气湿度为 50%～60%。相对湿度太低，会使人口干舌燥、喉痛、流鼻血等。调节的方法是在火炉上放水壶，或暖气上放水槽，室内摆水盆，或地上喷洒水等；若湿度太高，室内潮湿可引起消化功能失调、食欲降低、关节酸痛等。调节的办法是打开门窗，通风换气，以散发潮湿的空气。

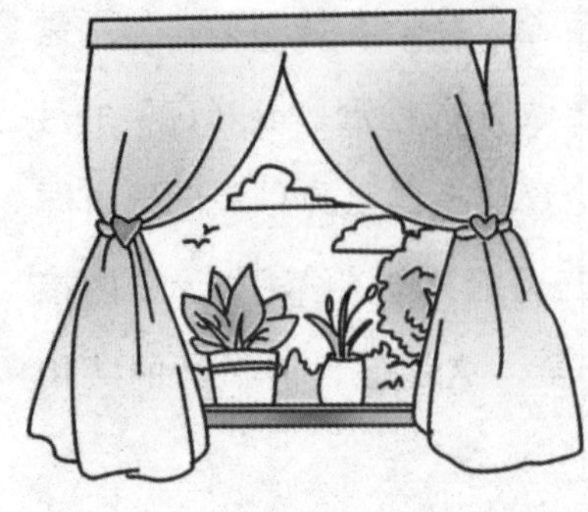

适当种植花草

花草能给人美的享受，室内放上几盆花，如摆放几盆吊兰等花草，可愉悦孕妇的心情，有益身体健康。但在孕妇房间，应避免摆放过多的花草，不要放松柏类植物以及洋绣球、五彩球、仙人掌、报春花等植物，因前者散发的松香味会影响孕妇食欲，引起恶心、厌油腻；后者易致变态反应，出现痛痒、皮肤黏膜水肿，对孕妇和胎儿都不利。另外，一些具有浓郁香气的花草，如茉莉花、水仙、木兰、丁香、夹竹桃等会引起嗅觉过敏、食欲不振，甚至出现头痛、恶心、呕吐等。

保持室内清洁

每天应打扫 1 次房间，擦洗 1 次地板和家具。室内还要定期消毒，定期杀虫、灭蝇、灭蟑螂。

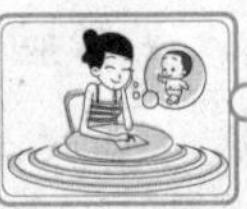

腿脚的保健别忽略

怀孕后负担最重的是心脏。由于子宫的增大抬高了横膈，90% 的孕妇有功能性的心脏杂音，平均每分钟心跳增加 10～15 次，心搏出量也增加 25%～50%。

还有脚，在怀孕后的负担也不轻。首先要支持增加的体重 10～14.5 千克，脊椎前弯、重心改变，怀孕末期由于松弛素的分泌，颈、肩、腰、背常常酸痛，脚更不堪重负，足底痛时有发生。

怀孕 3 个月后要穿宽松、舒适的鞋，前后留有 1 厘米余地。鞋底防滑、鞋后跟以 2 厘米为好。孕妇的脚容易水肿，最好选择柔软天然材质的软皮鞋或布鞋，可有效减少脚的疲劳。合成革或不透气的劣质旅游鞋，沉重且

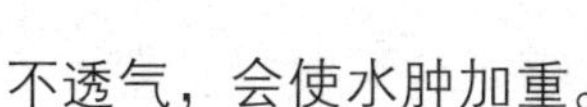

不透气，会使水肿加重。

每日用温热水足浴，还能让孕妈妈得到充分的休息。

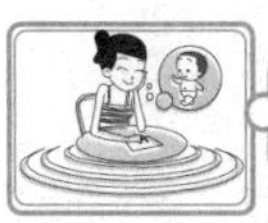

双胞胎妈妈要注意这些

大多数情况下，一次妊娠只怀一个胎儿，但也有一次妊娠同时怀两个或以上胎儿的情况，并以双胎更为多见。怀双胎的孕妈妈与单胎妊娠的孕妈妈相比有许多不同，此时孕妈妈处于超负荷状态，如果不加注意，就会发生许多并发症，甚至危及母胎生命。

双胎妊娠的分类

双胎妊娠分为双卵双胎和单卵双胎。由两个卵子分别受精形成的双胎妊娠，称双卵双胎。由一个受精卵分裂而成的双胎妊娠，称单卵双胎。双卵双胎比单卵双胎更多见。

双胎妊娠对母亲和胎儿的影响

在孕期，双胎妊娠的孕妈妈易出现贫血、妊娠高血压疾病、早产、流产、胎儿宫内生长受限、羊水过多、前置胎盘、胎儿畸形、胎死宫内、胎位异常等。双胎在分娩期间易出现宫缩乏力、产后出血、胎膜早破、脐带脱垂、胎位异常、分娩困难，第一胎娩出后易发生胎盘早剥。如第一胎为臀先露，第二胎为头先露，则可发生胎头交锁，造成难产、死产。

双胎孕妈妈的饮食调节

怀双胎的孕妈妈需要更多的热量、蛋白质、矿物质、维生素等营养素，以保证两个胎儿的生长发育。双胎妊娠孕妈妈的血容量比单胎妊娠明显增大，铁的需求量也增大，往往在早期易出现贫血。为防止贫血，除加强营养，食用新鲜的瘦肉、蛋、奶、鱼、动物肝脏及蔬菜水果外，还应每日适当补充铁剂、叶酸等。

双胎妊娠孕妈妈的注意事项

1. 双胎属高危妊娠，应定期产检，加强对母亲和胎儿的监测。

2. 加强营养，监测胎儿生长情况，如发现胎儿生长迟缓，及时予以治疗。

3. 孕晚期注意休息，防止早产及胎膜早破。出现先兆早产时，要及时保胎。

4. 出现胎儿发育异常，要及时治疗。

5. 胎儿畸形应尽早发现，及时引产。

6. 出现一胎胎死宫内，要监测凝血功能，凝血功能无异常，可继续期待另一活胎直至成熟。

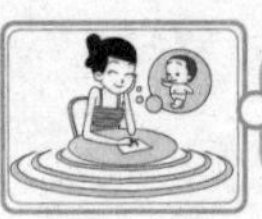

这些因素影响胎儿大小

胎儿的大小取决于许多因素。基因通常决定胎儿的大小，也就是说，如果妈妈的身材矮小，胎儿也会小；如果妈妈个头高，就有可能生个大胖宝宝。如果丈夫高大而妈妈瘦小，也有可能生个小个子的宝宝。

如果妈妈已经生过一胎，后面的胎儿往往比前面的重。另外，男婴出生时体重常常比女婴出生时重。不过，妈妈的身材并不一定决定新生儿的体重。妈妈的健康状况也会影响胎儿的大小。孕妇患先兆子痫会造成胎儿瘦小，而孕妇患糖尿病则会造成胎儿肥大。

生活习惯和生活环境也会影响胎儿的大小。饮食是否均衡健康也会影响胎儿的大小和健康水平。经常吸烟会减少胎儿获得氧气和营养物质的量而造成胎儿瘦小。

不同民族所生的胎儿大小也会不同。亚洲女性生的胎儿往往比北欧和美洲女性生的小一些。

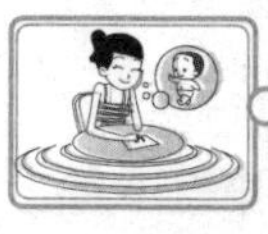

关注牙齿健康

怀孕后，由于分泌素的作用往往使口腔中的唾液变为酸性，对牙齿有腐蚀作用而造成龋齿，加之早孕时偏好酸性食物，胃部常反酸水至口腔中，由此加剧龋齿。而且，口腔细菌分泌的毒素作用会引起牙龈炎，使牙龈平滑光亮、暗红肿胀、容易出血，有时还形成触之易出血的硬肿块。因此，孕妈妈要比以往更注重口腔卫生。

坚持早晚及进食后漱口，如果吃酸性零食引起了牙齿过敏，可选用脱敏牙膏，不能刷牙时可选用漱口水代替。

选择刷毛柔软的牙刷，免得碰伤牙龈，少吃坚硬和刺激性的食物。如多吃软而富含维生素 C 的新鲜蔬菜和水果，以减少毛细血管的渗透性。

经常叩动上下牙齿，增加口腔唾液的分泌，其中一些物质具有杀菌和洁齿作用。

每次孕吐后用 20% 的苏打水漱口，减少胃酸对牙齿的腐蚀。发生牙龈炎时避免吃刺激性食物，要进食有营养的软食。

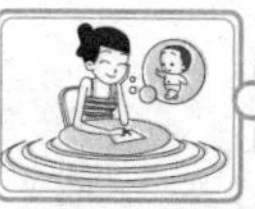

这样做让孕妈妈睡个好觉

孕妇睡眠时间要比平时多 1 小时左右，即不少于 8 小时。孕妇应坚持每天午睡，特别是在夏季，但午睡最多不能超过 2 小时，否则会影响晚上睡眠。为了能够睡好，可采取下列办法：

睡前洗澡

睡前洗个温水澡。被褥常晒，冬天睡前用暖水袋把被窝捂暖，肩膀用一枕被垫塞，以防着凉。电磁场可能对胎儿有致畸的作用，为安全起见，孕妇不要用电热毯。

注意睡眠姿势

依自己习惯的舒服体位睡眠。妊娠早期，仰卧比较舒服，在膝盖下垫上枕头或叠成两折的椅子垫。妊娠中期以后，以左侧卧位最为合理。腿脚疲劳或有水肿、静脉曲张时，把叠成两折的椅子垫放在腿下，垫高腿，睡眠效果好。

不要烦躁

睡不着时，不要烦躁，因为越着急越睡不着。如果睡不着，最好看点书报，平心静气地催眠，或看轻松的电视节目，听听柔和抒情的轻音乐，

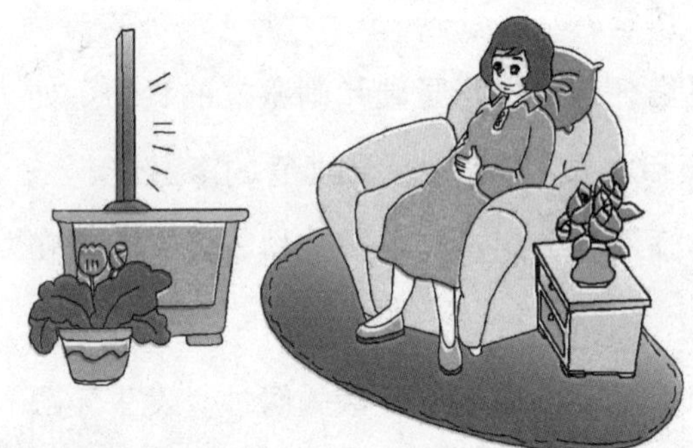

但应避免阅读引起兴奋的文章，或者看激动情绪的电视、戏剧。如果经常失眠，也不要随便吃安眠药，应在医生指导下调整睡眠。因为药物，如巴比妥类容易通过胎盘影响胎儿，在妊娠前12周应用地西泮（安定）有致畸可能。睡前喝1杯热牛奶，有镇静安眠作用，而且睡前喝牛奶还可促进钙的吸收，达到补钙的效果。

床要舒适

孕妇不宜睡席梦思床，最好睡棕垫床或者硬板床，床上铺9厘米厚的棉垫为宜。席梦思床易致脊柱的曲度失常，会对腰椎产生严重影响；同时，席梦思床太软，不利于孕妇翻身，仰卧时，子宫压迫腹主动脉及下腔静脉，导致子宫供血减少，对胎儿不利；右侧卧位时，胎儿易压迫孕妇的右输尿管，导致肾盂肾炎。

保持良好的睡眠环境

卧室应宁静清爽，光线幽暗，无嘈杂喧闹声，空气新鲜，温度、湿度适宜，最佳温度为20～22℃，最佳湿度为50%～60%。

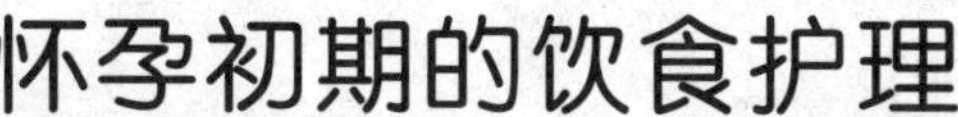

怀孕初期的饮食护理

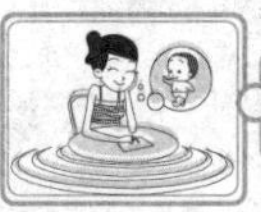

准爸爸增加营养的原则

要生一个健康宝宝，就不能忽视孕前营养，特别是男士。合理选择食物和良好的饮食习惯对想当爸爸的男士百利而无一弊。

要保证充足的优质蛋白质

蛋白质是细胞的重要组成部分，也是生成精子的重要原材料，合理补充富含优质蛋白质的食物，有益于协调男性内分泌功能以及提高精子的数量和质量。

富含优质蛋白质的食物：鱼虾、牡蛎、大豆、瘦肉、鸡蛋等。海产品中含有促进大脑发育和增进体质的 DHA、EHA 等营养元素，对准爸爸十分有益。但不能超量摄入，因为蛋白质物质摄入过量容易破坏体内营养的摄入均衡，造成维生素等多种物质的摄入不足，并造成酸性体质，对受孕十分不利。

合理补充矿物质和微量元素

人体内的矿物质和微量元素对男性生育力具有同样重要的影响。最常见的就是锌、硒等元素，它们参与了男性睾丸酮的合成和转运，同时帮助提高精子活动的能力以及受精等生殖生理活动。锌在体内可以调整免疫系统的功能，改善精子的活动能力。人体内锌缺乏，会引起精子数量减少，畸形精子数量增加，以及性功能和生殖功能减退，甚至不育；缺硒会减少精子活动所需的能量来源，使精子的活动力下降。

含锌较高的食物有：贝壳类海产品、动物内脏、谷类胚芽、芝麻、虾等；含硒较高的食物有：海带、墨鱼、虾、紫菜等。

不可小看水果蔬菜

男士往往对水果蔬菜不屑一顾，认为那是女孩子的减肥食物。却不了解水果蔬菜中含有的大量维生素是男性生殖生理活动所必需的。一些含有高维生素的食物，对提高精子的成活质量有很大的帮助。如维生素 A 和维生素 E 都有延缓衰老、减慢性功能衰退的作用，还对精子的生成、提高精子的活性具有良好效果。缺乏这些维生素，常可造成精子生成的障碍。男性如果长期缺乏蔬果当中的各类维生素，就可能有碍于性腺的正常发育和精子的生成，从而使精子减少或影响精子的正常活动能力，甚至导致不育。

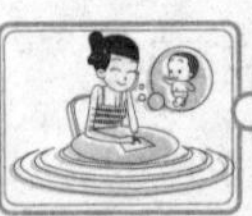

孕妈妈要远离烟酒

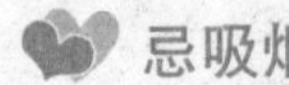

忌吸烟

吸烟的危害越来越受到人们的重视。烟雾中含有一些致畸物质，如尼古丁、焦油、辐射物和多环烃类。尼古丁及其代谢产物，可以改变催乳素和孕酮的分泌，破坏受精卵的着床过程；尼古丁还能提高妊娠子宫的紧张度，增加子宫的收缩力，从而造成自发性流产的增多。有人统计吸烟孕妈妈的自发性流产率为 41%，不吸烟孕妈妈仅为 28%。尼古丁对胎宝宝交感神经系统有毒害作用，可以引起胎宝宝心动过速、心动过缓或心律不齐，从而引起心脏先天性功能和形态的损伤。

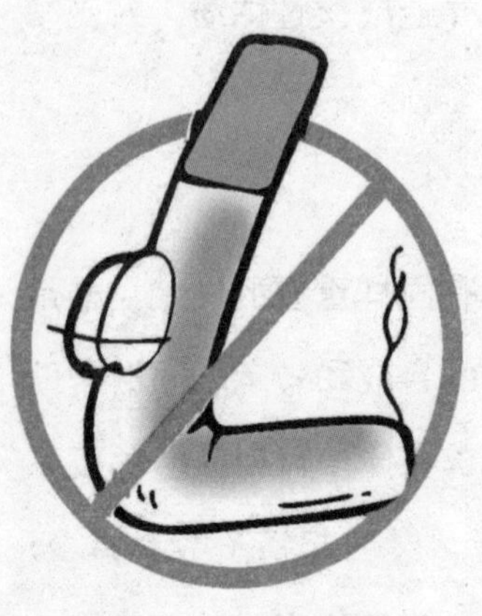

吸烟孕妈妈生下的新生儿容易由于呼吸困难和发育不正常而死亡。有人统计孕妈妈每日吸烟20支以下，死产发生率为20%，每日吸烟20支以上死产发生率为35%。在存活的新生儿中先天性心脏病（如动脉导管未闭和法乐四联症）的发生率，吸烟孕妈妈是不吸烟孕妈妈的2倍。吸烟孕妈妈生下的新生儿体重可降低90～350克，以致个子矮小、智力发育水平低。

父亲吸烟对优生的影响也不可低估。吸烟会影响精子的发育，烟雾中许多化学物质能诱发精子顶体异常、精子数量减少、精子运动能力改变。日本一项研究指出：每日吸烟30支的男子，畸形精子可超过20%，父亲吸烟可导致新生儿畸形，吸烟愈多，其比例愈高。瑞士医学研究表明：烟草中的尼古丁可以使男性精子形成所需要的适宜内环境遭到破坏（主要为酸碱度不平衡），使精子发育不良，结果会导致未来的婴儿出现形态和功能等方面的缺陷。

为了保护下一代，一定要综合治理室内外环境污染，改善环境质量。

孕前忌饮酒

资料说明，经常酗酒的夫妇怀孕后的自然流产、早产、胎宝宝发育不良、死胎、死产的发生率较常人明显升高，幸存而出生的婴儿以后可能更不幸。因为32%的婴儿先天性智力低下。中国自古也有“酒后不入室”的说法，意思是说酒后不要同房。

据研究，男性酗酒其睾丸萎缩、不育和性欲降低，性功能障碍的占70%～80%。酒精中毒，使精子数量减少，活力降低，畸形精子、死精子的比率升高，从而影响受孕和胚胎发育。男性酗酒者还表现出高雌激素状态（如出现女性盾形的阴毛分布，乳房发育），还易并发维生素A和锌缺乏，生育力下降。

女性酗酒的危害就更大了，除了危害全身各器官以外，还可能出现卵巢、子宫和输卵管萎缩、卵子发育障碍。

酒精引起的损害是难以治疗的，目前尚不能明确安全饮酒量是多少，每个人的具体情况又是千差万别。“准爸爸”、“孕妈妈”们可不要铤而走险，还是远离酒精为好。

孕前忌毒品

女性吸毒问题正日益成为严重的社会问题。有关资料还表明，毒害已由城市女性向农村女性辐射，从富裕地区向贫困地区渗透。

女性吸毒不仅严重损害自身健康，而且导致生育功能丧失，影响家庭和睦，祸及后代，致使在生产时具有极高的死亡率和患病率。由吸毒诱发的卖淫，又使吸毒女这一群体成为滋长和传播性病、艾滋病的温床。

为此，我们要积极呼吁吸毒女：如果你还想做妈妈，还想过一个正常女人的生活，那就赶快远离毒品吧！

同样，男性吸毒也不利于后代的健康。毒品会使精子的数量减少，畸形精子数量增加。毒品本身对身体的危害比较大，特别是吸毒者易患上传染性疾病，比如：乙型肝炎、梅毒、艾滋病等等，这些疾病本身具有传染性，不仅能传染给性伴侣，还能通过性伴侣传染给胎儿，生出的宝宝就会存在健康问题，很可能是先天的传染病患者，不利于优生优育。

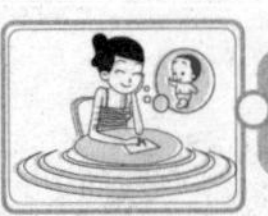

孕妈妈要养成良好的饮食习惯

健康的维护除了讲究健康的生活方式及适度的运动外，全面均衡的营养也是必不可少的重要方面。

一般来说，女性营养不良不一定影响怀孕，但严重营养不良却可导致闭经而不能怀孕。青春期少女营养不良可能推迟月经初潮年龄，严重的可导致月经稀少或闭经，影响到以后的生殖能力。

夫妻任何一方营养不良都会妨碍受孕。缺乏维生素 A，受孕率大幅度降低，精子受到损害；轻微缺乏维生素 E，精子的数目也会减少，严重者则导致男性不育；B 族维生素不足时，会导致精子的活动能力降低，使精子的数目减少，还会影响女性排卵；如果缺乏叶酸及其他 B 族维生素会使男性睾丸受损导致不育，还会使精子的数目及活动力降低。

怀孕前适当地调整饮食结构，满足人体需要，不仅对预防不育症有重要作用，而且从优生的角度出发，可以防止胎宝宝畸形、流产，有利于生个健全、健康、聪明的宝宝。

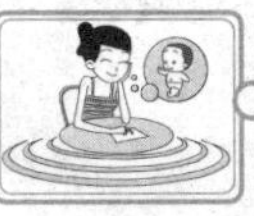

孕妈妈别忘了补充叶酸

叶酸的名称来自拉丁文 Folium（叶子），最早是从菠菜叶中提取纯化而成的，故命名为叶酸。叶酸又称为维生素 B_9，因为具有水溶性的特点，无法在体内聚集起来，因此需要定期补充。叶酸在核苷酸（DNA、RNA）合成方面有重要作用，因此对于孕期的准妈妈和胎宝宝有重要作用。

叶酸能促进红细胞的分裂、生长和核酸的合成，是人体的一种必需物质。科学家发现，体内缺乏叶酸的孕妇容易发生胎儿神经管畸形，如常见的无脑畸形和脊柱裂等。

我国育龄女性普遍缺乏叶酸，主要是由于传统的饮食结构使食物中的叶酸含量不够。中国妇婴保健中心和美国疾病控制中心从 1991 年起，进行了大范围人群干预研究。结果表明，从计划怀孕时起到孕后 3 个月，每天服用小剂量叶酸，可以减少 70% 以上的神经管畸形病例的发生，可减少 83. 7% 的唇腭裂和 35. 5% 的先天性心脏病的发生。除此之外，叶酸还具有预防自然流产，减轻妊娠反应，促进胎儿生长发育的作用。

叶酸对宝宝和妈妈都有重要的作用，但过度补充也会产生一些不良影响：

1. 干扰锌的吸收。过量补充叶酸会影响准妈妈对微量元素锌的吸收，而缺乏锌会导致胎儿发生先天性痴呆，甚至出现低体重儿。

2. 伤害宝宝的神经系统。过量服用叶酸还会掩盖准妈妈缺乏维生素B_{12}的症状，影响宝宝的神经系统发育。

3. 诱发惊厥。倘若准妈妈有惊厥病症，过量服用叶酸会导致抗惊厥药物难以发挥功效，加重惊厥症的发作。

孕初期营养食谱推荐

鸡肉卤饭

原料 米饭 250 克，鸡肉、冬笋、鲜豌豆各 50 克，干香菇 25 克，淀粉 5 克，鸡蛋清、葱花、酱油、精盐、味精、鸡汤、植物油各适量。

做法 ❶干香菇用热水泡发，洗净切小丁；冬笋去皮切小丁；鲜豌豆去壳。❷鸡肉洗净切小丁，加入鸡蛋清和 2.5 克淀粉，搅拌均匀，放入热油锅中炒熟盛出。❸另起锅热油，放入葱花爆香，加冬笋、香菇、鲜豌豆、精盐，炒至将熟时，放入米饭、鸡丁和酱油炒熟，盛出。❹将鸡汤放入锅中烧开，加精盐，用 2.5 克淀粉加水勾芡，加入味精，浇在炒好的饭上即可。

小贴士

营养全面、丰富，很适合体质虚弱的孕妈妈常吃。

奶油馒头

原料 面粉 300 克，牛奶 50 克，奶油 50 克，鸡蛋 3 个，酵母、白糖各适量。

做法 ❶把酵母和等量的白糖混合，加入温牛奶化开，静置到酵母液表面浮起泡沫。❷把鸡蛋打散，与奶油、酵母液混合。❸加入面粉，和成面团，静置到面团发酵至2倍大。❹将面团分成大小相同的小面团，揉成馒头形状，静置片刻，上屉蒸8分钟左右即可。

小贴士

经过发酵的馒头有利于消化吸收，而且奶油馒头味道香甜可口，很适合妊娠反应比较严重、胃口不佳的孕妇食用。

猕猴桃鸡肉卤面

原料 意大利面80克，猕猴桃60克，番茄40克，鸡胸肉70克，橄榄油10克，香芹、精盐各适量。

做法 ❶鸡胸肉洗净，切成片备用。❷猕猴桃削去外皮，切成丁；番茄洗净，去蒂头，再切成丁备用。❸意大利面放入热水中煮至完全熟透，捞出沥干水分。❹将橄榄油放入锅中烧热，再放入番茄及鸡胸肉片炒熟。❺起锅前加入猕猴桃炒拌均匀。❻将炒好的配料淋在煮熟的意大利面上，撒上香芹和精盐即可。

小贴士

猕猴桃中富含维生素C及纤维素，可预防感冒和便秘。

牛肉鸡蛋粥

原料 大米、牛肉末各50克，鸡蛋1个，葱末、嫩姜末各10克，精盐、酱油、淀粉各适量。

做法 ❶将嫩姜末、酱油、1茶匙蛋白液、淀粉放入牛肉末中搅拌均匀，平分成6等份，捏成丸子状，放在冰箱冷藏室中约20分钟。❷大米洗净，加入500毫升水煮粥后，放入丸子煮熟。❸将剩下的蛋液打散，淋在粥上成蛋花状，再放入葱末与精盐调味，即可食用。

小贴士

补充孕妈妈身体所需的蛋白质、B族维生素及铁质。

小米蛋奶粥

原料 小米100克，牛奶300克，鸡蛋2个，白糖适量。

做法 ❶将小米淘洗干净，放入锅

中煮至小米胀开。❷鸡蛋磕入碗内，打散。❸锅内加入牛奶继续煮至米粒松软烂熟，倒入鸡蛋液，加少许白糖熬化即可。

小贴士

小米有清热解渴、健胃除湿、和胃安眠等功效，并能为孕妇和胎儿提供丰富的B族维生素；牛奶、鸡蛋中含有丰富的蛋白质、维生素及钙、钾等矿物质，鸡蛋还能提供促进胎儿生长发育的卵磷脂、卵黄素，营养价值极高。

板栗核桃粥

原料 板栗、核桃仁各50克，大米100克，精盐、鸡精各适量。

做法 ❶将板栗、核桃仁分别切成粒，大米用清水洗净。❷锅内注入适量清水，用中火烧开，加入大米，再用小火煲至大米开花。❸加入板栗、核桃仁，再煲20分钟，放入精盐、鸡精调味即可。

小贴士

这道粥能够比较好地缓解孕早期孕妇头晕耳鸣、小便频繁等症状。

鸡丝莼菜粥

原料 大米100克，鸡肉75克，莼菜35克，金华火腿25克，鸡汤、葱末、精盐、料酒、水淀粉各适量。

做法 ❶将鸡肉洗净，切成细丝，加入精盐、料酒、水淀粉拌匀，腌渍片刻；将火腿洗净、切丝。❷将腌过的鸡肉下入开水中汆透，再放入大米煮成的粥中，加入莼菜、火腿丝、鸡汤和精盐继续煮，最后撒上葱末即可。

小贴士

莼菜中含有丰富的蛋白质、糖类、脂肪、多种维生素和矿物质。其中丰富的锌对胎儿器官的形成发育有促进作用，孕妇食用还有预防先兆流产的功效。

牛奶麦片粥

原料 燕麦片100克，牛奶30克，黄油、白糖各适量。

做法 ❶将燕麦片加适量清水用旺火烧开。❷放入牛奶，煮约10秒钟后，下入白糖、黄油，煮至麦片熟

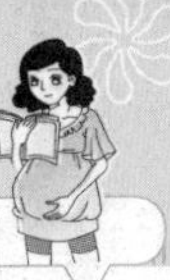

烂即可。

小贴士

这道粥含有丰富的B族维生素、维生素E及矿物质，孕妇食用有养心安神、补益身体的功效，对胎儿的生长发育也很有帮助。

酱肉四季豆

原料 牛肉、胡萝卜各100克，四季豆200克，姜2片，黑胡椒牛排酱1包，醪糟半小匙，淀粉、香油、植物油、精盐各适量。

做法 ❶牛肉洗净，切成0.5厘米左右粗细的丝，放入碗中，加入黑胡椒牛排酱、醪糟、淀粉，搅拌均匀，腌10分钟左右；四季豆洗净，斜切成丝备用；胡萝卜和姜洗净去皮，切丝备用。❷锅内加入植物油烧热，加入姜丝爆香，再加入腌好的牛肉丝，大火翻炒几下，盛出备用。❸锅中留少许底油烧热，依次加入四季豆丝、胡萝卜丝，用中火炒匀。❹加入适量清水，小火焖煮至豆熟后将牛肉丝倒入拌匀，加入精盐，淋上香油即可。

小贴士

这道菜具有黑胡椒酱和香油的香气，风味独特，口味浓鲜，可以很好地提起孕妈妈的食欲，为孕妈妈补充营养。此外还有健脾、养胃、利尿、补血、强筋、壮骨的作用，多吃可以帮助孕妈妈补充元气。

清蒸鲫鱼

原料 500克以上的新鲜鲫鱼1条，葱、姜各适量。

做法 ❶将鱼去鳞、鳃、肠、肚，洗净放置在菜盘中备用；葱、姜洗净切丝备用。❷向锅内加水，再将盘中的鱼加葱丝、姜丝调味后放入笼中蒸15~20分钟。❸取出后稍凉即可食用。

小贴士

此菜适宜妊娠呕吐者，会愈吃愈香。注意，在做此菜时，要少用油、精盐调料。

茭白炒鸡蛋

原料 鸡蛋2个，茭白300克，葱花、植物油、精盐、高汤各适量。

做法 ❶茭白去皮洗净，切丝备用；将鸡蛋洗净，打入碗内，加少量精盐调匀备用。❷锅内加入油烧热，倒入鸡蛋液，炒出蛋花。❸另起锅放入植物油烧热，放入葱花爆香后放入茭白丝翻炒几下，加入精盐及高汤，继续翻炒。❹待汤汁收干、茭白熟时倒入炒好的鸡蛋，翻炒均匀即可。

小贴士

这道菜含有丰富的蛋白质、维生素、矿物质以及对大脑发育具有重要作用的DHA和卵磷脂，这对促进胎儿的生长发育和为孕妈妈补充营养都具有重要意义。

丝瓜瘦肉汤

原料 丝瓜150克，猪里脊肉100克，葱1根，姜两片，高汤、植物油、香油、精盐、白胡椒粉各适量。

做法 ❶丝瓜洗净，去皮，切片；猪里脊肉洗净，切薄片；葱洗净，切段备用。❷锅中倒入植物油烧热，放入姜片及葱段，爆香，倒入高汤，放精盐、肉片，煮至肉将熟。❸加入丝瓜，转小火煮约5分钟，撒上白胡椒粉，滴几滴香油即可。

小贴士

猪瘦肉含有优质蛋白质，很容易被吸收。丝瓜味道清香，且具有凉血解毒的功效，对孕早期略显烦躁的孕妈妈有一定的安抚作用。

时蔬牛骨汤

原料 牛骨1000克，胡萝卜500克，番茄、西兰花各200克，洋葱1个，植物油、黑胡椒、精盐各适量。

做法 ❶牛骨剁大块，洗净，放入开水中焯烫5分钟，取出用清水冲净。❷胡萝卜去皮切大片；番茄对切成4块；西兰花切大块；洋葱去皮切块。❸锅内放植物油烧热，放入洋葱块炒香，加适量水煮开，加入牛骨、番茄、胡萝卜煮两个多小时，然后放入西兰花，煮熟后放精盐、黑胡椒调味即可。

小贴士

牛骨中钙含量丰富，其他材料富含多种维生素和矿物质，营养全面。

腰果鸡丁

原料 鸡小腿2只，腰果50克，青红椒各半个，蒜两瓣，姜3片，葱1段，植物油、醋、水淀粉、白糖、酱油、料酒、精盐各适量。

做法 ❶将鸡小腿去骨，鸡肉拍松，切小块，加入酱油、水淀粉、白糖、醋、料酒和少量精盐以及适量的水抓匀腌渍。❷将锅烧热，倒入适量植物油，放入鸡肉炒散，炒至变色，加入姜、葱、蒜同炒，炒出香味。❸青红椒去子去筋，切成小块，与腰果一起放入锅中，炒熟，用淀粉加水勾芡，炒匀即可。

小贴士

这款菜能够帮助孕妈妈补锌、补铁，同时还提供丰富的蛋白质、脂肪和各种维生素。但是腰果的饱和脂肪酸含量较高，不能吃太多。

南瓜海鲜汤

原料 南瓜150克，洋葱末30克，全脂奶粉25克，奶油、虾仁、中筋面粉各10克，带壳蛤蜊、鲔鱼丁各60克，精盐1克。

做法 ❶将南瓜去皮洗净，放入果汁机中，加入200毫升温水打成汁。❷取10克奶油将洋葱末炒香，加入南瓜汁熬煮。❸奶粉加水冲泡成牛奶，倒入南瓜汁中。❹将鲔鱼丁烫半熟，然后与精盐一同缓慢加入汤中，边煮边搅拌，煮滚后转小火。慢慢拌入中筋面粉，起锅，盛入汤碗中。❺将蛤蜊及虾仁烫熟，放入汤碗中。

小贴士

对海鲜过敏的孕妇忌食，不过敏者宜适量食用。

什锦沙拉

原料 胡萝卜50克，土豆50克，小黄瓜1根，小火腿肠1根，鸡蛋1个，胡椒粉、白糖、精盐和沙拉酱各适量。

做法 ❶将胡萝卜洗净切粒；土豆去皮，煮熟后捣成泥；小黄瓜切粒并用少许精盐腌一下；小火腿肠切细粒；将鸡蛋煮熟后，蛋白切粒，蛋黄压碎，备用。❷将胡萝卜粒、黄瓜粒、火腿粒及蛋白粒拌入土豆泥中，加入少许胡椒粉、白糖，再加沙拉酱拌匀，撒上碎蛋黄即成。

小贴士

富含多种维生素、矿物质和蛋白质，营养丰富而不失清淡，易消化，适合孕早期女性食用。

肉丝榨菜

原料 猪瘦肉100克，鲜榨菜200克，精盐、鸡精、白糖、姜丝、葱丝、植物油各适量。

做法 ❶将猪瘦肉洗净后，控去水分，顺肉丝纹理切成1厘米宽厚、5厘米长的肉丝；榨菜洗净，切成和肉丝大小相同的丝。❷用旺火把植物油烧热，放入葱丝、姜丝爆锅，再放入肉丝爆炒，待肉丝变色后将榨菜入锅一起翻炒几下，再依次下入精盐、鸡精、白糖，翻炒均匀后出锅即成。

第四章 二胎孕中期，迎来宝宝的『安全阶段』

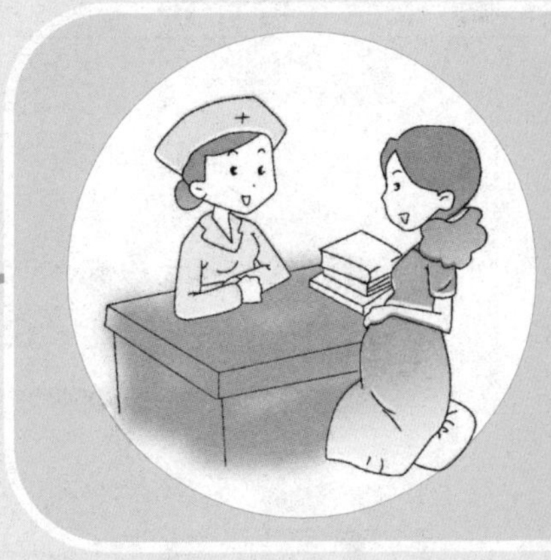

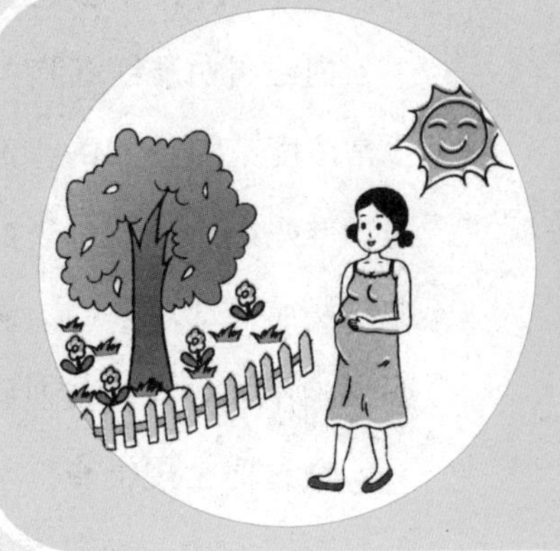

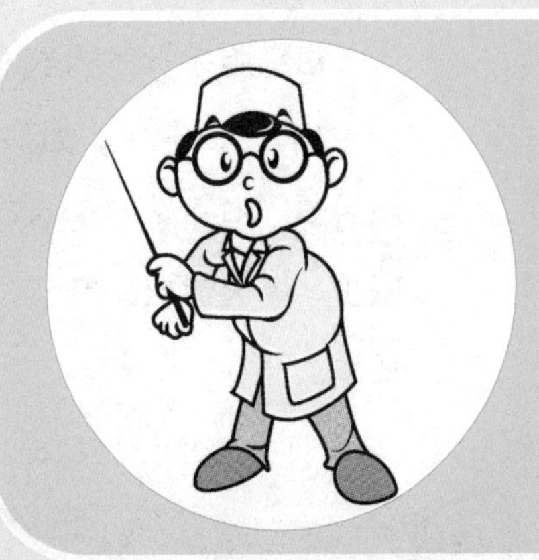

孕中期产前检查

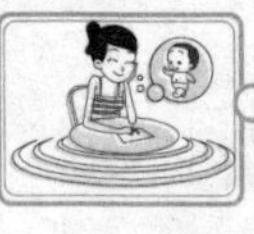

孕中期为什么要检查血清

孕中期的血常规检查，主要是为了检查白细胞、红细胞以及血小板的水平，这也是准妈妈必须认真观察的。

血红蛋白及红细胞：血红蛋白的主要功能就是携带氧分子，血红蛋白的正常浓度范围在 110～150g/L，如果准妈妈的血红蛋白的浓度大于 150g/L 时，准妈妈有可能出现血液中的含氧量不足或脱水的情况。当血红蛋白和血红细胞同时减少时，准妈妈有可能出现贫血，如果是轻度贫血，对准妈妈影响不大，重度贫血则可能会引起早产、低体重儿等不良后果。

通过血常规检查，可以判断准妈妈是否贫血，其判断标准在国内和国外是有区别的。血红蛋白的正常值是 100g/L，低于 100g/L 为轻度贫血，低于 80g/L 为中度贫血，低于 60g/L 为重度贫血。而在国外血色素正常值为 110g/L，低于 110g/L 为轻度贫血。低于 90g/L 为中度贫血，低于 70g/L 为重度贫血。

白细胞在机体内起着消灭病原体，保卫健康的作用，它的正常值是（4～10）$\times 10^9$/L。如果白细胞升高准妈妈可能会出现炎性感染、出血、中毒等，但在孕期是不同的，孕期是可以有一定的上升空间的。白细胞的减少，多为流感、麻疹等病毒性传染病及药物或放射线及某些血液病等所致。

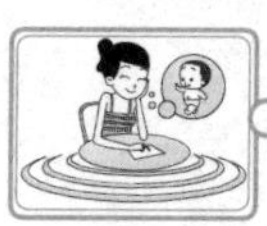

羊膜穿刺术是怎么回事

羊膜穿刺检查是将怀孕中所产生的羊水经由一种简单的仪器，在无菌的条件下抽出若干毫升加以化验，以判断胎儿健康情况。

羊膜穿刺检查是产前诊断的一种方法，一般适合妊娠中期的产前诊断。羊水存在于羊膜腔内，受精卵于受精第七天形成后羊膜腔开始产生羊水。

最佳穿刺抽取羊水时间是妊娠 16～20 周，因为这时胎儿小，羊水相对较多，胎儿漂在羊水中周围有较宽的羊水带，用针穿刺抽取羊水时不易刺伤胎儿。羊膜穿刺术只抽取少量的羊水不会引起子宫腔骤然变小而流产，而且这个时期羊水中的活力细胞比例最大，细胞培养成活率高，可供制片染色作胎儿染色体核型分析。染色体遗传病诊断也可用羊水细胞 DNA 做出基因病诊断。代谢病诊断测定羊水中甲胎蛋白还可诊断胎儿开放性神经管畸形等。

妊娠晚期羊膜穿刺检查可测定血型、胆红素、卵磷脂、鞘磷脂、胎盘泌乳素等，了解有无母儿血型不合溶血、胎儿肺成熟度、皮肤成熟度、胎盘功能等。

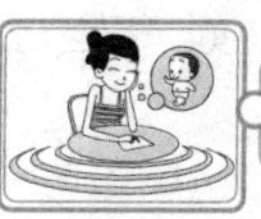

为什么要做羊膜穿刺

为什么要进行羊膜穿刺术?

羊膜穿刺术用来检验胎儿是否患有出生缺陷，例如唐氏综合征。做羊膜穿刺术对胎儿以及母亲产生的风险较小，因此对于有以下情况的孕妇来说，通长需要接受羊膜穿刺术，这些情况包括:

1. 超声异常。

2. 有出生缺陷家族史。

3. 之前怀孕经历中有出生缺陷。

4. 高龄产妇（大于35岁）。

5. 羊膜穿刺术并不能检测出所有的出生缺陷问题，但是可以用于检测以下问题：唐氏综合征、贫血、囊胞性纤维症、肌肉萎缩症、黑蒙性白痴病和类似疾病。

6. 羊膜穿刺术还可以检测出某些神经管缺陷症，例如脊柱裂以及先天无脑畸形。

7. 由于超声检查与羊膜穿刺术是同一时间进行的，因此还能检测出羊膜穿刺术未能检测出的出生缺陷（腭裂、唇裂、畸形足、心脏缺陷等）。当然还有一些出生缺陷是超声检验以及羊膜刺穿未能检测出的。

8. 孕妇还可以在孕晚期做羊膜穿刺术，以此来确定胎儿的肺部是否发育良好可以进行分娩，或者也可以通过羊膜穿刺术来检验胎儿有无受感染。

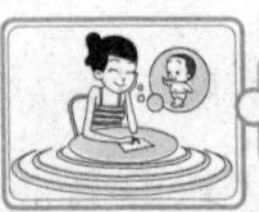

羊膜穿刺术有危险吗

羊膜穿刺术的准确性高达99.4%。有时羊膜穿刺术可能会由于技术问题而失败，例如未能提取足量的羊水等。

在极少数的情况下，羊膜穿刺术会导致流产（低于1%），对母体以及胎儿造成损伤，感染或者早产，但是这些情况均十分罕见。

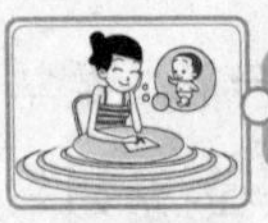

为什么要测量宫高、腹围

孕妈妈的宫高、腹围与胎宝宝的大小关系非常密切。孕早期、孕中期时，每月的增长是有一定的标准的。每一个孕周长多少，都是需要了解的。而且到后期通过测量宫高和腹围，还可以估计胎儿的体重。所以，做

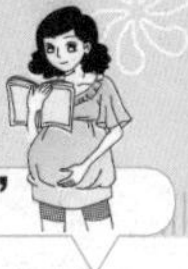

产前检查时每次都要测量宫高及腹围，以估计胎儿宫内发育情况，同时根据宫高妊娠图曲线判断胎儿宫内发育情况，是否发育迟缓或巨大儿。

妊娠期子宫的增大是有规律性的，表现为宫底升高，腹围增加。一般从怀孕20周开始，每4周测量1次，怀孕28～35周每2周测量一次，怀孕36周后每周测量一次。

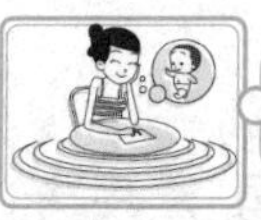

宫高、腹围的测量方法

测量宫高的方法：让孕妇排尿后，平卧于床上，用软尺测量耻骨联合上缘中点至宫底的距离。

测量结果画在妊娠图上，以观察胎儿发育与孕周是否相符。通过测量宫底高度，如果发现与妊娠周数不符，过大过小都要寻找原因。

测腹围的方法：测量平脐部环腰腹部的长度，测量时使软尺的下部分完全贴紧身体，但不要勒紧腹部。

了解子宫横径大小，对应宫底高度以便了解宫腔内的情况及子宫大小是否符合妊娠周数。

宫高腹围与胎宝宝的大小关系非常密切。在孕晚期通过测量宫高和腹围，还可以估计胎儿的体重，公式为胎儿体重估计（g）＝宫高（cm）×腹围（cm）＋200（g）。如果连续2周宫高、腹围没有变化，孕妈妈最好去医院检查一下。

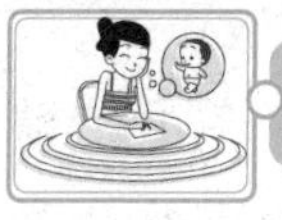

孕妇要重视这些疼痛

头痛

孕妇怀孕早期有头昏、轻度头痛，是较常见的妊娠反应。

倘若在妊娠5个月后，突然出现头痛，要警惕子痫的先兆，特别是血压升高和水肿严重的孕妇，尤应注意，应及早就医诊断。

胸痛

孕期胸痛时有发生，好发于肋骨之间，犹如神经痛。此种情况可能是怀孕引起的不同程度的缺钙，或是由于膈肌抬高所致。可适当补充一些含钙食物，或服用少量镇静剂。

臂痛

妊娠晚期，当孕妇把胳膊抬高时，往往感到一种异样的手臂疼痛，或有种蚂蚁在手臂上缓慢爬行感。这种情况是因怀孕压迫脊柱神经的缘故。孕妇平时应避免做牵拉肩膀的运动和劳动，可减少疼痛，分娩后会恢复正常。

腰背痛

随着怀孕时间的增加，不少孕妇常感到腰背痛。这是为调节身体平衡，孕妇过分挺胸而引起的脊柱痛。一般在晚上及站立过久时疼痛加剧。孕妇可通过适当减少直立体位、经常变换体位、适当活动等方式缓解疼痛。

骨盆区痛

骨盆在妊娠末期，随着子宫的长大，其关节韧带处于被压迫牵拉状态，常会引起疼痛，稍用力或行走时疼痛加重。此类疼痛无需治疗，休息后可减轻。

腿痛

孕妇腿痛的常见原因是腿部肌肉痉挛而引起的，往往是孕妇缺钙或缺乏维生素D所致。可服用钙片或维生素D药品及含钙和维生素D较高的食品，即可好转。

如何确定宝宝胎动是否正常

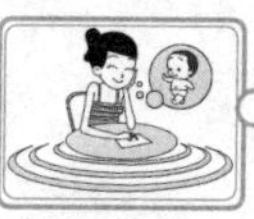

胎动是有自己的规律的

胎动，指的是胎儿在子宫腔里的活动冲击到子宫壁的动作。怀孕中期开始母体可明显感到胎儿的活动，胎儿在子宫内做出伸手、踢腿、冲击子宫壁等动作，这就是胎动。胎动的次数多少、快慢强弱等可提示胎儿的安危。

胎动易受到孕妇的情绪、动作、环境刺激等影响，它是检测胎儿活动量增减的指标之一，胎动异常一般也预示着潜在的健康问题。

胎动出现的时间

一般情况下，怀孕满 4 个月始孕妇就可以感受到胎动。胎动的时间早晚可能存在个体差异。

胎动的规律性

1. 孕 16 周～20 周：

胎动量：不激烈、动作较小

孕妇感受：微弱、不明显

胎动位置：下腹中央位置

原因：胎儿运动量小，动作幅度小，此时胎动位置在肚脐附近。胎动的感觉类似胀气、肠胃蠕动，也有妈妈表示像小鱼游动。

2. 孕 20 周～35 周：

胎动量：最激烈、动作较大

孕妇感觉：最明显

胎动位置：胃部及两侧

原因：发育正常的胎儿此时活动频繁，大动作增多，孕妇感受明显，同时胎儿的位置升高。

3. 孕 36 周 ~ 分娩前：

胎动量：略激烈、动作略大

孕妇感觉：略明显

胎动位置：整个腹部

原因：胎儿已经长大，撑满了孕妇的子宫，胎动也减少了。孕妇可能感到宝宝快速、突发的胎动。

怀孕最后两周，胎儿成长的速度会略微下降，因此胎动可能会稍慢下来。

胎动频繁出现的时间段

1. 吃饭后。由于摄入食物后孕妇体内的血糖含量增加，因此宝宝也有了营养供给，胎动会变得频繁。

2. 洗澡的时候。洗澡时孕妇的身心比较放松，这种情绪会“感染”宝宝，胎儿活动比较频繁。

3. 晚上睡觉前。宝宝在睡前动作较频繁，因为此时宝宝比较有精神，而且孕妇此时可以安静地仔细感受胎动。

4. 与胎儿互动的时候。不论是爸爸还是妈妈，在和胎儿互动交流的时候一般都会有胎动回应。

5. 听音乐的时候。外界的音乐刺激会让胎宝宝变得好动，这是胎儿传达情绪的表现。

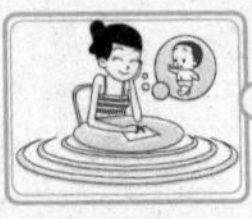

什么时候开始数胎动

对于再次怀孕的女性来说，胎动什么时候开始是她们已经知道的，但

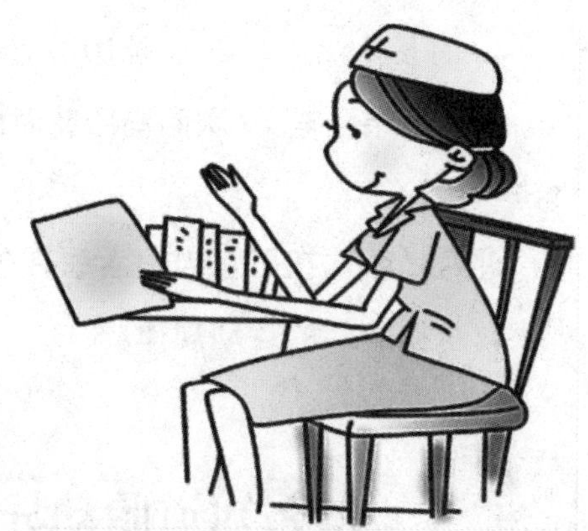

能够再一次确切的感觉到肚子里面的生命，这让所有的孕妇都无比的满足。怀孕满4个月后，即从第5个月开始母体可明显感到胎动，胎儿在子宫内伸手、踢腿、冲击子宫壁，这就是胎动。胎动的次数多少、快慢强弱等表示胎儿的安危。正常情况下明显胎动1小时不少于3~5次，12小时明显胎动次数为30~40次以上。

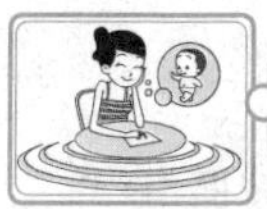

怎么准确计算胎动

怀孕8周后，每过一阵就会有一次胎动，但动作非常轻微不易察觉。怀孕28周后，胎动规律，孕妇就可以采用自测方法检测胎动。

胎动检测方法。

1. 白天测量：孕妇在白天测10次胎动。

检测结果：如能检测到10次胎动就是正常的，如胎动检测低于10次可能为异常。

2. 三点检测：孕妇每天固定同一个时间段，在早、中、晚各用1小时测量胎动，将3次记录胎动次数相加乘以4，算出12小时的胎动次数。

检测结果：胎动次数在12小时内一般为30次说明正常。若次数减少50%或次数远低于30次，可能为胎动异常，需要到医院进行进一步检查。

3. 餐后检测：孕妇从怀孕28周起，建议在晚餐后，使用左侧卧姿势，记录10次胎动所需的时间。

检测结果：若10次胎动时间小于3小时，表示胎动次数没有异常；若没有感觉到胎动，或10次胎动时间大于3小时，应尽快去医院做进一步检查。

4. 时长检测：孕妇监测 10 次胎动所需要的时长。

检测结果：若 10 次胎动所花时间超过 3 小时，可能为异常，可到医院做进一步检查。

注意：胎儿在子宫内的活动有自己的规律，孕妇可以通过一段时间的观察，掌握胎儿的运动规律。

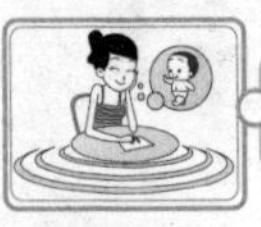

怎么知道胎动异常

胎动出现这几种情况，妈妈需小心：

急促胎动后，突然停止

可能原因：脐带绕颈、好动的小家伙翻身打滚时一不小心被脐带缠住了，可能会因缺氧而窒息。

医生建议：

1. 一旦出现异常胎动的情况，要立即就诊。

2. 坚持每天数胎动，有不良感觉时，马上去医院检查。

胎动突然加剧，随后慢慢减少

可能的原因：缺氧、受到外界刺激、高血压、受到外界撞击，以及外界噪音的刺激都会使胎儿做出类似的反应。

医生建议：

1. 有妊高征的准妈妈，应该定时到医院做检查，并注意休息，不要过度劳累。

2. 无论是走路还是乘公共汽车，尽量和他人保持距离，不到嘈杂的环境中去，防止外力冲撞和刺激。

3. 保持良好的心态，放松心情，控制情绪。

胎动减少

可能的原因：准妈妈血糖过低、发烧。准妈妈的体温如果持续过高，

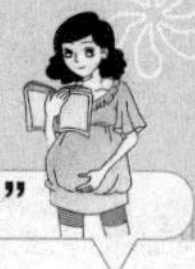

超过 38℃的话，就会使胎盘、子宫的血流量减少，小家伙也就变得安静许多。所以，为宝宝健康着想，准妈妈需要尽快去医院，请医生帮助。

医生建议：

1. 注意休息，注意随气温变化增减衣物，避免感冒。

2. 尽量避免到人多的地方去。

3. 经常开窗通风，保持室内的空气流通，适当进行锻炼。

4. 多喝水、多吃新鲜的蔬菜和水果。

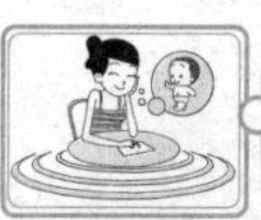

大龄妈妈要多关注宝宝胎动

一般来说，首次妊娠年龄超过 35 岁的怀孕者称为高龄产妇。近年不少研究显示，高龄产妇的胎婴儿死亡，大多发生于患有高血压等内科并发症的产妇。因此，有专家建议高龄产妇在怀孕晚期定期做胎儿监测检查，如果怀孕超过预产期，还应考虑引产催生。二胎准妈妈年龄大于 35 岁，也要引起注意。

年龄较大的女性，由于卵子老化，导致生下染色体异常胎儿的几率升高。有数据表明，30 岁产妇产下患有唐氏综合征婴儿的几率为 1/885，35 岁产妇的几率为 1/365，40 岁产妇则为 1/109，45 岁时更增加到 1/32。因此，高龄产妇应在妊娠 16 ~ 20 周做羊膜穿刺术，抽取羊水，经过实验室培养、分析染色体结构，早期检查胎儿染色体是否正常。

同时，高龄产妇还须抽血检查甲胎蛋白，确认有没有神经管缺陷或其他先天畸形。在怀孕 20 ~ 24 周时，做超声波检查来确认胎儿有无结构上的先天畸形。

为了避免胎儿在子宫内死亡，在怀孕 32 周以后，应建议孕妇每天都记录胎动，每周进行不加压试验或生物理学检查来监测胎儿健康情形。如果一切都正常，这类大龄产妇可以等到足月自然临产。如果过了预产期还未生产，则应考虑引产催生，以避免胎儿在子宫内意外死亡。此外，临产时应该使用胎儿监测器，以便及早发现胎儿窘迫，降低胎儿死亡率。

如何确定宝宝胎心是否正常

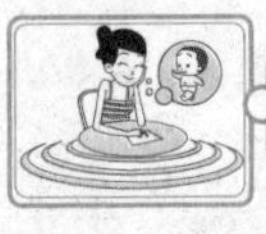

胎心多少算正常

胎心就是胎儿的心跳。将听筒置于腹壁的适当位置，可以听到胎儿心脏的跳动声。胎心音犹如手表的嘀嗒声，具有一定的规律，一般情况下，在怀孕 15 周时便可测听到胎心音了，它比胎动的出现要早一些，正常的胎心率比较快且强而有力，每分钟 120 ~ 160 次，怀孕中期，胎心率可达每分钟 160 次以上。

产前检查中，听胎心音是一项不可缺少的项目。通过这项检查，可以判断胎儿的生长和健康状况，当胎心率突然变快或转慢，即出现了不规律的情况时，就应该引起我们重视了。

孕妇及其家属在家中能够测听胎心音，没有听筒也可由家属将耳朵贴在孕妇的腹壁上数胎心，怀孕 24 周后胎位正常时，听胎心音的正确位置是脐下正中部，或脐部的左右两旁。

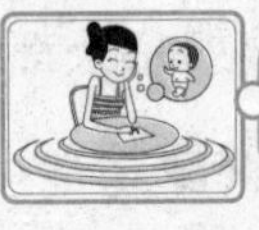

如何准确听胎心

怀孕 4 个月左右的时候，在脐下正中线附近就可以听到胎心音，以后随着胎儿的生长及胎位不同，胎心的位置也会有变化。因胎心音多自胎背传出，在胎背近肩胛处听得最清楚，故头位的胎心音可在下腹两侧听，臀位胎心音可在上腹两侧听，横侧位可在脐上或脐下腹中线处听。刚开始，普通的听诊器是听不出来的，因为宝宝太小了，可以用多普勒听诊器来听，或者在专业人员的指导下听胎心。

在家中听取胎心音的方法目前有三种：听诊器、胎心仪、胎语仪。

1. 听诊器很常见，且价格便宜，但用来寻找胎心位置，对技术要求比较高，声音较小，一般人不易听到。

2. 胎心仪和胎语仪都是采用多普勒听诊技术，胎心仪可以用来听胎心，有的可以通过 LED 或液晶屏显示胎心率。

3. 胎语仪属于智能设备，基本能够达到在家监测胎心的标准，用来听、录胎音、计数心率和胎动、绘制监护曲线、让医生远程听胎心等；需要通过手机应用连接，适合有苹果和安卓手机的孕妇使用。

听胎心音没有什么特殊的技巧，一般人都可以掌握，但必须与孕妇腹内的几种杂音准确地区分开，例如子宫杂音（即血流通过发出的声音），这是和孕妇的脉搏频率相同的吹风样杂音。一般在腹部左侧较明显；又如腹主动脉音（即腹主动脉的跳动声），其速率与孕妇的脉搏一致；还有前面提到的胎动音，是胎儿肢体碰撞子宫壁发出的声音，它是一种没有节律的杂音等等。

一旦怀疑胎心不正常时，应及时到医院做进一步听诊，现代医学可以利用多种手段，如抽取孕妇子宫内羊水、化验 24 小时内的小便、检验胎盘生乳素以及通过胎心监护仪、胎儿超声波等各种仪器，来检查和诊断胎儿生长和存活的情况，以便在出现问题时，及时采取相应的保护及挽救措施。

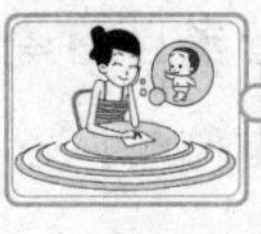

什么是胎心异常

胎心异常多数情况下提示胎儿在宫内有缺氧，胎心异常的程度越严重，就意味胎儿缺氧越重，但并非所有的胎心异常都是缺氧引起的。除上述情况之外，孕妇本身的情况也影响胎心的变化，如孕妇发烧，胎心常常会超过160次/分；孕妇有甲状腺功能亢进，她本身的心率很快，胎儿的心率也常常超过160次/分；如果孕妇服用某些药物，如早产保胎时服用的舒喘灵，或阿托品，都可引起母儿心率加快。

胎心率慢可能是由于胎儿缺氧引起的，但有时孕妇服用某些药物，如心得安，药物通过胎盘作用于胎儿，引起胎儿心率减慢。在有胎心率持续减慢时，要注意检查了解胎儿有无先天性心脏病的可能。此外，妊娠超过40周后，由于胎儿的神经系统的发育问题，胎心有时也可低于120次/分，因此在有胎心异常时，需仔细地分析情况，作出正确的判断及处理，如确定胎儿缺氧，应及早分娩。

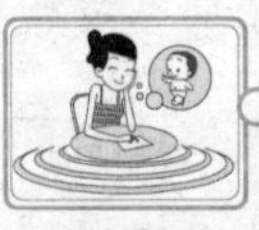

什么是胎心监护

胎心监护的定义

胎心监护是胎心胎动宫缩图的简称，是应用胎心率电子监护仪将胎心率曲线和宫缩压力波形记下来供临床分析的图形，是正确评估胎儿宫内的状况的主要检测手段，采用超声波技术，对宝宝没有危害，只需要买胎心检测仪或胎语仪即可。

胎心监护的时间

对于孕15~28周的孕妇，每天测3次，每次1分钟是安全的。对于孕28周以后的孕妇，胎儿分化完全，可以加长监护的时间和次数。对于

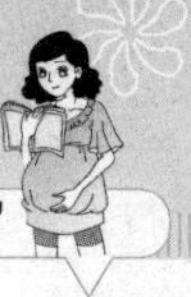

孕35周以后的高危孕妇（例如：合并妊高征、甲亢等的孕妇），应住院用胎心监护仪持续监护胎心，如有必要，可长时间（超过1小时）持续监护。

胎心监控的方法

1. 胎动次数大于12次，为正常；如果12小时胎动次数少于10次，属于胎动减少，就应该仔细查找原因，必要时到医院进行胎心监测。

2. 这种方法既简单又方便，准确率也比较高，多数医生都会推荐准妈妈使用这种方法。

3. B超观察：这种方法一般是针对有特殊状况的准妈妈，而且只能在医院进行。

怀孕中期如何运动

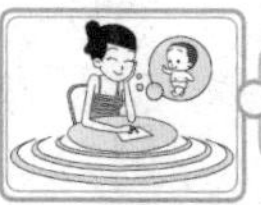

孕中期尤其需要运动

孕中期（13～28周）胎盘已经形成，宫内情况相对稳定，已经度过了早孕流产的危险，可以进行适度的活动与运动，包括旅游，但仍需注意劳逸结合。可以恢复性生活，但应避免性生活过频或性高潮导致的子宫收缩。

如怀孕前有运动习惯，怀孕时仍可维持相同运动量，像是跳舞、慢跑、游泳等。但怀孕前没有运动习惯，就不建议在怀孕时增加新的运动项目，仅建议从事散步等轻松的活动，以免体力无法负担，增加受伤机会。

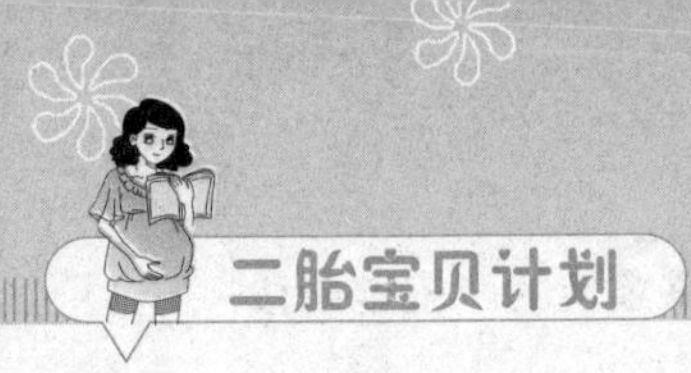

事实上，怀孕时维持一定的运动，对胎儿和母亲都有好处。母亲的血量增加、改善焦虑心情、生产产程会缩短、自然生产机会提高、发生胎儿窘迫机率降低，平均胎儿体重比不运动的妈妈少310公克左右（胎儿脂肪减少了），且运动的母亲所生宝宝，运动神经元的发育比一般新生儿更快。总而言之，若想让生产更顺利，维持产后身材与体力，建议女性在怀孕前就开始培养运动习惯，并在怀孕过程中持之以恒，不只宝宝变得强壮，即使经历怀孕生产的煎熬，一定依然是美丽动人的健康妈妈。

但有妊娠合并症或并发症的妈妈运动，会受到一些限制，像高血压、多胞胎怀孕、心脏疾病、前置胎盘或有早产现象的妈妈，均不适合运动。

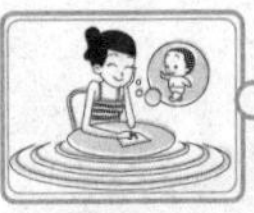

孕中期不宜做哪些运动

即便是健康的孕妇也不是所有的运动都适宜做。以下这些剧烈运动，动作强度高、体力消耗大，容易对胎儿造成伤害，引发流产，准妈妈一定要敬而远之。

打羽毛球易使孕妇流产

打羽毛球是包含有抬臂、跑、跳等动作的一系列动作，属于剧烈运动。

潜水易使孕妇缺氧

孕妇不宜潜水，是因为潜水需要进入到高压环境中，而水压有可能会使孕妇和胎儿感到不适。孕妇不适宜潜水最主要的原因是潜水容易使孕妇处于缺氧状态，从而造成胎儿畸形甚至是死亡。

爬楼梯易伤孕妇膝盖

对于孕妇们来说，爬楼梯并不值得提倡，因为爬楼梯存在着一定的摔跤风险。万一孕妇一脚踏空，后果将不堪设想。孕妇在上楼、下楼时，人的膝盖需要弯曲，膝盖所承受的压力是正常行走时的3倍，孕妇自身的体重已经很重，爬楼梯过多，对膝关节损害较大，有可能导致关节炎等骨关节疾病；其次，为了保持身体的平衡，爬楼梯时孕妇不得不保持身体微倾的姿势，这样腰椎和腹部的压力会增大，既给自己的身体增加负担，也会对胎儿产生压迫，还很有可能损害腹内胎儿的健康。

骑马易使孕妇流产

在骑马运动中，孕妇全身的所有骨骼和肌肉，以及内脏各器官全都不由自主地处于运动状态，研究表明，骑马半小时相当于打一整场激烈的篮球赛所消耗的体能，可见骑马运动的强度有多大，所以孕妇不适宜骑马，尤其是孕早期胎儿还不稳定的时候，骑马这样的剧烈运动会让腹中胎儿也发生危险，甚至造成流产。

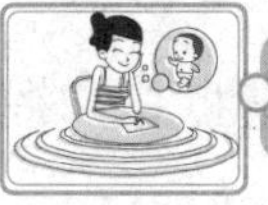

孕中期运动有哪些注意事项

对于孕妇来说，在孕期的13～28周前选择运动也要注意运动的类型。最好做不紧不慢的运动，如游泳、打太极、散步、比较简单的瑜伽等。一定要避免强烈的腹部运动，也要避免做和别人有身体接触的运动。不能进行跳跃性的或者需要冲刺的运动，要避免做快速爆发的运动，如打羽毛球、网球等，骑马或者潜水等运动也不适合孕妇；尤其是潜水很容易使孕妇处于缺氧状态，导致胎儿畸形。

孕中期的体重增加，身体失衡，做起家务来要困难很多，因此要避免在过高或过低的地方劳动，像擦高处玻璃，弯腰擦地都有危险。

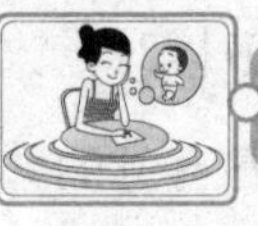

孕中期适宜做哪些运动

孕妇可以多做呼吸练习

呼吸练习可以帮助孕妇放松和保持安静，也有助于在分娩过程中配合宫缩，因此孕妇最好经常进行这种练习。浅呼吸：孕妇最好坐在地板上，双腿在身前交叉，腰背挺直，用口呼气吸气。深呼吸：双腿在身前交叉，以舒适的姿势坐在地板上，腰背挺直，用鼻孔深吸气，缓慢呼出，重复练习。

孕妇可多做肌肉锻炼

此外，孕妇还可以做一些肌肉锻炼，包括盆底肌肉锻炼：怀孕期间孕妇的盆底肌肉很可能被削弱，因此加强这些肌肉的力量，对孕妇以及生产都很重要。每天最好练习 300 ~ 350 次。孕妇要像小便憋尿那样用力收紧肌肉，尽可能地多坚持一些时间，然后放松，重复 30 次。感觉疲劳的时候可以休息一下。大腿肌肉锻炼：以青蛙的姿势坐在地板上，背挺直，将双脚的脚心相对；双手握着脚踝，尽量将双脚向身体靠拢，用双肘向下压大腿，坚持这种姿势数到 10，然后重复 15 次。

怀孕中期的饮食护理

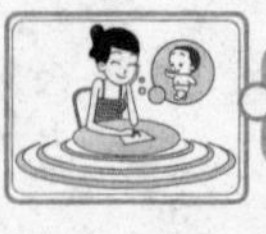

孕中期进补的原则是什么

孕早期妊娠反应强烈，经常吃不进食物，到了孕中期告别了早孕反

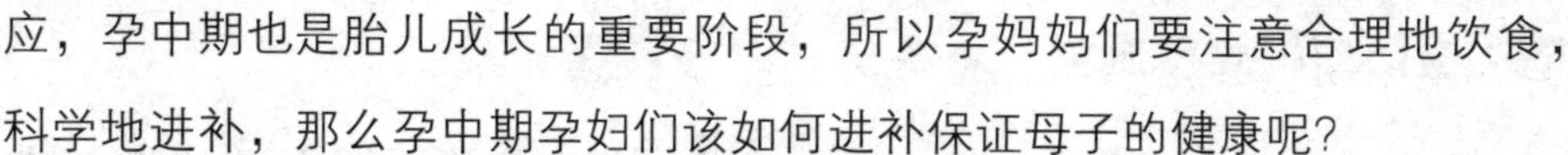

应，孕中期也是胎儿成长的重要阶段，所以孕妈妈们要注意合理地饮食，科学地进补，那么孕中期孕妇们该如何进补保证母子的健康呢?

孕中期营养原则一：补充优质蛋白质

为了满足母体和胎儿生长的需要，并为分娩消耗及产后乳汁分泌进行适当储备，准妈妈应增加蛋白质摄入量，每天比妊娠早期多摄入 15 ~ 25 克蛋白质。动物蛋白质应占一半以上。

孕中期营养原则二：保证适量的脂肪

脂肪是胎儿大脑发育的必需营养素。脂肪中含脑磷脂、卵磷脂及 DHA，这些成分是胎儿大脑细胞的主要原料，其中 DHA 能促进大脑细胞增殖和发育。

脂肪分动物性脂肪和植物性脂肪。动物性脂肪主要存在于动物性食品中，如全脂奶及其制品、肥肉、黄油及猪油中，可可油和棕榈油中的含量也很高;植物性脂肪主要存在于大豆油、麻油、玉米油、花生油、谷类食物中。

DHA 在海鱼、甲鱼、鱼油中含量较高，核桃仁、葵花子仁等坚果中所含的 α-亚麻酸进入人体后，经肝脏转化也可合成为 DHA。

孕妈妈每日对脂肪的需要量无明确规定，一般占每日总热量的 20% ~ 30%。由于妊娠期间动物性蛋白增多，自然动物性脂肪也随之增加，因而在补充脂肪时可多使用植物油，日摄入量为 2 ~ 3 匙。

孕中期营养原则三：摄入足够的维生素

孕中期对叶酸、维生素 B_6、维生素 C 以及其他 B 族维生素的需要量增加，因此准妈妈应增加这些维生素的摄入。

富含维生素的食物：均衡摄入米、面、杂粮、新鲜果蔬、鱼、肉、蛋、奶等，能保证准妈妈摄入足够的维生素。在北方日照时间短的地区会有部分准妈妈缺乏维生素 D，应注意多吃海水鱼、动物肝脏及蛋黄等富含维生素 D 的食物。

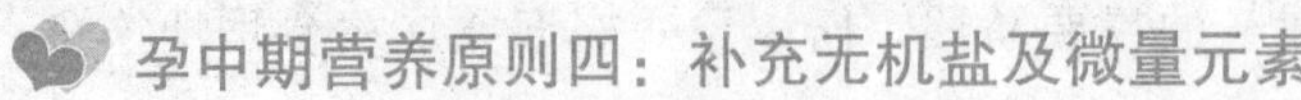

孕中期营养原则四：补充无机盐及微量元素

孕中期准妈妈应多吃含钙丰富的食物，每日应摄入不少于 1000 毫克的钙；摄入足量的锌和铁也是同样重要的，建议准妈妈每日锌的摄入量为 20 毫克、铁的摄入量为 25 毫克。

钙的主要食物来源：乳和乳制品，小虾皮、海带等海产品，豆和豆制品等。

铁的主要食物来源：动物肝脏、动物全血、畜禽肉类、鱼类等。

锌的主要食物来源：来源广泛，牡蛎含锌量最高。

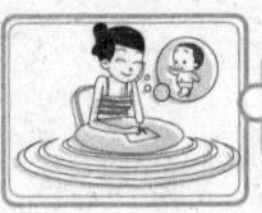

孕中期补钙时要注意什么

孕妇在孕中期每天钙的适宜摄入量是 1000 毫克。通常而言，你应该从怀孕 20 周前开始考虑补钙的问题，因为胎儿这个时候进入了快速增长期，脊柱、四肢、头颅骨及牙齿的正常钙化（或骨化）都需要钙的支持。

孕妇补钙注意事项：

补钙并非越多越好

孕妇过度补钙，会使钙质沉积在胎盘血管壁中，引起胎盘老化、钙化，分泌的羊水减少，胎宝宝头颅过硬。这样一来，宝宝无法得到母体提供的充分营养和氧气，过硬的头颅也会使产程延长，宝宝健康受到威胁。因此补钙要科学，千万不要盲目补钙。

少量多次补钙效果好

这样比一次大量补钙的吸收效果好。在吃钙片的时候，可以选择剂量小的钙片，每天分两次或三次口服。同样 500 毫升牛奶，如果分成 2～3 次喝，补钙效果要优于 1 次全部喝掉。

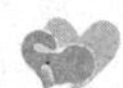

选择最佳的补钙时间

钙容易与草酸、植酸等结合，影响钙的吸收，因此补钙的最佳时间应是在睡觉前、两餐之间。血钙浓度在后半夜和早晨最低，所以在晚饭后 1 小时，睡前 2 小时最适合补钙。

骨头汤不是最好补钙方式

用 1 千克肉骨头煮汤 2 小时，汤中的含钙量仅 20 毫克左右，因此，用肉骨头汤补钙远远不能满足需要。另外，肉骨头汤中脂肪量很高，喝汤的同时也摄入了脂肪，孕妈妈可不要将此作为唯一补钙方式。

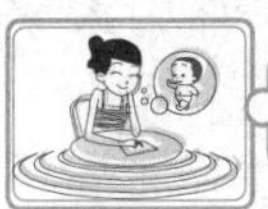

孕妇要注意适当喝牛奶

孕中期是胎儿迅速发育的时期，孕妈妈应该适当饮用牛奶，奶粉和鲜奶都是不错选择。

孕妇奶粉和鲜牛奶都含有丰富的钙质。当然，一杯标准冲调（比如 40～50 克孕妇奶粉加水冲制成 250 毫升的配方奶）的孕妇奶粉的钙含量通常比同量的鲜牛奶要高。此外，孕妇奶粉往往强化了多种维生素和矿物质，从这个角度看，孕妇奶粉比鲜牛奶的营养更全面。

不同品牌的孕妇奶粉会有一些差异，具体可查看产品包装上的营养成分表。按这个标准计算，孕早期每天喝 1～2 杯孕妇奶粉、孕中期和孕晚期每天 2 杯为宜。

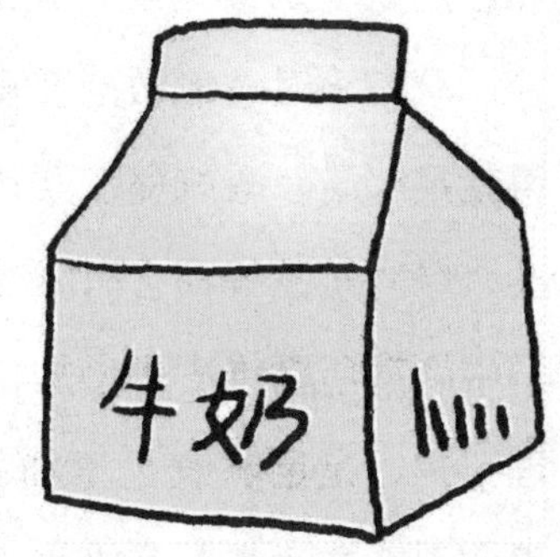

喜欢喝鲜牛奶来补钙的孕妇，从孕中期开始，每天至少要喝 250 毫升的鲜牛奶，或 500 毫升的低脂牛奶。如条件允许，孕早期每天至少要喝 250 毫升，孕中期开始每天至少喝 500 毫升鲜牛奶，建议每天不要超过 750 毫升。

当然孕妇可以同时选择喝鲜牛奶和孕妇奶粉，可根据它们的钙含量来计算自己每天应该喝的量。

从孕中期开始，孕妇要更加注意合理搭配饮食，适当增加乳类及其他富含钙质的食品与维生素 D 的摄入量，同时，适当进行外源性补充（即吃钙片）。

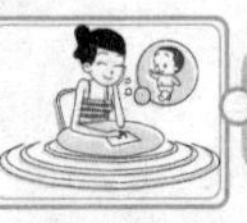

孕妇要适当补充维生素 K

怀孕期的女性必须依靠额外补充维生素，这样才能保证孕妈妈自己与孩子的健康，因此维生素对于整个孕期都起着很重要的作用，下面为大家介绍的就是维生素 K 的重要性。

维生素 K，参与人体的凝血作用。它的储量不多，短期内就能消耗完，缺乏的时候还可以引起出血。例如子宫出血、胃肠道出血，甚至颅内出血。

在一般情况下，人体对维生素 K 的需要量不多，每日少于 1 毫克。维生素 K 既可以从食物中摄取，又能在人体肠道内合成。由于新生儿出生后 1 周之内肠道不能够合成维生素 K，而母乳中维生素 K 的含量又少，所以要注意新生儿维生素 K 缺乏的问题。

孕妇平时若能做到膳食平衡、饮食多样化，搭配得当，那么从食物获得就足够了，酸奶酪、紫花苜蓿、蛋黄、红花油、大豆油、鱼肝油、海藻类、绿叶蔬菜等都含有维生素 K，孕妇不用特意吃维生素 K 补充剂。虽然孕中晚期所需维生素增加，但孕妇的食量也会相应增加，因此只要饮食合理正常，是足够满足增加的维生素需求量的。但如果孕妇的饮食不太合理，则需要适当补充维生素 K 制剂。

孕中期营养食谱推荐

鸡蛋牡蛎煎饼

原料 中筋面粉150克，鸡蛋3个，牡蛎100克，香蕉50克，精盐、香油、胡椒粉、植物油各适量。

做法 ❶中筋面粉加鸡蛋液调匀。❷牡蛎择洗净，焯水处理后，加入精盐、香油、胡椒粉、香葱末拌匀，再与鸡蛋面拌在一起。❸平锅置火上烧热，加适量植物油，放入牡蛎面饼，用小火煎至两面金黄色，熟透即可。

小贴士

在孕中期常食牡蛎，既能增强孕妈妈的体力，又能加速胎宝宝的生长，还能预防孕妈妈和胎宝宝缺钙。对海鲜过敏的孕妇忌食。

桂花馒头

原料 面粉500克，鸡蛋、白糖各100克，桂花30克，青红丝、香油各适量。

做法 ❶面粉入笼蒸熟，晾凉擀开，用细箩过一遍筛。❷将鸡蛋打入盆内，加上白糖，用几根筷子朝一个方向不停搅打，至起泡发白呈肥皂沫状，再加入熟面粉和桂花，用筷子轻轻拌匀。❸将小瓷碗或瓷茶杯，逐个洗净擦干，把里面抹上一层香油，放进一点青红丝，再将搅好的面糊倒入多半碗，上笼用大火蒸熟，取出扣在盘内即可。

小贴士

甜软清香，含有丰富的蛋白质、糖类（碳水化合物）、多种维生素及多种无机盐。

什锦甜粥

原料 小米200克，大米100克，绿豆、花生仁、大枣、核桃仁、葡萄干各50克，红糖适量。

|做法| ❶把小米和大米淘洗干净；把绿豆加适量清水煮软。❷在绿豆汁中加入小米、大米、花生仁、大枣、核桃仁、葡萄干、适量清水，煮至米粒熟烂，加入红糖调味即可。

小贴士

这道粥香甜可口，营养丰富。孕妇服用，能获得全面合理的营养补充，有利于胎儿各器官的生长发育。

胡萝卜炒猪肝

|原料| 猪肝、胡萝卜各100克，芹菜1根，大蒜2瓣，姜1片，青椒丝少许，料酒、精盐、胡椒粉、淀粉、植物油各适量。

|做法| ❶猪肝洗净切片，用料酒、胡椒粉、精盐、淀粉拌匀，将芹菜去叶，洗净后切丝；胡萝卜洗净切成菱形片；姜切丝、蒜切片。❷锅内加入植物油烧热，倒入猪肝，大火炒至变色后盛出。❸锅内留少许底油烧热，下入姜、蒜稍炒，加入胡萝卜、芹菜翻炒至熟，倒入猪肝，加入青椒丝，翻炒几下即可。

小贴士

猪肝中铁的含量相当丰富，可以帮助孕妈妈预防贫血。

鹌鹑萝卜粥

|原料| 大米、白萝卜各100克，鹌鹑肉240克，葱末、姜末、料酒、精盐、味精各适量。

|做法| ❶将鹌鹑肉整理干净，用冷水略泡后，与葱末、姜末、精盐、料酒一起稍腌渍片刻，再用旺火蒸半小时；白萝卜切成丝。❷把鹌鹑肉和烫过的白萝卜丝放入熬好的大米粥内，加入少许精盐、味精调味，再煮片刻即可。

小贴士

米糠层的粗纤维分子有助于胃肠蠕动，对孕妇便秘有一定的疗效；鹌鹑肉含丰富的卵磷脂，具有健脑作用，可促进胎儿的大脑发育。

木耳炒三白

|原料| 水发木耳250克，鲜百合、鸡肉各100克，鲜虾仁50克，精

盐、植物油各适量。

做法 ❶将水发木耳洗净，撕成适当大小的片，用水焯烫一下；鲜百合掰开洗净；鲜虾仁洗净；鸡肉洗净切片。❷锅置火上，倒入植物油烧热，倒入鸡肉片和鲜虾仁翻炒。炒熟后放入木耳、鲜百合和少许水一起翻炒，当百合呈半透明时放入适量的精盐调味即可。

小贴士

木耳富含铁质和蛋白质等营养素，百合是清补食品。虾仁和鸡肉富含蛋白质和磷、锌、钙、铁等。这道菜口味清淡，营养丰富，非常适合孕中期的孕妈妈食用。对海鲜过敏的孕妇不宜食用。不过敏者宜适量食用。

牡蛎粥

原料 鲜牡蛎肉 100 克。元米 100 克，蒜 50 克，猪五花肉 50 克，料酒、洋葱末、胡椒粉、精盐、熟猪油、清水各适量。

做法 ❶元米淘洗干净备用；鲜牡蛎肉清洗干净；猪五花肉切成细丝。❷元米下锅，加清水烧开，待米稍煮至开花，加入猪肉、牡蛎肉、料酒、精盐、熟猪油，同煮成粥，然后加入蒜末、洋葱末、胡椒粉调匀。即可食用。

小贴士

此粥味道鲜美，是优良的营养食品，以牡蛎入粥食用，对维生素 D 缺乏有辅助疗效。对海鲜过敏的孕妇忌食，不过敏者宜适量食用。

荠菜黄鱼卷

原料 黄鱼肉 100 克，猪肥肉、荸荠各 25 克，荠菜 30 克，面粉、淀粉各 60 克，鸡蛋清 150 克，花生油 1000 毫升（实耗 60 毫升），葱末 2.5 克，油皮 50 克，料酒 5 毫升，精盐、小苏打各 1.5 克，香油 5 毫升，姜末、味精各 1 克。

做法 ❶将荠菜洗净，切成末；取鸡蛋清与淀粉调成稀糊。❷将猪肥肉、黄鱼肉洗净，切成丝；荸荠去皮后洗净，切成细丝。❸将以上各料放在一起，加入姜末、葱末、料酒、精盐、香油、味精等混合成肉馅。❹将油皮各切成两半，在每半张上都摊上长条肉馅，卷成长卷，在卷好的油皮上抹上稀糊，切成3～4厘米长的小段。❺把面粉、小苏打和少许清水和在一起，用手调匀成苏打面糊，将已切好的油皮鱼卷蘸上面糊，放在热油锅中炸成金黄色熟透即成。

小贴士

外酥里嫩，鲜香可口，黄鱼含碘、铁、钙、磷、蛋白质、脂肪、B族维生素和烟酸丰富。荸荠、荠菜均含有多种维生素，尤其维生素C丰富。此菜是孕妇防治缺铁性贫血的保健菜肴。

家常罗宋汤

原料 熟牛肉100克，香肠1根，卷心菜50克，胡萝卜半根，土豆、番茄、洋葱各1个，芹菜两根，高汤300毫升，奶油100克，淀粉、番茄酱、番茄沙司、精盐、白糖、胡椒粉、植物油各适量。

做法 ❶将牛肉洗净，切成小块；所有蔬菜分别洗净，土豆、胡萝卜、番茄去皮切小块；卷心菜切一寸见方的菱形片；洋葱切丝；芹菜切丁备用；香肠切片备用。❷锅内加入植物油烧热，加入奶油，放入土豆块煸炒至外皮焦黄，放入香肠炒香，再放入其他蔬菜翻炒均匀。❸加入番茄酱、番茄沙司和精盐，用大火煸炒2分钟左右，放入高汤，用小火熬30分钟左右。❹加入淀粉和白糖，用大汤勺搅拌均匀，再熬15分钟左右，加胡椒粉调味，即可。

小贴士

这道菜是一道俄罗斯风味的蔬菜汤，不但可以为孕妈妈补充维生素，还是一道超级开胃的美食，可以充分引起孕妈妈的食欲。

油菜豆腐

原料 豆腐、油菜各200克，海米50克，植物油、香油、精盐、味精、水淀粉各适量。

做法 ❶豆腐切丁；油菜切段；海米切末。❷锅置火上，倒入植物油烧热，把豆腐放入油锅内，加入海米末，翻炒几下。❸放入油菜，炒透后加入少许精盐，用水淀粉勾芡，放入味精和香油即可。

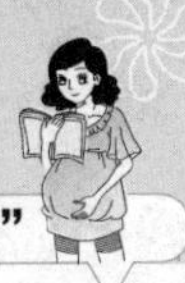

小贴士

这道菜含有胎儿生长所必需的优质蛋白质、脂肪、维生素 B_1、维生素 B_2、维生素 C、胡萝卜素和钙、磷、铁等多种营养素，有助于促进胎儿的生长发育。

肘子肉拌黄瓜

原料 黄瓜 250 克，熟肘子肉 150 克，海米、香菜、蒜泥各 10 克，精盐 3 克，香油、酱油、米醋各 15 毫升，味精适量。

做法 ❶将黄瓜洗净、去把、切丝；熟肘子肉切丝；香菜洗净切成 2 厘米长的段；海米用沸水泡上。❷把黄瓜丝码在盘内，上面码上肘子肉丝，放上香菜段，撒上海米。❸精盐、味精、酱油、米醋、蒜泥、香油搅拌均匀后浇在黄瓜和肘子肉上拌匀即可。

小贴士

清淡可口，含有较多的动物蛋白质和胶原，还含有丰富的维生素及钙、铁、锌等矿物质及纤维素，有活血作用。

肉皮冻

原料 猪肉皮 500 克，黄豆、葱各 50 克，姜 25 克，酱油 150 毫升，精盐 2 克，水适量。

做法 ❶用水将黄豆洗净后煮成半熟。❷猪肉皮刮洗干净，用沸水烫一下，捞出后用凉水冲凉，片去肉皮内侧的肥肉，切成条。❸葱洗净切段；姜洗净切片。❹将肉皮放入锅内，加入水、酱油、精盐、葱段、姜片。❺撇出浮沫和浮油，放入黄豆，一直到熬成金红色并汤汁变浓时，拣出葱、姜，倒入盆内，晾凉后放入冰箱内冷却。

小贴士

味道鲜美，透明，形似琥珀。含有丰富的动、植物蛋白质、脂肪、多种维生素和矿物质。猪皮中含有丰富的胶原蛋白，有活血的作用，有利于胎儿皮肤的发育。

焖鸭肝

原料 鸭肝 200 克，鲜木耳 10 克，葱 1 小段，姜 1 片，精盐、料酒、香油、水淀粉、高汤、植物油各适量，胡椒粉少许。

做法 ❶将鸭肝洗净，投入沸水中煮5分钟左右，捞出切成厚片；鲜木耳洗净，撕成小朵；葱洗净切段。❷锅内加入植物油烧热，放入姜片、葱段爆香，倒入鸭肝、木耳，烹入料酒，注入高汤，用中火焖至九成熟。❸调入精盐、胡椒粉，焖至入味，用水淀粉勾芡，淋上香油即可。

小贴士

鸭肝中铁的含量相当丰富，可以有效地帮助孕妈妈预防贫血。鸭肝中含有一般肉食品不含的维生素C和微量元素硒，能够帮助孕妈妈提高自身免疫力。

第五章 ——胎孕晚期，迎来宝宝的『活跃期』

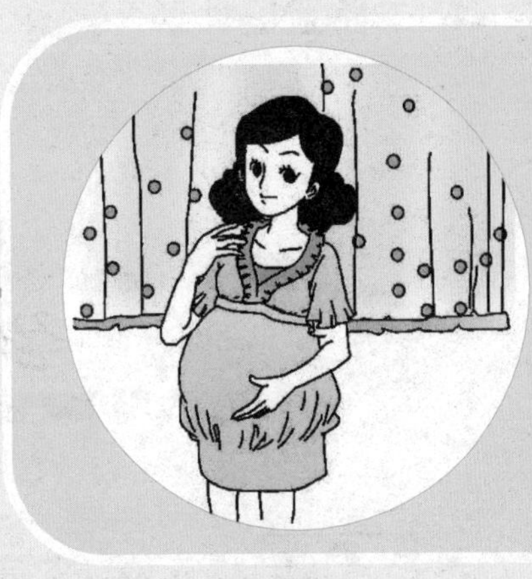

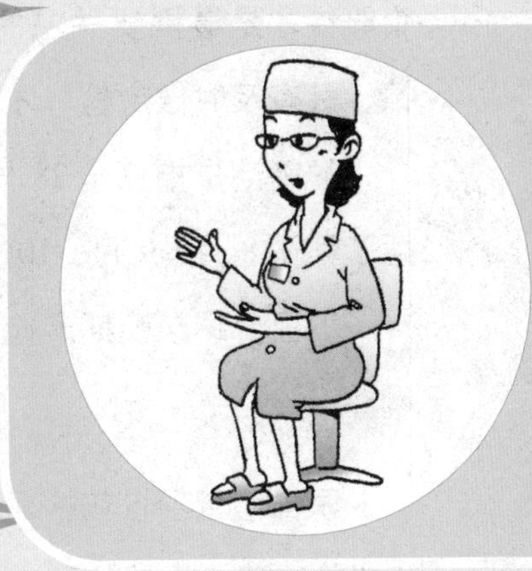

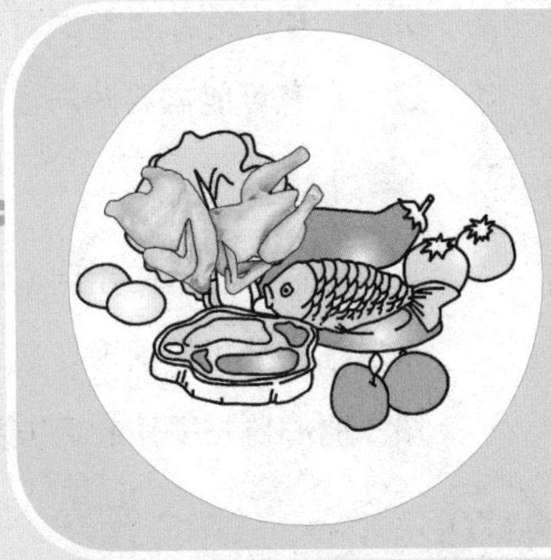

孕晚期产前检查

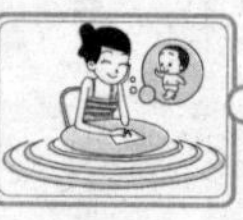

孕晚期要做哪些产前检查

女性怀孕到了晚期，虽然说很多事情都差不多定下来了，但是其实这个时候才是最需要关注的。孕晚期产检项目是每一个孕妇需要了解的事情，只有及时做产检，才能够确保宝宝和孕妇的健康。

孕晚期是指从孕 28 周开始算起，直到分娩结束（到 40 周），其中包括了怀孕 8 月、9 月、10 月。

下面介绍孕晚期产检的项目：

尿样

尿样检查项目包括尿液中蛋白、糖及酮体，镜检红细胞和白细胞等。正常情况下，上述指标应均为阴性。

体重

孕妇的体重可以间接检测胎儿的成长状况。如果孕妇的体重增加过于缓慢，那么胎儿可能发育迟缓；如果孕妇的体重增加过快，胎儿可能发育过大，有可能需要做剖宫产。

胎心

胎心监护是应用胎心率电子监护仪将胎心率曲线和宫缩压力波形记下来供临床分析的图形，是正确评估胎宝宝在准妈妈宫内状况的主要检测手段。胎心监护采用超声波技术，对胎宝宝是没有危害的。

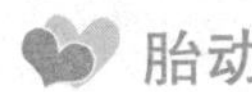

胎动

准妈妈在孕 18 周左右即可感觉到胎动，稍晚的在孕 20 周会感觉到。胎动最初每小时 3 ~ 5 次，且随准妈妈妊娠月份增加而胎动感逐渐明显。但是准妈妈胎动次数在近临产前会略有减少。

如果胎宝宝在宫内出现缺氧发生窘迫，如胎盘早期剥离、胎盘功能减退、脐带打结、扭曲或脱垂等，准妈妈会感觉到胎动异常，最初的症状为胎动频繁，继而减慢或消失。因此，准妈妈可以根据计数胎动及时了解胎宝宝在宫内的安危情况，可以帮助早期发现胎宝宝宫内异常，有利于降低早产宝宝死亡率。

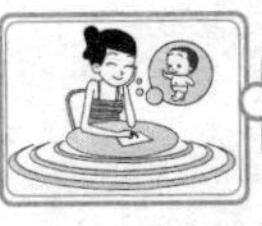

心电图检查

一般在初诊、孕 32 ~ 34 周和分娩前时建议准妈妈做一次心电图。初诊时，主要是了解一下准妈妈的心脏功能，排除心脏疾病，以确认准妈妈是否能承受分娩，有问题的话要进内科及时治疗。

另外，孕期心脏的负担会经历两个高峰时期，分别是孕 32 ~ 34 周时和分娩时。孕晚期血容量增加，至妊娠 32 ~ 34 周达高峰，增加 40% ~ 45%，心脏负荷加大；在生产的时候准妈妈的血液粘滞度上升，外周循环阻力增强，部分准妈妈容易诱发心脏功能不全甚至衰竭。因此，在这两个时间段内准妈妈最好做心电图检查，看看心脏的负担情况。

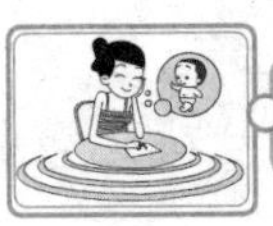

孕晚期产检时间表

准妈妈从进入孕晚期开始，就越来越接近生产日期了，孕晚期产检是每周都要进行的。以下是孕晚期产检的时间安排表：

孕 29～32 周（第六次产检）

产检项目：水肿、预防早产。

在孕 28 周以后，医师要陆续为准妈妈检查是否有水肿。

孕 33～35 周（第七次产检）

产检项目：B 超评估胎儿体重。

到了孕 34 周时，建议准妈妈做一次详细的 B 超检查，以评估胎儿当时的体重及发育状况（例如：罹患子痫前期的胎儿，看起来都会较为娇小），并预估胎儿至足月生产时的重量。

孕 36 周（第八次产检）

产检项目：为生产事宜做准备。

孕 37 周（第九次产检）

产检项目：注意胎动。

由于胎动愈来愈频繁，准妈妈宜随时注意胎儿及自身的情况，以免胎儿提前出生。

孕 38～42 周（第十次产检）

产检项目：胎位固定、入盆、准备生产、考虑催生。

从 38 周开始，胎位开始固定，胎头已经下来，并卡在骨盆腔内，此时准妈妈应有随时生产的心理准备。有的准妈妈到了 41 周以后，仍没有生产迹象，就应考虑让医师使用催产素。

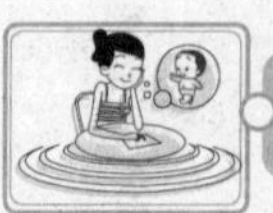

孕晚期要增加产前检查次数

孕晚期的划分是从孕 28 周直到分娩结束，这一段时间特别需要注意，也需要准妈妈经常去医院检查身体和宝宝的情况。孕晚期产检可以检查孕妇的基本情况，有助于了解和发现各种问题，确保准妈妈和宝宝的健康安全。那么孕晚期产检需要每周都进行一次吗?

一般来说，孕晚期产检比较重要，产检的项目包括检查胎位，以便发现异常及时纠正；记数胎动并记录；观察胎儿生长发育情况、胎盘位置及成熟度、羊水情况等。总的来说，是为了检测胎儿的健康状况。

很多准妈妈觉得去医院不方便，每次都需要排队很久，而且肚子大了行动不方便，所以有些孕妇很少去做检查。但是要知道，孕晚期检查不仅关乎自己的安全，也关乎宝宝的安全。即使没有特殊的异常情况，也要尽量按医嘱产检，确定胎儿安全健康，自己和家人也更加安心。

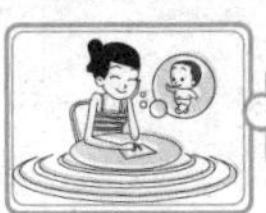

怎样预测胎儿是否成熟

胎儿成熟度是指胎儿重要脏器功能的成熟情况，用以判断胎儿宫外独立生活的能力，指导选择分娩时机及分娩方式和制订出生后护理婴儿的计划。预测胎儿是否成熟有以下几种方法：

预产期计算法

从末次月经第一天起，向后推 280 天即为预产期。

测宫底高度

子宫底高度随妊娠进展而增加，并和胎儿成熟度及大小有相应的关系。

超声波测定胎儿双顶径

一般认为，双顶径在 8.5 厘米以上时，说明胎儿成熟。

羊水中卵磷脂/鞘磷脂（L/S）比值测定

卵磷脂是胎儿肺泡表面的活性物质，伴随妊娠的进展逐渐增加，孕 35 周以后迅速上升；鞘磷脂则相对稳定。所以，可以通过 L/S 比值判断胎儿肺成熟度。如果 L/S≥2.0，表示胎儿肺成熟；1.50～1.99 为可疑肺成熟，低于 1.5 为肺未成熟。后者，胎儿娩出后呼吸困难综合征发生率高。

另外还可以进行能快速得出结果的羊水泡沫试验，将羊水装入试管，若试管液面有完整的泡沫环，意味着 L/S 比值≥2，提示胎肺已成熟。

羊水中还有多种成分，可通过测定肌酐含量判断胎肾的成熟度；测定胆红素类物质浓度判断胎肝的成熟度；测定唾液粉酶可知唾液腺的成熟度；测定羊水中脂肪的出现率判断胎儿的成熟度。其中以 L/S 比值测定最具意义。

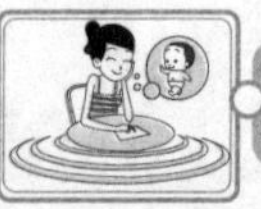

孕晚期为什么要做 B 超检查

孕晚期是排除胎儿畸形的重要时期。此时胎儿各脏器已基本发育成熟，胎儿大小及羊水量有利于行彩超检查，能较清晰地发现是否有脑积水、脊柱裂、胎儿肢体畸形、无脑儿等问题。如若发现异常，可以及时终止妊娠。

分娩前，此时胎儿已基本成熟，主要是观察羊水量是否正常、胎盘成熟度、胎位以及是否存在胎儿脐带绕颈等，目的是了解胎儿在子宫内的安全情况，为临床处理提供信息，并帮助选择分娩方式。

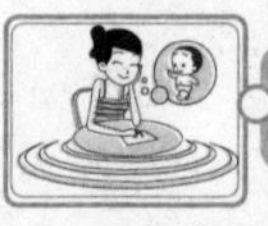

孕晚期需要注意什么

准妈妈们都知道，孕晚期是相当关键的时期。那么在孕晚期有哪些需要特别注意的呢？

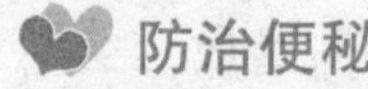

防治便秘

孕期胃肠蠕动减弱，孕妇活动减少，容易造成便秘。在怀孕期间，应

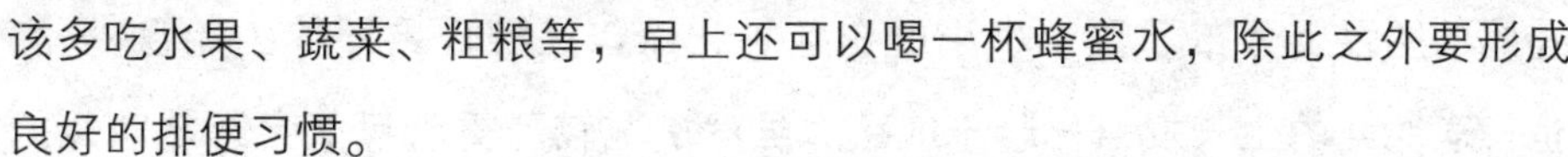

该多吃水果、蔬菜、粗粮等，早上还可以喝一杯蜂蜜水，除此之外要形成良好的排便习惯。

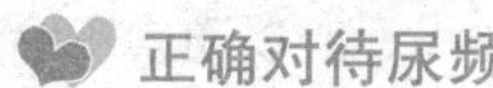

正确对待尿频

妊娠末期接近临产前 1 ~ 2 周，因胎儿先露部（胎头或胎臀）下降进入骨盆腔，进一步压迫膀胱，使膀胱容积减小，致使尿频现象加重，这属于正常现象。不过也有可能是其他疾病引起的，比如炎症刺激等。如果在这种情况下还伴有尿痛等，需要及时就医。

孕晚期不宜远行

孕晚期随时会发生各种意外，稍微的不小心都会造成各种危害。建议各位准妈妈不要远行，以免母婴发生危险。

要注意静脉曲张

盆腔静脉和髂内静脉血液回流增加，导致静脉内的压力增大，孕晚期子宫在骨盆内也要相应增大，容易压迫静脉，使血液回流受阻，造成下肢静脉曲张。机体内产生的雌激素水平升高，从而导致阴部静脉部松弛，也会使下肢薄壁静脉异常扩张。准妈妈患有静脉曲张时，要避免长时间站立，必要时需穿弹力袜。

预防妊娠高血压综合征

关于妊娠高血压综合征的原因有许多学说，一般认为是来自胎盘的某种物质进入母体血液，引起孕妇机体的免疫因子改变，导致孕妇的全身小动脉痉挛而发生高血压，也有研究发现与遗传因素有关。

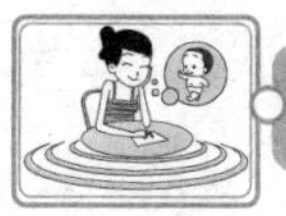

什么是胎盘钙化

怀孕后期，胎盘已经达到一定程度的成熟阶段，就会慢慢出现代谢迟缓的情况，如钙离子沉积，所以当医师在进行超声波检查时，就会看到孕妈妈的胎盘上分布了数个小小的白色钙化点，这种现象即称为胎盘钙化，也代表胎儿的生长发育已趋于成熟。虽然情况较严重者可能会影响胎儿的发育，但由于胎盘钙化是许多孕妈妈共同经历的生理过程，所以通常不会造成太大问题。建议孕妈妈还是先通过医生进行相关检查，了解钙化程度后再讨论是否需要提前进行催生。

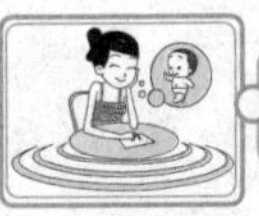

胎盘钙化的症状

孕妈妈对胎盘钙化并不会产生特别的感觉，也没有明显的前兆能被提早发现，但如果胎盘钙化已影响到胎儿的血液循环，造成胎儿血液中的氧浓度不足，导致胎动减少，孕妈妈才发现不对劲，进而就医治疗。医生也会在产检过程中，观察胎盘中钙离子的沉积程度，并结合胎儿周数及羊水量进行评估，再做出相关的诊断结果。

其次，也可以经由胎儿的体重来进行推断。因每次产检后，在正常状况下，胎儿都有固定程度的生长曲线，如果孕妈妈发现连续几次的产检报告中，胎儿体重都没有以正常的数值上升，羊水量甚至有变少的倾向，胎盘上的白点也越趋明显，医生就会先观察子宫收缩情形及胎儿心跳变化，借此作为判断依据。

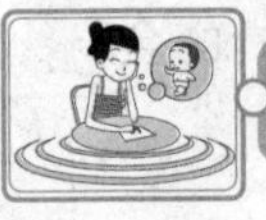

胎盘钙化的危险

对胎儿来说，胎盘等于是供应血液来源的上游工厂，如果因为胎盘钙化过于严重，将造成孕妈妈无法将足够的血液供应给胎儿。血液循环一旦欠佳，除了氧浓度较低之外，尿液也会随之减少，造成羊水量相对不足。

如果羊水过少，医生会先确认妈妈的怀孕周数，若孕期才满 32 周，胎儿尚未达到足月阶段，医护人员就会注意子宫有无收缩现象。若碰到子

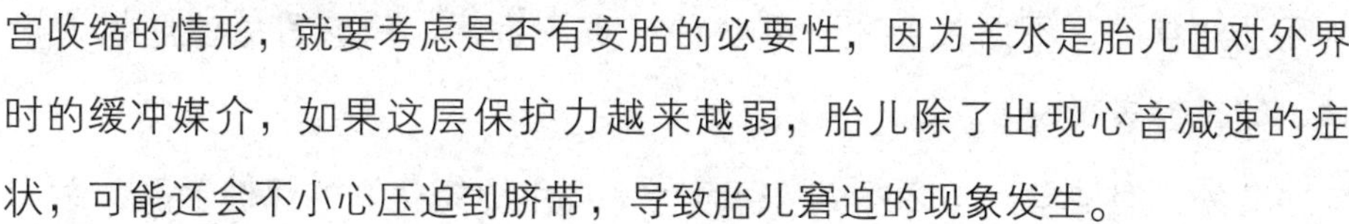

宫收缩的情形，就要考虑是否有安胎的必要性，因为羊水是胎儿面对外界时的缓冲媒介，如果这层保护力越来越弱，胎儿除了出现心音减速的症状，可能还会不小心压迫到脐带，导致胎儿窘迫的现象发生。

此时医生可能会建议孕妈妈，先住院安胎并追踪后续状况，同时给予孕妈妈安全的安胎药物，或是静脉补充营养，借此促进血液循环改善，促进胎儿发育。

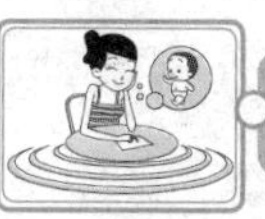

如何预防胎盘钙化

由于胎盘钙化是生理必经过程，所以并没有特别的治疗方式，但是还是有相关的预防方法的，曾有研究显示，胎盘之所以会提早产生钙化现象，和孕妈妈本身的抗氧化能力及是否有抽烟习惯，多少有关联性。

停止吸烟

为了使宝宝正常发育，避免发生畸胎和胎盘钙化等情形，建议孕妈妈在怀孕期间禁止吸烟，甚至连二手烟都必须减少吸入。若家人有抽烟习惯，也应体恤辛苦怀胎 10 个月的孕妈妈，这段期间应停止吸烟，或是到户外抽完烟后，待身上烟味渐渐淡去再返回家中，保证孕妈妈有一个洁静的养胎环境。

提升抗氧化能力

若想提高体内的抗氧化能力，孕妈妈就要多摄取含有丰富维生素 C 和维生素 E 的食物。富含维生素 C 的水果相当多样化，常见的有柠檬、柳橙、苹果、奇异果、草莓及木瓜等，除了有抗氧化功能，平时也能促进孕妈妈肠胃蠕动，让排便更为顺畅。至于维生素 E 的摄取来源，则以坚果类的食物居多，例如核桃、腰果、杏仁等，且维生素 E 属于脂溶性维生素，所以拌油食用将更好。不过还是建议孕妈妈必须重视体重控制，尽量减少食用油炸食品，不妨将上述食品快炒或煮汤食用，能够避免油脂摄入过量，吃得健康又营养。

此外，有些孕妈妈会好奇是否可直接食用抗氧化性的保健食品，做为额外补充。这并非是不可行的方法，但在购买保健品之前，一定要先注意有效期，并确保食品来源及制造日期。若是服用维生素 E 胶囊，切记要注意包装上的每日建议剂量，避免服用过多而在体内囤积，影响健康。

运动有助于胎盘健康

除了从饮食方面预防胎盘钙化之外，孕妈妈平时也可到户外多运动，促进全身的血液循环，让胎盘能够正常分泌黄体激素及泌乳激素，稳定体内的血糖与血脂水平，一方面可以使胎儿摄取均衡营养，另一方面也能增加胎盘的活动量，保持运作功能，才能够使母体排出废物，并适时阻挡某些可能伤害胚胎的物质。

怀孕晚期如何运动

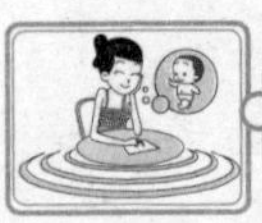

孕晚期出行有哪些注意事项

预产期不一定精确，这是孕晚期准妈妈不宜出门的原因之一。其次，孕晚期准妈妈活动不便，长途旅行可能会出现缺水、水肿等突发状况，也可能会导致早产及流产。因此，医生并不建议孕晚期准妈妈进行长途旅行。若要出门，应该注意以下几点：

1. 孕妇最佳旅行时间是孕中期。怀孕 4 ~ 6 个月是旅行的最佳时机，此时胎儿发育相对稳定，孕妇行动也相对方便，此时旅行既可舒缓孕妇情

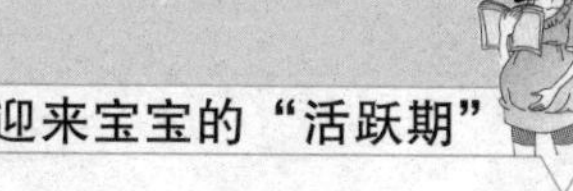

绪，又可以进行一些简单的身体活动，有助于身心放松，促进胎儿成长。

2. 孕妇出门宜选择宽敞的交通工具。对于孕妇而言，可以选择火车、飞机等比较宽敞的交通工具，且要不时地活动腿脚，避免下肢水肿。其次，要保证晃动比较小，孕晚期产妇体型庞大，身体笨重，子宫更加敏感，轻微的刺激都可能造成子宫收缩，引发早产，因此交通工具的选择很关键。

3. 注意旅行饮食。孕后期产妇更容易产生饥饿感，因此出门前应该准备好适宜的水果及点心。此外，可以携带一些维生素及补充矿物质的药物，以备万一。当然，一定不能忘记补水。

4. 携带好相关产检资料。最好随身携带自己的产检手册、病历表以及医生的联系方式，尤其是有过疾病史的女性，一旦在旅途中发生意外，可以使医护人员及时掌握产妇情况，给予相应的专业救助。

5. 长时间保持一个姿势会感到疲劳，因此能在车内自由走动的火车是良好的选择。如果乘汽车，那么建议每隔 1 小时停下来下车走一走。此外还要考虑到是否能够经常去洗手间。如果预先知道有可能遇到塞车的话，要准备携带式便器。

6. 孕后期慢做健身操。怀孕后期，也就是孕 8 ~ 10 月，尤其是临近预产期的准妈妈，体重增加，身体负担很重，这时候运动一定要注意安全，既要对自己分娩有利，又要对宝宝健康有帮助，还不能过于疲劳，这时候不要在闷热的天气里做运动，每次运动时间最好别超过 15 分钟。

这一时期的运动突出个“慢”字，以稍慢的散步为主，过快或时间过长都不好，在速度上，以 3 公里/小时为宜，时间上以孕妇是否感觉疲劳为度。在散步的同时，准妈妈还要加上静态的骨盆底肌肉和腹肌的锻炼，不仅能为分娩做准备，还可使宝宝发育更健全，更健康，增强他的活力。所以，这个时期在早上和傍晚，做一些慢动作的健身体操是很好的运动方法。比如简单的伸展运动；坐在垫子上曲伸双腿；平躺下来，轻轻扭动骨盆；身体仰卧，双膝弯曲，用手抱住小腿，身体向膝盖靠等简单动作。每次做操时间在5 ~ 10 分钟左右就可以，动作要慢，不要勉强做动作。

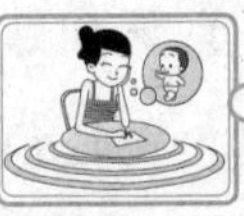

孕晚期能不能做家务

女性怀孕期间适当活动更有利于胎儿的发育，当然这也要因人而异，有些孕妇可能就是需要卧床。除此以外，女性怀孕后，适当做些家务活是可以的，不过由于身体的变化，行动不便，做家务要多加注意。那么孕妇做家务要注意什么呢?

做一般的家务事，只要不感觉疲倦，都可以适当做一下

但是到了怀孕中期和后期，由于身体各方面有了比较大的变化，行动也不方便，专家建议孕妇要谨慎，多加小心。

晾衣服

尽量不要往高处够着晾晒，因为孕妇不宜做往高处挂东西或从高处拿东西这类过于伸展的活。所以要多加注意，避免意外情况发生。

打扫

不要登高打扫卫生，不要搬抬沉重的东西，不要长时间和冷水打交道，不要长时间蹲着擦地，否则容易导致骨盆充血，而导致流产。

做饭

尽量坐在椅子上做饭，不要让锅台压迫肚子。

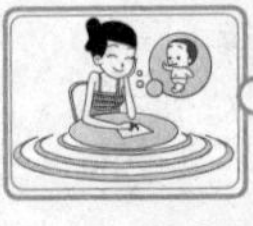

不适合做家务的孕妇

1. 体态臃肿、灵活度不够者。

2. 正在有活动性出血或出现破水者。

3. 医生告知有早产、需要卧床休息者。

4. 即使只做简单家务，但也会诱发子宫收缩者。

5. 做家务时出现呼吸急促（每分钟超过30次）、心跳加快（每分钟超过100次）者，表明这项活动对孕妇的心肺造成过度负荷，因而产生生理上的不适。

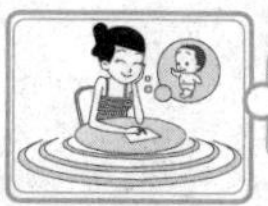

哪些运动可以帮助分娩

顺产时宝宝从阴道自然分娩，产道的挤压对宝宝有很大的好处，虽然顺产很疼，但是准妈妈的身体能够较易恢复。那么孕晚期哪些运动有助于孕妇顺产呢?

盘腿对脚坐

保持后背腰部挺直，两脚掌合上，将足跟向内侧拉，同时缓慢降低两膝。这可以拉伸大腿与骨盆的肌肉，同时可以改善分娩时的体位，保持骨盆柔韧性，增强下身的血液循环。

如果比较难完成这个姿势，可以靠着墙来支撑后背，或者是在大腿底下放上垫子，但记住一定要保持后背笔直。

上下摇摆骨盆

用双手和双膝支撑身体，头和躯干在同一水平线。收腹，保持该姿势数秒钟，同时轻轻摇摆背部。然后放松腹部和背部，降低背部，尽量保持背部水平，重复上述动作。这可以加强腰部肌肉，帮助减轻分娩时的背痛。

你也可以靠着墙进行类似的动作：直立靠近墙，努力让腰下臀上的部位靠近墙面。

墙面滑行

背靠墙站立，两脚分开，距离与肩同宽，慢慢靠墙下滑至处于坐姿。保持该坐姿数秒，然后再上滑至站立。反复进行该动作 10 次。这一动作有助打开骨盆口，以给胎儿更大的空间进入产道。

为了减轻膝盖的压力，可以在后背放个小球，以减少滑行过程中的阻力。你也可以不靠墙来完成该动作，同样需要保持后背笔直，两脚分开同肩宽。

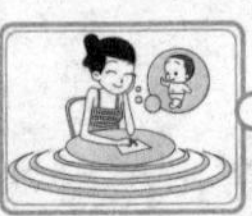

孕晚期运动注意事项

令人期待的时刻越来越近了。随着妊娠月份的增加，肚子逐渐突出，使身体的重心前移，准妈妈的背部及腰部的肌肉常处于紧张的状态。此外，增大的子宫对腰部神经的压迫，也是造成腰背疼痛的原因。

孕晚期运动的目的是舒展和活动筋骨，以稍慢的体操为主。这些运动能加强骨盆关节和腰部肌肉的柔软性，既能松弛骨盆和腰部关节，又可以使产道出口肌肉柔软，同时还能锻炼下腹部肌肉。每次做操的时间在 5 ~ 10 分钟左右就可以了。另外，孕期瑜伽对于分娩时调整呼吸很有帮助，而一些棋类活动能够起到安定心神的作用。

临近预产期的准妈妈，体重增加，身体负担很重，这时候运动一定要注意安全，本着对分娩有利的原则，千万不能过于疲劳。在运动时，控制运动强度很重要：脉搏不要超过 140 次/分，体温不要超过 38℃，时间以 30 ~ 40 分钟为宜。不要久站久坐或长时间走路。

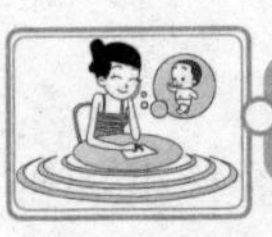

会阴运动让分娩更容易

骨盆在怀孕期间支撑了胎儿的全部重量，在生产时也扮演着相当重要

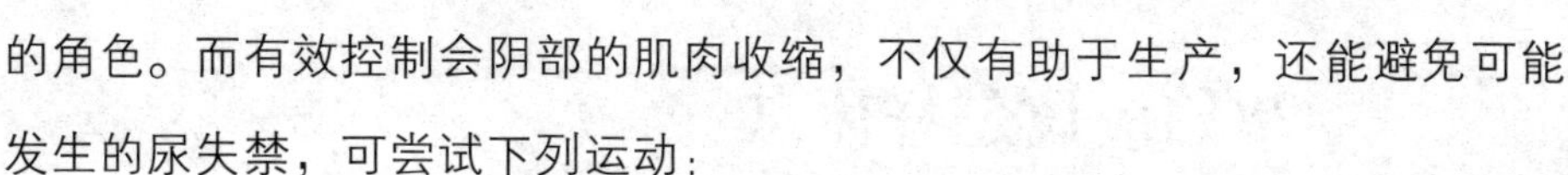

的角色。而有效控制会阴部的肌肉收缩，不仅有助于生产，还能避免可能发生的尿失禁，可尝试下列运动：

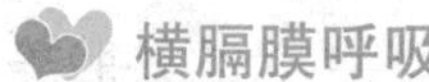

横膈膜呼吸

背朝下躺卧，以前臂支撑着上半身，吸气同时使下腹部膨胀。然后吐出所有吸进的气，同时收缩下腹肌肉与骨盆。屏住呼吸 3 ~ 5 秒，保持下腹部肌肉的结实。最后做一个深呼吸，完全放松下腹肌与骨盆。重复 5 ~ 10 次。

屏住小便

在小便的过程中，有意识地屏住小便几秒钟，中断排尿，稍停后再继续排尿。如此反复，经过一段时间的锻炼后，可以提高阴道周围肌肉的张力。

提肛运动

这项运动可增加肛门、会阴部肌肉的弹性，能减少会阴部肌肉的撕裂，利于分娩。轻轻地吸气，此时收缩肛门、会阴部肌肉，就像中断排尿时那样用力收紧肌肉。维持片刻（尽可能保持一段时间）后呼气放松。一般做 10 ~ 15 次。

收缩运动

仰卧，放松身体，将一个手指轻轻插入阴道，后收缩阴道，夹紧阴道，持续 3 秒，后放松，重复几次。时间可以逐渐加长。走路时，有意识地要绷紧大脚内侧及会阴部肌肉，后放松，重复练习。坐着的时候，收缩与放松臀部。这个动作可以在一天中的任何时候进行。

背朝下平躺，将双脚抬高，置于凳子的边缘。一次一条腿，将另一条腿稍微伸直，吐气与完全放松时，将膝盖往外倾倒。吸气时，收缩会阴与腿部肌肉，同时将腿回复于原来的位置。然后换另一条腿练习。双腿分别重复 10 次动作。

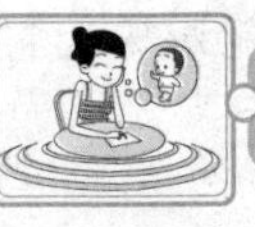

孕妇应该怎样休息

有个别孕妇怀孕后特别紧张，尤其是以往有过流产、早产、死胎等不良生育史的，因为害怕发生同样的情况，整个孕期都躺在床上，连翻身都小心翼翼的。其实，这样的休息是有害无益的。长期卧床，会使腹壁等部位的肌肉松弛无力，影响分娩。而且长期卧床的孕妇往往精神不振，食欲不好，消化能力差，容易发生便秘。那么，孕妇应该怎样休息呢?

孕妇比正常人容易产生疲乏感，干活容易累，要比正常人多休息。每晚要睡足8~9个小时，午睡要保证1个小时。工作持续时间要短，休息次数要多，不要等到自己觉得疲乏时才休息，同时尽量不要值夜班或熬夜。

孕妇的休息应该以静为主，但要动静结合，宜小动，不宜大动。如散步、弹琴、养花种草等都有益于身心健康，还可培养有益的业余爱好。

看电视是当今人们休息的主要方式之一。孕妇看电视的时间一次不宜超过2小时，坐姿要正确，并与电视机保持2米以上的距离。电视内容应以轻松的喜剧片、风光片和美术片为主，尽量不要看场面惊险的武打片和侦探片，也不要看悲剧片。

妊娠早期（前3个月）孕妇应适当多休息，因这一阶段容易引起流产，特别是过去发生过自然流产者尤应注意。妊娠中期（4~6个月），孕妇可以从事较轻的家务劳动。妊娠晚期（后3个月），孕妇身体负担进一步加重，故休息也要多些，尤其是临产前1个月。但不宜长期卧床，还应坚持散步和做一些轻度的家务活动，以利于自然分娩。

值得提醒的是，不少孕妇因希望产后能多有几天产假而忽视产前的休息，其实这是不对的。我国规定的产假包括产前2周，其意义在于：让孕妇在临产前做好一些必要的准备，养好身体，养精蓄锐，为产时消耗体力做好准备。但大多数孕妇对此认识不足，不愿拿临产前的2周休假，仍旧

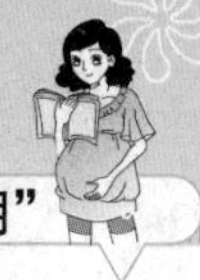

上班和做繁重的家务。殊不知，身体疲劳对分娩不利，有可能发生难产，还有可能影响产后乳汁的分泌。因此，请您重视产前的休息。

怀孕晚期的饮食护理

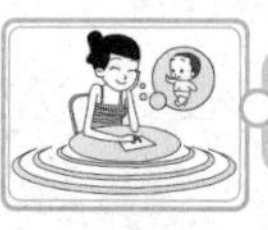

孕晚期饮食有什么要求

孕晚期的准妈妈要注意合理饮食，无须大量进补，孕妇的过度肥胖和巨大儿的发生对母子双方的健康都不利。在怀孕的最后 3 个月里，孕妈妈每天的主食需要增加到 400 ~ 450 克，牛奶也要增加到 2 瓶，荤菜每顿也可增加到 150 克。

体重增加每周不应超过 500 克，体重超标极易引起妊娠期糖尿病。新生婴儿的重量也非越重越好，3000 ~ 3500 克为最理想的体重。从医学角度看，超过 4000 克属于巨大儿，巨大儿产后对营养的需求量加大，但自身摄入能力有限，所以更容易生病，此外，巨大儿在娩出时容易使妈妈发生产道损伤，产后出血概率也比较高。

及时补充微量元素

妊娠 8 个月的时候，孕妇要继续补充胎儿生长需要的营养素，尤其是微量元素钙、锌、镁等。

1. 母体和胎儿的骨骼、牙齿的基本物质都来源于钙的摄取，如果孕妇在妊娠晚期没有补充足够的钙，就有可能会因缺钙发生腿脚抽筋。所以，孕妇在饮食上还要加强钙的摄取，每日要求达到 800 ~ 1500 毫克的摄入量。可以吃一些奶制品、绿色蔬菜、甲壳类食物，各种植物的种子如花生、松子、芝麻等，要多喝一些牛奶，因为牛奶里的含钙量较高；同时，孕妇要注意户外活动，多晒太阳，从而增进钙的吸收；必要时可以在医生指导下补充钙片。

2. 锌是胎盘、血液、羊水和乳房组织必需的营养素，对胎儿的生长发育非常重要，但锌不能在体内合成，只能依靠外来食物提供。所以，孕妇摄取富含锌的食物是补充锌的首要途径。

日常饮食中含锌较多的食品主要有：瘦牛肉、猪肉、羊肉、鸡心、鱼、牡蛎、蛋黄、脱脂奶粉、小麦胚芽、芝麻、南瓜子、蜂王浆等。孕妇在日常饮食中宜多吃粗面粉和豆腐等大豆制品，以及牛肉、鱼、瘦肉、花生、芝麻、奶制品、可可等食物。

3. 镁是人体必需的矿物质，体内近98%的镁存在于骨骼、牙齿和软组织中，所以胎儿在发育过程中一定不能缺少镁。孕妇每日镁的摄入量约需要450毫克。

镁是叶绿素中的主要成分，因此，孕妇在日常饮食中要经常进食绿色蔬菜如青菜、青笋、莴苣等；此外，海产品、动物骨汤、瓜果以及花生、芝麻、大豆、麦麸、麦胚及牛肉、猪肉等都要多吃。在烹饪时尽可能多用粗制海盐，因为精盐在加工过程中会失去大量的镁。

不能拿水果当饭吃

孕妈妈多吃一些水果是有好处的，水果中含有一定量的碳水化合物、丰富的无机盐和维生素。孕妈妈多吃水果，可以减轻妊娠反应，促进食欲，对胎儿的健康成长有好处。但吃过多的水果，有的甚至一天吃下2～3千克，这不仅不科学，甚至还有害处。

研究发现，孕妇过量食用水果除容易引发贫血、高脂血症外，还有导致妊娠期糖尿病的趋势。妊娠期糖尿病是指孕妇孕期糖代谢异常，导致血糖升高，通常在产后两个月内恢复正常。

一般来说，孕妇每天摄取500克水果已经足够。水果除了提供维生

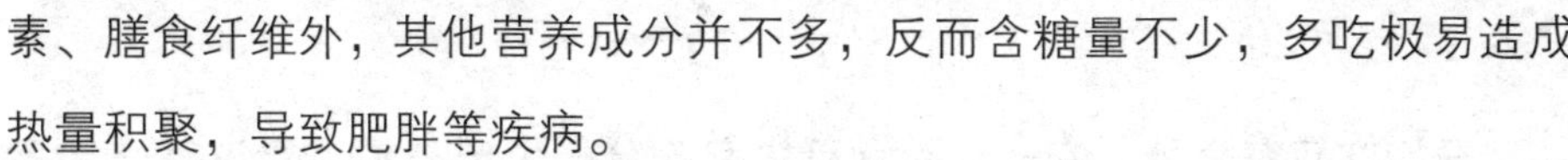

素、膳食纤维外，其他营养成分并不多，反而含糖量不少，多吃极易造成热量积聚，导致肥胖等疾病。

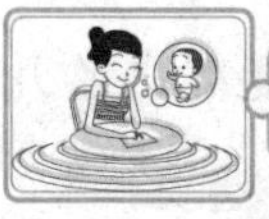

孕晚期妈妈宜吃哪些食物

夏季多吃水果菜肴

如果孕妈妈的孕晚期是在夏天，就可以选择一些水果菜肴，比如蜂蜜水果粥、香蕉百合银耳汤、水果沙拉等。蜂蜜水果粥的做法是，准备好半个苹果、半个梨、少许的枸杞，然后放入粳米煮成的粥里，煮沸后熄火，等温热的时候加入一匙蜂蜜。这样的粥含有丰富的膳食纤维，具有清心润肺、消食养胃的作用。

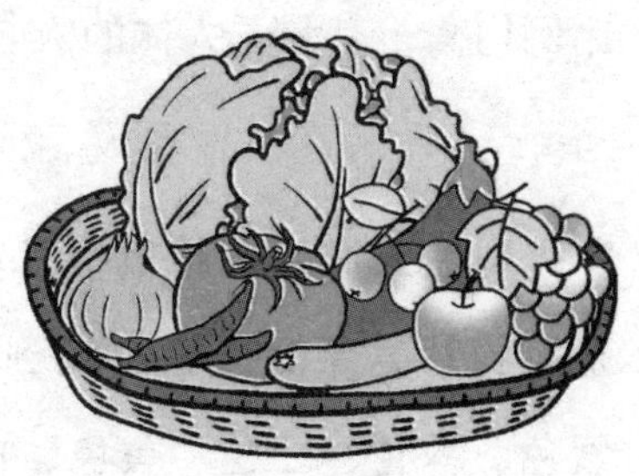

常吃鱼有益健康

这一时期，孕妈妈可常吃能预防早产的食物。如多吃鱼有防止早产，增加孕妈妈足月分娩健康婴儿的可能性。鱼类，特别是富含 ω-3 脂肪酸的鱼，可以延长孕期、防止早产，从而增加婴儿出生时的体重。研究人员发现，吃鱼多的孕妈妈生下早产和体重过轻婴儿的概率较小。从不吃鱼的孕妈妈早产的可能性为7.1%，而每周至少吃一次鱼的孕妈妈，这一概率只有1.9%。

我国传统上也有说法，孕妈妈多吃鱼有很大的补益作用。我们常见的鱼，如鲤鱼、鲫鱼等，其中鲤鱼有清热解毒、利水消肿、通乳、滋补健胃的功效，对各种水肿、腹胀、乳汁不通都有好处，尤其是对孕妈妈妊娠水肿、胎动频繁有不错的食疗效果。鲫鱼不仅营养价值极高，而且所含营养素多，尤其是它所含的蛋白质因质优而容易消化吸收。炖鲫鱼汤给孕妈妈喝，既可以补虚，又有通乳、催奶的作用。

适当吃零食

孕妇在正餐之外，吃一点零食可拓宽养分的供给渠道。建议嗑一点瓜子，诸如葵花子、西瓜子、南瓜子等均可。如葵花子富含维生素 E；西瓜子亚油酸含量高，而亚油酸可转化成“脑黄金”（即 DHA），能促进胎儿大脑发育。南瓜子的优势则在于营养全面，蛋白质、脂肪、糖类、钙、铁、磷、胡萝卜素、维生素 B_1、维生素 B_2、烟酸等应有尽有，而且养分比例均衡，有利于人体的吸收与利用。

孕妈妈宜多吃紫色蔬菜

现在人们越来越重视营养搭配，颜色各异的蔬菜也被请上了餐桌。蔬菜的营养高低遵循由深到浅的规律，其排列顺序总的趋势为：黑色、紫色、绿色、红色、黄色、白色。而在同一种类的蔬菜中，深色品种比浅色品种更有营养。紫色食物包括紫茄子、紫玉米、紫洋葱、紫扁豆、紫山药、紫甘蓝、紫辣椒、紫胡萝卜、紫秋葵、紫菊苣、紫芦笋等。

紫色蔬菜中含有一种物质：花青素。花青素除了具备预防高血压、减缓肝功能障碍等作用之外，其改善视力、预防眼部疲劳等功效也被很多人所认同。对于女性来说，花青素是预防衰老的好帮手，其良好的抗氧化能力能调节自由基。长期使用电脑或者看书的孕妈妈更应多摄取。

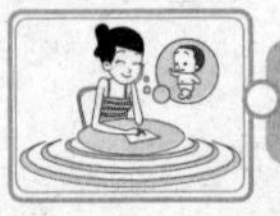

孕晚期不宜吃哪些食物

不宜多食油条

油条制作时，需要加入一定量的明矾，而明矾正是一种含铝的无机物，炸油条时，每 500 克面粉就要用 5 克明矾。

孕妈妈常吃含铝的食品，对胎儿脑功能有一定影响。会使胎儿大脑形成障碍，增加痴呆儿发生概率。另外，油条经过高温烹制，营养成分（特

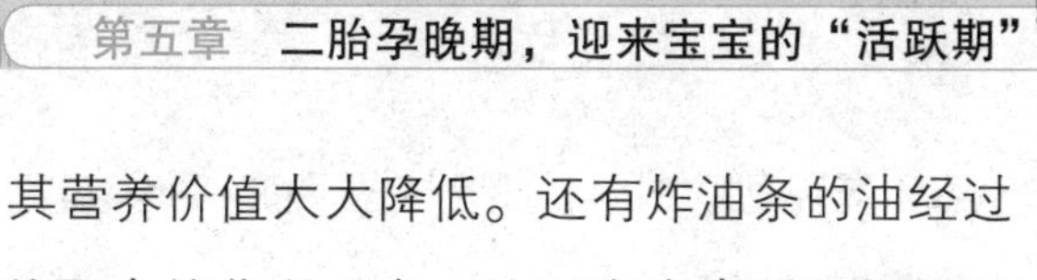

别是维生素）遭到严重破坏，其营养价值大大降低。还有炸油条的油经过反复加热会发生氧化、分解、热聚合等化学反应，从而产生出醛、低级脂肪酸、氧化物、环氧化物、内酯等多种有害物质，孕妈妈食用后，对自身健康和胎儿发育都不利。所以，为了母婴的健康，孕妈妈最好不要吃油条。

避免吃高糖食物

有些人有吃高糖食物的嗜好。这个嗜好在平时并不是什么问题，但对于准备或怀孕的女性会产生一些不利影响。过食高糖食物，可能会引起糖代谢紊乱，甚至诱发孕期糖尿病，危害孕妇健康和胎儿的正常生长发育，导致流产或死胎等不良后果。

意大利的医学家们发现，血糖偏高组的孕妇生出体重过高胎儿的可能性、胎儿先天畸形的发生率、出现妊娠高血压综合征或需要剖宫产的机会，分别是血糖偏低组孕妇的 3 倍、7 倍和 2 倍。另一方面，孕妇在妊娠期肾排糖功能可有不同程度的降低，如果血糖过高则会加重孕妇的肾脏负担，不利于孕期保健。大量医学研究表明，摄入过多的糖分会削弱人体的免疫力，使孕妇机体抗病力降低，易受细菌、病毒感染，不利于优生。

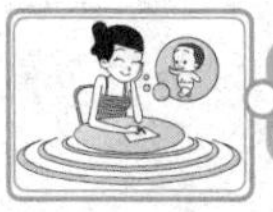

孕晚期吃红糖要注意什么

很多准妈妈想要通过饮用红糖水来改善贫血情况，认为既能满足铁质的吸收，又能预防感冒。红糖作为天然的保养品，对女性的健康起到很大作用。红糖是用甘蔗汁直接炼制而成的赤色晶体。它几乎保留了甘蔗汁中的全部营养成分，含有多种维生素和微量元素。每 100 克红糖含有 2.2 毫克铁，而同量白糖的铁仅为 0.2 毫克；一大匙（15 克）红糖含有70毫克钙，相当于半块豆腐的钙含量；它能快速补充体力，被誉为“东方巧克力”。

红糖作为人们经常使用的食品之一，一般来说大部分人都是可以喝的，但是红糖水的糖分还是非常高的，所以在怀孕期间应少喝红糖水，特别是一些血糖比较高的孕妇更是要少喝或不喝红糖水。

孕妇非常容易得妊娠糖尿病，如果在怀孕期间再喝红糖水必定会加大患妊娠糖尿病的可能。妊娠糖尿病的危害非常大，高血糖可使胚胎发育异常甚至死亡，流产发生率达15%～30%。

感染是糖尿病主要的并发症。未能很好控制血糖的孕妇易发生感染，感染亦可加重糖尿病代谢紊乱，甚至诱发酮症酸中毒等急性并发症。

另外，红糖性温，夏天少用，天冷可以适当多用；产前经常吐酸水的孕妇应少用或不用，以免增加胃酸分泌而伤胃。

孕晚期营养食谱推荐

鱼吐司

原料 面包、净鱼肉各150克，鸡蛋一个，猪油150克，料酒、淀粉、精盐、味精、葱、姜少许。

做法 ❶面包去边皮，切成厚4至5毫米的片，鱼肉剁成泥，加蛋清、葱、姜、料酒、精盐、味精一起拌匀。❷将调好的鱼泥抹在面包片上，用刀抹平。将猪油放入锅中烧至五成热时，放入面包片炸，炸至呈黄色后出锅即可。

小贴士

软嫩清香，味美可口，能增加孕期女性的食欲。鱼肉中含有不饱和脂肪酸，对胎儿的生长发育很有好处。

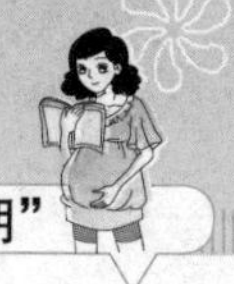

核桃酥

原料 面粉150克，核桃仁适量，鸡蛋1个，黄油、白糖、泡打粉，苏打粉各适量。

做法 ❶把核桃仁去衣，切碎。❷将黄油软化后加入白糖、打散的鸡蛋、面粉、泡打粉、苏打粉、核桃碎，搅匀揉成面团。❸将面团分成若干份厚片，放入烤盘，烤制15分钟即可。

小贴士

核桃酥含有丰富的蛋白质、氨基酸、维生素，有补脑强身的功效，对于胎儿生长发育也很有好处。

豆汁粥

原料 小米50克，黄豆15克。

做法 ❶将黄豆泡好，加水磨成豆浆，用纱布过滤去渣；小米淘洗后，用水泡过，磨成糊状，用纱布过滤去渣。❷在锅中放入适量水，烧沸后加入豆浆，再沸时撇去浮沫，边下小米糊边用勺向一个方向搅匀，开锅后撇沫，继续煮5分钟即可食用。

小贴士

色白如玉，入口滑润。含有丰富的植物蛋白质、B族维生素。能为孕妈妈补充丰富的营养。

玉米面蒸饺

原料 玉米面500克，小麦面粉、粉丝各100克，韭菜300克，植物油、香油、甜面酱、精盐、鸡精、花椒粉各适量。

做法 ❶韭菜洗净、切碎，与粉丝、适量甜面酱、精盐、鸡精、花椒粉、植物油、香油拌匀，做成馅料。❷把玉米面、小麦面粉加适量开水拌和好，分成若干个小团，擀成圆皮，包入馅料，捏成饺子形，上笼蒸约15分钟即可。

小贴士

玉米面蒸饺能够为孕妇提供蛋白质、脂肪、糖类、钙、磷、铁、烟酸等营养成分，并有促进消化、通利小便、消除水肿的功效。

莲子芡实粥

原料 去心莲子、芡实各50克，糯米100克，鲜荷叶1张，桂花卤10克，白糖150克，清水1500毫升。

做法 ❶把鲜荷叶洗净，用开水烫过待用。❷将糯米淘洗后放入锅内，加入去心莲子、芡实及清水，上火烧开，转用小火煮成粥。❸粥煮好后关火，覆以鲜荷叶，盖上盖。5分钟后，弃荷叶，加入白糖、桂花卤即可食用。

小贴士

此粥可镇静神经，养心安神，有益于加快恢复体力，还可补益心脾，治疗妊娠水肿，是良好的营养品。

荸荠菜花虾仁羹

原料 虾仁、菜花、荸荠各100克，草菇、胡萝卜各50克，鸡蛋1个，姜、高汤、水淀粉、精盐、香油各适量。

做法 ❶虾仁洗净，加入适量精盐和香油腌制10分钟，入沸水中焯烫至熟，捞出沥干水。❷草菇洗净，焯烫透捞出沥干；菜花洗净掰成小朵，焯烫1分钟左右，过一遍凉水，捞出沥干；荸荠、胡萝卜分别去皮洗净切薄片，鸡蛋取蛋清打散备用。❸锅内放油烧热，放入姜片爆香，加高汤、草菇、荸荠、胡萝卜，大火煮2分钟，再放虾仁、精盐，大火烧开，用水淀粉勾芡，加菜花、蛋清搅匀。待锅内沸腾，淋上香油即可。

小贴士

这道菜含丰富的蛋白质、脂肪、维生素和多种微量元素，利于胎儿的发育。对海鲜过敏的孕妇忌食，不过敏者宜适量食用。

凤凰蛋

原料 鸡蛋6个，猪瘦肉400克，两个鸡蛋的蛋清，酱油、精盐、味精、料酒、水淀粉各适量，葱末、姜末各少许，花生油500毫升（约耗75毫升）。

做法 ❶将6个鸡蛋放入冷水锅内，上火煮熟，用凉水冲凉，去壳备用。❷猪瘦肉洗净，剁成泥，放入碗内，加葱末、姜末、鸡蛋清、水淀粉、酱油、精盐、味精、料酒，搅至上劲，分成6份，包在每个鸡蛋上，用手团光备用。❸将包好的凤凰蛋放入热油锅内炸透捞出，将每个鸡蛋一切两半，蛋黄朝上放在盘内，排成圆形，再将剩余的调料和清水50毫升倒入盘内，上笼蒸20分钟，取出上桌食用。

小贴士

色泽红黄，鲜香可口。此菜含有丰富的蛋白质、维生素A、维生素B_1、维生素B_2、维生素D和铁等营养素，常食可有效防治维生素A、维生素D及铁等营养素的缺乏。

银鱼苋菜羹

原料 苋菜300克，银鱼100克，蒜1瓣，姜1片，水淀粉、精盐、植物油各适量。

做法 ❶将银鱼洗净，沥干水备用；苋菜洗净，切成3厘米长的小段；蒜去皮洗净，剁成蒜末；姜洗净，去皮切末备用。❷锅内加入植物油烧热，放入蒜末爆香，加入银鱼、姜末，翻炒几下。❸加入苋菜炒至微软，加入1碗清水，大火煮5分钟。❹调入精盐、水淀粉拌匀即可。

小贴士

此菜含有丰富的蛋白质、钙、磷、铁等营养成分，能为孕妈妈补充丰富的营养，促进胎儿的发育。银鱼是一种高蛋白质、低脂肪的食品，对妊娠高血压综合征有很好的预防作用。

香脆卷心菜

原料 卷心菜500克，冬笋、香菇各50克，青椒、红椒各25克，白糖、精盐、醋、葱、姜、香油、植物油各适量。

做法 ❶将冬笋、香菇用温水泡发、洗净；把青椒、红椒切成丝，用开水焯透；将卷心菜洗净，切块，用开水焯透，捞出控干水分，用少许精盐、白糖、醋拌匀腌渍；葱、姜切成丝。❷植物油锅中烧热，把葱丝、姜丝、冬笋、香菇、青椒丝、红椒丝投入油锅，加少许白糖、醋、精盐，煸炒几下，倒在卷心菜上，点上香油即可。

小贴士

这道菜味酸、甜，能够引起孕妇的食欲，还有促进消化、利尿通便、清热解毒等功效。

木耳银芽炒肉丝

原料 豆芽、水发木耳、猪瘦肉各100克，水发腐竹50克，姜1片，酱油、水淀粉、香油、精盐、鸡精、植物油各适量。

做法 ❶将水发木耳择洗干净，切成细丝；豆芽择洗干净，放入沸水锅中焯烫一下捞出；姜洗净切末；水发腐竹切成斜丝；肉洗净，切丝，用酱油和淀粉抓匀。❷锅置火上，放入植物油烧热，放入姜末爆香，倒入肉丝炒散，再放入豆芽和木耳丝煸炒，加少量水，放入精盐、鸡精和腐竹，用小火慢烧3分钟，转大火收汁，然后用水淀粉勾芡，淋入香油即可。

小贴士

此道菜可以帮助孕妈妈补气养血，利水消肿，同时还具有美容养颜的功效。

葱香排骨

原料 猪排骨（大排）500克，小葱1把（20克左右），蒜3瓣，姜1片，豆瓣酱、酱油、冰糖、孜然、植物油各适量。

做法 ❶将排骨洗净后，剁成1寸长的段，投入沸水中焯烫至断生，捞出来沥干水。❷小葱择洗干净，切成2寸来长的段；蒜去皮洗净，切片；姜洗净，切丝；豆瓣酱剁碎备用。❸锅内加入植物油烧至六成热，加入冰糖炒化，放入豆瓣酱、蒜片、姜丝，炒出香味。❹倒入猪排骨，加入孜然、酱油，翻炒至收汁，放入葱段，翻炒几下即可。

小贴士

这道菜能够为孕妈妈补充所需的蛋白质和热量，同时也是一道很好的开胃菜，对于吃了很长时间清淡口味菜的孕妈妈来说，是个不错的选择。

萝卜炖带鱼

原料 带鱼300克，萝卜干100克，蒜3瓣，姜两片，葱半根。料酒、醋、酱油、白糖、精盐、鸡精、植物油各适量。

做法 ❶将带鱼洗净，切成1寸来长的段；萝卜干洗净切丁；葱、姜、蒜洗净，葱切段，姜、蒜切片备用。❷锅内加入植物油烧热，将带鱼放入锅中稍煎，盛出备用。❸锅中留少许底油，先放入葱段、姜片、蒜片爆香，再放入萝卜干翻炒均匀。❹加入酱油、醋、料酒、白糖、精盐及少量清水烧开，放入带鱼，用小火焖煮。待汤汁快干时，加入鸡精调味即可。

小贴士

此汤含有丰富的不饱和脂肪酸，对胎儿大脑和神经系统的发育有促进作用。其中含有的蛋白质、脂肪、碳水化合物等，具有补虚损、益胃气的功效。孕妈妈常食能摄入更多的营养成分，有利于增强体质和安胎。

西湖醋鱼

原料 草鱼1条，姜、葱、料酒、白糖、醋、酱油、精盐、水淀粉、香油、植物油各适量。

做法 ❶将草鱼洗干净，剖成两片；姜切成片；葱分别切成段和末。❷将草鱼放进锅中，加适量清水、葱段、姜片、料酒，煮开后，用小火焖一会儿，捞起。❸植物油锅中烧热，下入葱末爆香，再加入适量清水、白糖、精盐、醋、酱油煮开，用水淀粉勾芡，淋在草鱼上，淋上香油即可。

小贴士

这道菜能够为孕妇和胎儿提供充足的热量、蛋白质、脂肪、维生素、叶酸、钙、磷、钾、钠等营养成分，而且草鱼所含的不饱和脂肪酸对血液循环非常有利。

蜜汁甜藕

原料 藕750克，糯米150克，蜜莲子25克，蜂蜜、水淀粉、蜜桂花、白糖各适量。

做法 ❶将藕洗净，切去一端藕节将洗净的糯米灌入藕中，使糯米填满孔，然后加入白糖少许，放入笼

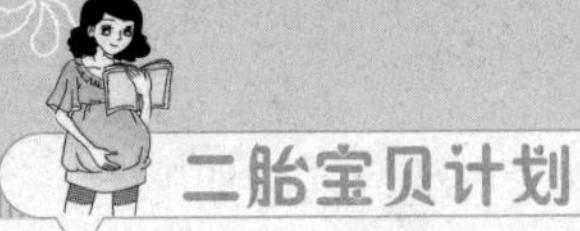

屉蒸30分钟后取出。❷用清水浸泡2分钟后撕去藕皮晾干，切去一端藕节，从中剖开，切成0.7厘米厚的块备用。❸将炒锅置火上，放清水、白糖、蜂蜜、蜜桂花、蜜莲子，烧沸，用水淀粉勾芡，起锅浇在藕块上即可。

小贴士

此品香甜似蜜，软糯清润，不仅含有多种营养素，而且有润肠通便、滋阴清热、清胃降火的功效。

第六章　二胎分娩，终于和弟弟或妹妹见面了

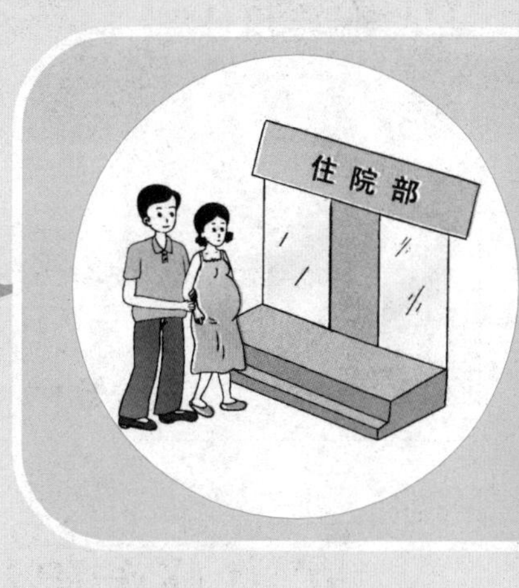

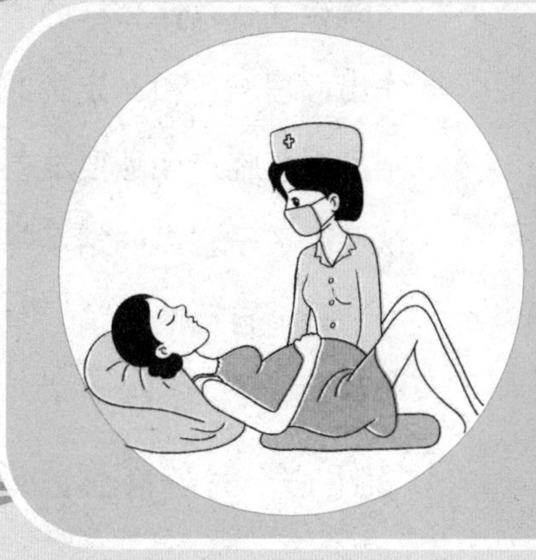

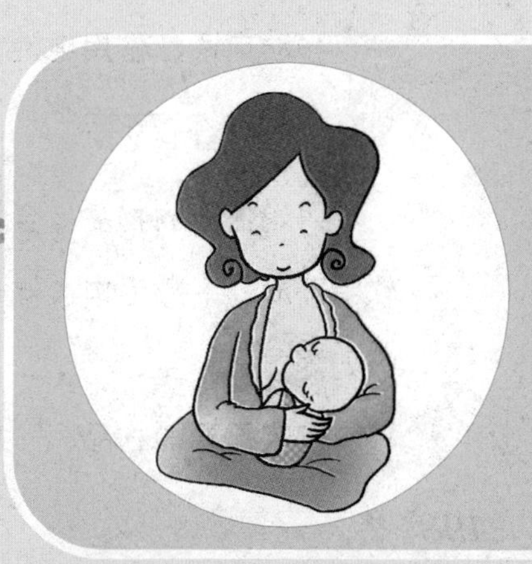

做好产前准备

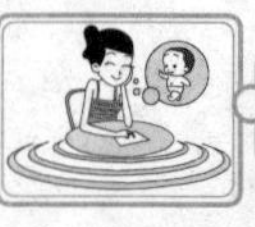

临产前要准备好这些

进入临产期之后，分娩的日期眼看就要到了。什么时候分娩，在哪家医院分娩，以什么样的方式分娩，都要准备好。还要对最不好的分娩状态作出心理准备和一定的物质准备，之后做出相应的决策。为了以防万一，刚刚进入临产期就要准备入院用品，复习分娩的流程，预演呼吸方法，确认胎儿在子宫内的情况等等。

调节自己的心情，时刻要保持一种“积极地期待、企盼”的心情等待分娩。

临产时随身必备物品

母子健康手册。

医疗保健卡。

危急时刻叫出租车的费用。

移动电话、备用电池。

检查入院用品

妈妈需要的物品：全棉毛巾、2件开胸的上衣、卫生纸、卫生巾、盆、软毛牙刷、下身毛巾、袜子2双（产后要立即穿上袜子，防止脚部着凉）、吸奶器。

宝宝需要的物品：一般医院都提供了一些，可以先咨询一下，看少什

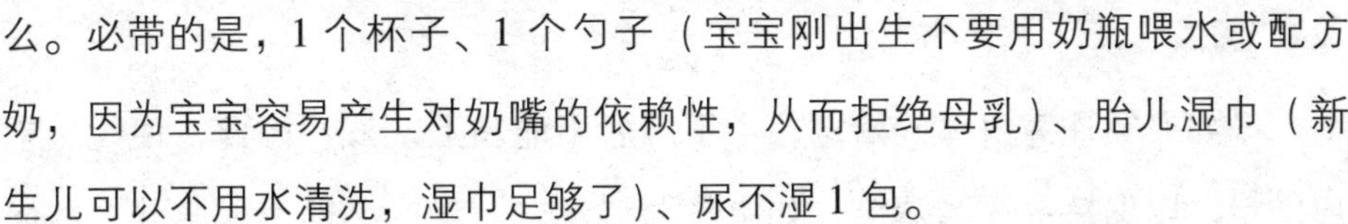

么。必带的是，1 个杯子、1 个勺子（宝宝刚出生不要用奶瓶喂水或配方奶，因为宝宝容易产生对奶嘴的依赖性，从而拒绝母乳）、胎儿湿巾（新生儿可以不用水清洗，湿巾足够了）、尿不湿 1 包。

调整心态迎接宝宝

要调整好迎接宝宝出生的心情，告诉自己：“分娩的痛并不可怕，一定要坚强，我一定能行！”经常做深呼吸，积极地让自己的身体动起来，这样有利于分娩。要保持“什么时候分娩都可以”的心态。做好随时入院的心理准备还要保持分娩的体力，保证分娩的顺利进行。

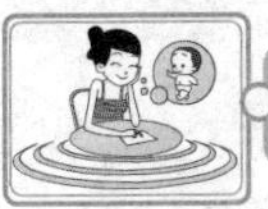

做好身心双重准备

随着分娩期的临近，对宝宝的期待和对分娩的恐慌越来越强烈，心里不安或疲劳时，要重新练习，开始阵痛到分娩的整个过程，以及分娩呼吸方法。平时认真练习的孕妈妈，进入产室后，也会头脑一片空白。所以要通过充分练习，熟练掌握呼吸方法。

分娩前做好充分的身体方面的准备是保证安全分娩的必要条件。

睡眠休息

分娩时体力消耗较大，因此分娩前必须保证充分的睡眠时间，分娩前午睡对分娩也有利。

生活安排

接近预产期的孕妇应尽量不外出和旅行，但也不要整天卧床休息，轻微的、力所能及的运动还是有好处的。

性生活

临产前绝对禁忌性生活，以免引起胎膜早破和产时感染。

洗澡

孕妇必须注意身体的清洁，由于产后不能马上洗澡，因此，住院之前应洗澡，以保持身体的清洁。如果是到浴室去洗澡，必须有人陪伴，以防止湿热的蒸汽引起孕妇昏厥。

家属照顾

双职工的小家庭在妻子临产期间，丈夫尽量不要外出。特别是夜间需有人陪住，以免半夜发生不测。

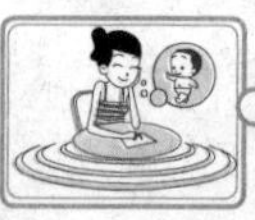

二胎分娩前要知道的事

生头胎时只是感到微弱阵痛，生二胎时如何避免?

感觉到微弱阵痛的原因之一是太胖了。如果腹部脂肪过多，就会在生产时使不上力气。另外，由于产道中也堆积了脂肪，因此有时胎头下降会受阻。为了能够顺利迎接生产，妈妈们要控制体重，还要做好各方面的自我管理，这是关键。

或许是因为已经生过一胎，所以很多妈妈都有些轻视生产，但其实每次生产时，妈妈们都是要拼尽全力的。

如果觉得“体重增加了以后还能减”，认为这只是自己的个人问题就大错特错了。如果母亲自身太胖也会影响到婴儿的，而已经生育过一次的妈妈一定会知道应该怎么办的。

头胎早产，第二次怀孕要如何避免?

数据显示，有过一次早产经验的人，下次怀孕后还有可能会早产。出现这种状况与子宫内感染或妊娠高血压综合征、子宫颈管无力症等容易反复发作的疾病有关。

虽然下次怀孕时并不一定会早产，但只要是有过一次早产经历的妈妈

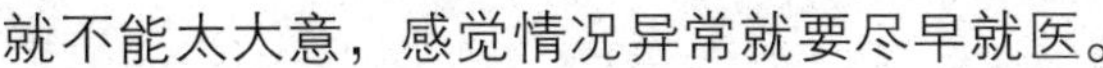
就不能太大意，感觉情况异常就要尽早就医。

二胎产程真的会很快？

一般来说，二胎时的产程时间短。其原因是在第一次生产时，胎儿已经在产道中经过一次了。另外，二次生产时子宫口的扩张也大多会比初产快。总之，二胎会比初产用时短。

另外，初产时用时较短的人也需要注意。因为二次生产的用时可能会更短。

阵痛的间隔时间也可能会急速缩短，因此不要等到阵痛间隔时间变为每 10 分钟一次时再去医院，当出现规律宫缩时就要尽早联系医院。

二胎产后阵痛为什么会很强烈？

产后，当子宫为了复原而开始进行收缩时，下腹部就会感到阵痛般的规则性疼痛，这被称为产后阵痛。一般情况下，经产妇的产后阵痛要比初产妇剧烈。这是因为子宫的收缩比初产时快造成的。

初产时，很多妈妈都没有感觉到产后阵痛，但是在二胎产后却很明显。虽然因为妈妈们的生产状况以及个人情况的不同会有差异，但妈妈们还是应该提前做好可能会很痛的心理准备。另外，越是年轻的妈妈，子宫的恢复速度也会越快。

二胎时肚子比生头胎时还要大是什么原因？

头胎与二胎的肚子大小会有变化，这有可能是在生完头胎后脂肪堆积，因此感觉肚子比之前要大。胎儿的大小可以通过超声波检查进行了解，如果有疑虑，可以咨询医生。

二胎也做剖宫产，手术位置有变化吗？

每个医院的方针不同，因此不能一概而论。一般都是在与头胎位置相同的地方开刀。在已经有过伤痕的地方开刀手术后，最后只会留下一条疤痕。

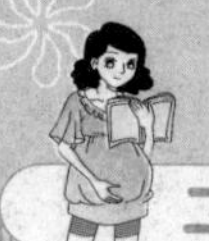
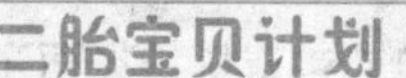

二胎也要做会阴切开吗？

妈妈们即便在二胎时也会对会阴切开感到不安，但因为已经有了初产经验，这时大多数情况下会阴的伸缩都很好，因此很多妈妈都不用再做会阴切开术。只要胎儿的头部能够顺利出来就不要做手术。

当然，有时根据胎儿的情况需要进行切开，但大多也只是做一个小伤口就可以了。是否实施会阴切开要根据生产时的状况而定，妈妈可以不用考虑太多。如果想要尽量不做，也可以向医生表达你的想法。

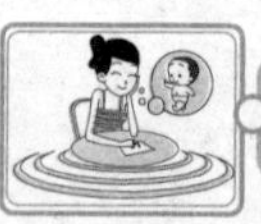

第一胎剖宫产，二胎怎么生

一般说来，第一胎剖宫产第二胎是有顺产机会的。如果准妈妈这次没有上次剖宫产的指征，比如胎儿宫内窘迫、子宫收缩乏力、胎位不正等情况，那么第二胎是可以顺产的。

不过也有医学专家认为，如果第一胎是剖宫产，剖宫产后，子宫会产生瘢痕，肌纤维也受到破坏，使子宫耐受张力的情况明显降低。那么第二胎顺产的风险很高。很可能会导致子宫破裂，或者出现大出血，危及母子生命。所以不建议二胎顺产。

可以肯定的是，如果第一胎剖宫产，无论间隔多长时间，第二胎顺产的话，都有一定的风险。其实不管是哪种分娩方式都是各有利弊，准妈妈们要放平心态，应该根据胎儿的发育情况来确定生产方式，不要太过于担心。因此，如果孕妈妈有充分的试产信心，理解试产的风险，且符合以下条件，医院也具备良好的监测和抢救手段，应该可以阴道试产。

1. 此次分娩距上次剖宫产手术两年以上。

2. 前次手术为子宫下段横切口剖宫产，术中无切口撕裂，且术后无感染，切口愈合好。

3. 前次剖宫产指征不存在，未出现新的剖宫产指征。

4. 本次妊娠无妊娠并发症，无严重的内外科合并症。

5. 无再次子宫损伤史，如子宫穿孔、肌瘤剔除史等。

6. 征得患者及家属同意，并签同意书。

在顺产过程中，必须有专人观察，全程胎心监护，密切观察产程的进展，注意孕妇的生命体征，监测胎心率，如出现异常情况，应终止顺产立即剖宫产。然而，目前对既往有多次剖宫产史，因其母儿并发症较高，是否能经阴道分娩还存在争议，大多数时候还是建议剖宫产。有顺产信心的孕妈妈建议等待其自然临产，尽量避免药物引产。

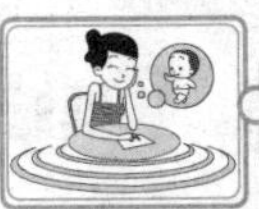

影响剖宫产后二胎顺产的因素

许多妈妈第一胎剖宫产，担心第二胎顺产会出现问题。一般来说，只有出现以下这些情况，才会导致第二胎顺产不顺利。

1. 第一次剖宫产伤口较薄或者愈合不良。临床上，有些缝得较薄的子宫肌肉层，在二度生产，进行剖宫产时，可以看见子宫被胎儿撑大，缝合的伤口处已经薄如塑料袋一般很容易发生子宫破裂，而缝得较厚的剖宫产伤口，发生子宫破裂的机会则较低。

2. 第一次剖宫产的指征依然存在。第一次剖宫产的指征依然存在，如骨盆狭窄、头盆不称、胎位不正、软产道畸形或狭窄以及内外科合并症，如心脏病、曾经有产程迟滞等，第二胎顺产时也可能出现这些问题，导致产程不顺。

3. 第二次怀孕时有严重的产科并发症。如重度先兆子痫、前置胎盘、胎盘早剥等，不适于阴道分娩。

4. 第二次怀孕时胎宝宝存在问题。如胎儿宫内缺氧、多胎妊娠、宫内感染、胎儿过大等。

5. 剖宫产后再次怀孕间隔时间太短。如果剖宫产后一年内再次怀孕，是非常危险的，因为在怀孕过程中子宫发生破裂的几率非常高。

二胎分娩产兆

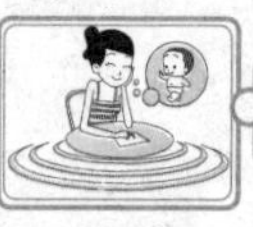

二胎临产的宫缩表现

宫缩是临产的一个重要特征，简而言之，就是有规则的子宫收缩。宫缩开始是不规则的，强度较弱，逐渐变得有规律，强度越来越强，持续时间延长，间隔时间缩短，如间隔时间在 2～3 分钟，持续 50～60 秒。

第二胎的孕妈妈若 10 分钟以内就痛一次，就要到医院评估是否需要住院待产了。从宫缩到生产的时间每个人都不一样，有的人需要三四个小时，有的需要十几个小时，一般二胎比一胎的生产时间要快。

宫缩来袭，并不是所有人都能及时感受到。一般计算宫缩时，如果每小时宫缩次数在 10 次左右就属于比较频繁的，应及时去医院。

如果孕妈妈的症状与正常的宫缩情况相吻，不必过于担心，如果症状是异常的，则要尽早就医。此外，宫缩发生时一定要注意休息，正常的宫缩现象，孕妇不需要太紧张，只要计算好宫缩频率，心中有数就可以，如果感觉疼痛，流血，流水，准妈妈就应尽快到医院就诊了。

到预产期，只有伴有疼痛的宫缩，才是分娩的先兆。开始宫缩的疼痛有的产妇是在腹部，有的产妇感觉在腰部。宫缩疼痛的强弱也因人而异。当宫缩引起轻微的疼痛，一会儿过去了，渐渐疼痛有所加强，间隔缩短，疼痛时间延长，宫缩像浪潮一样涌来，阵阵疼痛向下腹扩散，或有腰酸作排便感，这种宫缩是在为宝宝出生作准备。

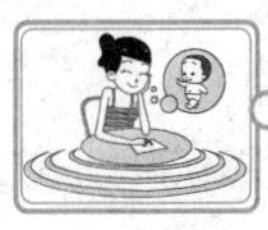

如何辨别真假宫缩

在分娩的前一个月，是准妈妈们宫缩的热身阶段。准妈妈会有一些错觉，感觉好像要生了。但去了医院会发现，这只不过是假宫缩。那么，准妈妈应该如何辨别真假宫缩呢？

假宫缩——无规律、无周期

在准妈妈分娩前1个月，子宫肌肉较敏感，时不时会出现不规则子宫收缩，持续时间较短，力量弱，或只限于子宫下部。这一症状持续数小时后又停止，但这种宫缩并不能够使子宫颈口扩张，也不会造成胎儿的分娩，所以称为假宫缩。假宫缩无规律性，无周期性，也不会有疼痛感。

真宫缩——浪潮般阵阵扩散

真正的分娩来临，子宫收缩是有规则性的。在最开始间隔时间大约是10分钟一次，孕妇会感到腹部阵痛，随后阵痛的持续时间逐渐延长，达到40～60秒。程度也随之加重，间隔时间也缩短，约3～5分钟。当子宫收缩出现腹痛时，可感到下腹部很硬。

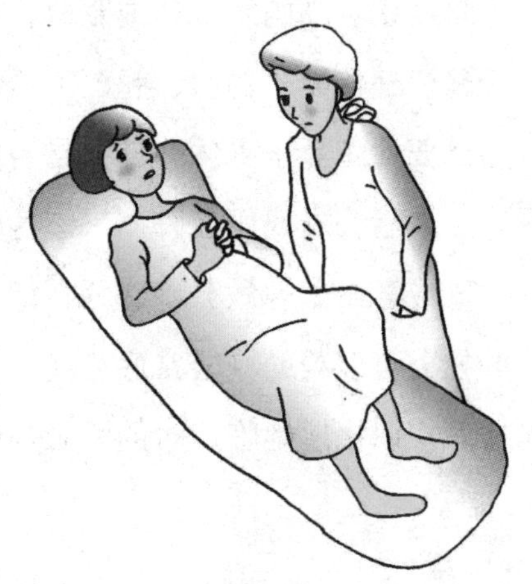

真宫缩的疼痛如浪潮一般，一阵一阵向下腹扩散，或有腰酸并排便感，这种宫缩是为宝宝出生作准备。当然，这个时候准妈妈只要和医生配合好，利用呼吸操配合宫缩，就能顺利度过分娩关。

判断是不是真宫缩，实际上要观察有没有产程进展，伴随着产程进展的宫缩是真宫缩，不伴随产程进展的宫缩就是假宫缩。我们可以通过两个因素去判断。

第一，通过时间性去判断。如果宫缩两三个小时候后，伴随着产程进程，随着时间的迁移，宫缩频度越来越密，强度越来越强，宫颈口会打开，胎先露会下降，就是真宫缩。

第二，准妈妈如果因宫缩的疼痛不适而休息，医生可以给准妈妈注射一些镇静剂，让她休息。如果注射镇静剂准妈妈能够充分休息，通常是假宫缩。如果用了强的镇静剂病人都难以入睡，那么有可能是真宫缩。

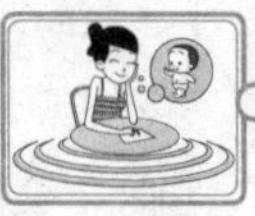

如何缓解宫缩痛

早就有研究发现，音乐可以缓解准妈妈在分娩时的紧张情绪，并可减轻宫缩时的阵痛。通过对准妈妈分娩情况的记录发现，听音乐的准妈妈情绪紧张及疼痛都有明显的减轻。研究还发现，让准妈妈听音乐，做做音乐理疗，还有利于产后恢复，并有助于改善妈妈和新宝宝的关系。

另外，当阵痛越来越频繁的时候，准妈妈不妨想象一下宝宝出生时的美好场景，或者看看报纸、电视，走一走，聊聊天，尽量不要去想“疼”这个字。

准妈妈在宫缩时，腹部肌肉紧张是很正常的，此时，身体其他部位要尽量放松。准妈妈或坐或躺时，身体需要一些支撑，比如枕头、靠背。准爸爸要确保妻子的肘、腿、下腰、脖子都有地方支撑，并感到舒服，准爸爸还要检查妻子身体各部分是否完全放松。

最后，准妈妈在阵痛来临的时候，不要一直躺在床上，可起来走动一下，或尝试做一做分娩球操，即坐在健身球上，随着球来回晃动，对盆底的托力可以帮助减轻盆底疼痛。另外，准爸爸或者家人可以为准妈妈做做按摩，以缓解她临产时的紧张与疼痛。

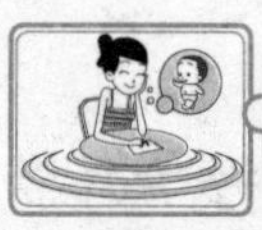

宫缩前见红怎么办

妊娠期内，黏稠的、带有血液的黏液栓子会堵塞子宫颈，在分娩开始前或进入分娩早期阶段时，栓子会从阴道清除出来。所谓“见红”，是由于子宫收缩，子宫颈管逐渐扩张，子宫颈里的黏液与子宫颈管壁少量出血混合在一起形成的，这是子宫颈口开始张开的信号，是开始临产的可靠征象。

一般来说，见红后的24小时内就会开始阵痛，进入分娩阶段。但是实际情况是很多人见红后几天甚至一周后才分娩。个体差异很大，所以关键在于见红后要观察它的形状，颜色、量等再作判断。

如果孕妇预产期已到，并已有不规律宫缩的时候，应及时发现这种征兆，特别是在发现靠阴道口的短裤处有潮湿不适感时，应立即查看短裤上有否这种血性分泌物。如有则做好随时去妇产科医院的准备，以防不测。

很多产妇认为见红了就会马上阵痛，因此精神紧张把注意力完全地集中在这个上面，导致失眠，由于睡眠不足而造成身体的疲劳会导致体力下降，没有精神，这样对分娩是十分不利的。要保持好的心情，积极地、耐心地等待，正常进食，保证睡眠，保持体力。一般见红在阵痛前的24小时出现，但也有在分娩前几天甚至1周前就反复出现见红。

1. 如果只是淡淡的血丝，量也不多，孕妈妈可以留在家里观察，平时注意不要太过操劳，避免剧烈运动就可以了。

2. 如果流出鲜血，超过生理期的出血量，或者伴有腹痛的感觉，就要马上入院就诊。

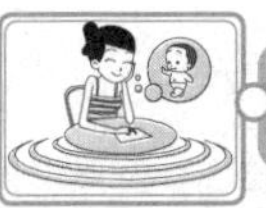

胎膜早破及时入院

发生胎膜早破时，很多时候产妇常会以为自己是小便尿湿了内裤，并不知道是胎膜早破。然而，尽快确定胎膜早破是非常重要的，可以避免细菌沿着阴道上行到子宫里感染胎儿，避免发生脐带脱垂等并发症。

当产妇不明确自己究竟是胎膜早破还是尿液流出时，可以将特定的化学试纸放入阴道里。如果是胎膜早破，流在阴道里的羊水会使橘黄色的试纸变成深绿色。把试纸拿到医院放在显微镜下观察，可以见到羊水中的小脂肪块和胎毛，这时即可以确定是胎膜早破。

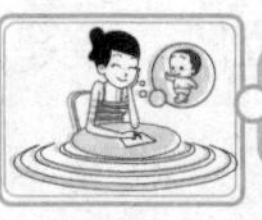

胎膜早破居家紧急处理法

一旦发生胎膜早破，产妇及家人不要过于慌张，不知所措的情况下反而容易做出不当举动。为了防止胎儿的脐带脱垂，立即让产妇躺下，并且采取把臀部抬高的体位。

产妇在外阴垫上一片干净的卫生巾，注意保持外阴的清洁，不可以再入浴。

只要发生破水，不管产妇是否到预产期，有没有子宫收缩，都必须立即赶往医院就诊。即使在赶往医院的途中，也需要采取臀高的躺卧姿势。

胎膜早破并不可怕，准妈妈切不可慌张，应冷静谨慎处理，尽早就医。

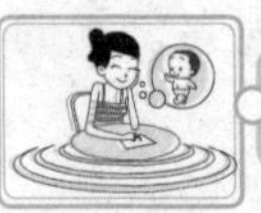

二胎生得更快

比起生头胎，生二胎的妈妈们显得会更淡定一些，因为一般第二胎会比第一胎产程短，初产妇产程一般需要 16 ~ 18 小时，二胎产妇产程则一般会缩短一半，所以产妇在临产前要放松心情，不能让紧张情绪影响产程。

医生会提前告知产妇临产，孕妈妈们在妊娠晚期，特别是孕 36 周后一定不要忽视产前检查。每周让主诊医师检查一次，选择适当时机到医院待产。产妇入院待产的征兆就是规律宫缩、见红和破水，当产妇出现其中任一征兆时，都应到医院待产。初产妇有规则的收缩阵痛约 3 ~ 5 分钟一次，20 分钟内 4 次以上，即可到医院待产。二胎产妇只要是规则收缩开始或见红，就应立即到医院待产。

产程，指妇女生产分娩婴儿的全过程。分娩能否顺利完成，取决于产力、产道、胎儿这三个基本要素。如果其中一个因素发生异常，其结果往往以剖宫产作为最终的解决办法。而国际上的研究认为：产妇的精神心理因素对分娩过程的影响也很大，被认为是第四要素。四个要素中任何一个不正常，都会影响产程顺利进行。只有四个要素相互协调配合，才能顺利完成分娩过程。

急产

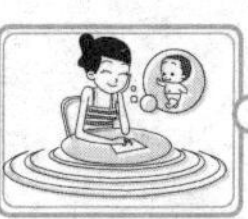

哪些孕妈妈容易发生急产

从有阵痛到完成分娩，只要少于 3 小时就称为“急产”。医学上对急产的界定则为：初产妇，每小时子宫颈扩张的速度大于 5 厘米；经产妇，每小时子宫颈扩张速度大于 10 厘米。全面二胎开放以后，很多家庭都跃跃欲试打算生二胎，对于头胎是顺产的妈妈来说，二胎晚期要注意防范急产。

一般正常的状况下，产妇分娩需要一、二、三产程。在第二产程的时候，子宫口完全打开，胎膜破裂，羊水流出，由于胎头下降，压迫直肠，产妇因此有排便感。此时，宝宝马上就要娩出了。尽管产程时间是因人而异的，但初产妇在这个产程时，一般也需要 1 ~ 2 小时，经产妇会很快（几分钟到十几分钟）。整个分娩全程，从腹痛开始到生产结束，不应少于 3 小时。在 3 小时以内的就属于急产。

引起急产的原因有很多。如早产，孕 29 ~ 36^{+6} 周，多见于 18 岁以下或40岁以上的孕妇；孕妇患有贫血、甲亢、高血压等疾病；有胎儿过小、双胎、胎盘异常等情况。

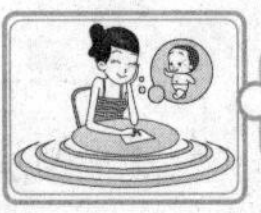

急产会对宝宝产生哪些影响

胎儿窘迫

由于急产时的宫缩力度过强、频率过快，产妇子宫收缩的间隔太短，会导致胎盘血液循环受阻，未娩出的胎儿很容易在子宫内出现缺血、缺氧的状况，进而发生宫内窘迫。

新生儿损伤

胎儿出生过快，由于宫内和外界压力的变化，很容易造成宝宝皮肤下的毛细血管破裂，急产的宝宝面部发紫，有细小的出血点就是这个原因，而严重的还会造成头部的血管破裂，发生颅内出血。严重者将新生儿生在厕所，发生坠落伤。

新生儿肺炎

胎儿还会有可能发生羊水吸入的情形，使得新生儿窒息，或引发新生儿肺炎。

新生儿脐带感染

急产由于紧急，多数发生在非医务场所，消毒措施不够，容易造成新生儿脐带感染。

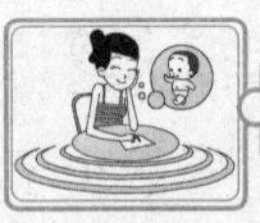

如何处理急产

孕28周以上的孕妇，突然感到腰腹坠痛，短时间内就出现有规律的下腹疼痛、破水、出血、出现排便感，甚至阴道口可看见胎头露出，则很

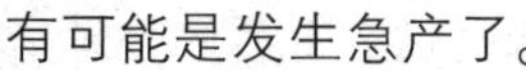
有可能是发生急产了。

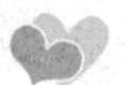 在家发生急产怎么办

准妈妈一旦在家发生急产，家里人不要惊慌，要立即拨打急救电话，简要介绍情况，请他们迅速赶来救助。

急产的应对：要让孕妇迅速半躺在床上，脱掉下身衣物，在床上和地上铺上干净的厚棉被，以防宝宝出生时滑落摔伤。为避免胎头太快冲出来，导致产道和会阴严重裂伤，家人可尝试一手拿干净小毛巾压住会阴，另一手挡着胎头并稍微向上引导，让他能够慢慢地挤出阴道口。接着胎盘自动娩出，伴随强烈宫缩，产妇可自行按摩缩小到肚脐下的子宫，通常就不会再有太多出血。

这时候，紧急处理的重点开始放在宝宝身上：

1. 保护婴儿。要注意婴儿身体表面沾有胎脂和羊水，相当滑，分娩时避免婴儿头部碰撞或滑落到地上。

2. 断脐。最简单的方法是将脐带对折用橡皮筋或绳子绑紧，阻断血流以免婴儿血液回流到母体。

3. 保持呼吸顺畅。先把婴儿脸上的血渍擦拭干净后，放置成头低脚高的姿势，轻拍脚底或按摩脊背，有助于排出口鼻内的羊水，并且刺激他哭出声音。

4. 保温。胎宝宝一离开母体，马上承受环境温度急剧下降的变化，擦干后用大毛巾和包被覆盖身体，抱在怀中。然后等待医生的救护。

要注意的两点是，本应响亮出声的新生儿不哭时，要擦净身体，清理口腔后，用手掌试着轻轻摩擦他的背和胸。还有，当母体出血过多时，要把脚抬高，躺在被上。

去医院的路上发生急产怎么办

在赶往医院途中，产妇在车中开始分娩也经常出现。首先应马上停车，打开车灯，将产妇放在后座上，臀下垫上被和毯子，新生儿出生后的处理方法同在家中急产一样。由于车内狭窄，必须注意不要让新生儿窒息。擦拭婴儿身体，揩干鼻、口腔中的血及羊水。为避免新生儿窒息，让其朝向侧面，裹上毛巾或毯子后放在产妇肚子上，保持身体不动赶往医院。

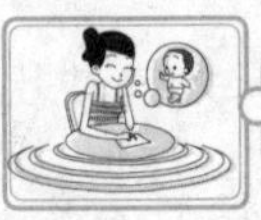

如何预防急产

了解产兆的来临

预防急产的发生，就应该先了解一下临产的征兆，最主要有三个指标：见红、破水、阵痛。如果是急产的高危险产妇，当其中一个产兆出现时，最好赶快去医院待产。

见红：出现有鲜红色或褐色血丝的黏液分泌物，或感觉像点状的落红，一般发生在阵痛和破水的前一两天。如果血量不是很多，初产妇可先等待着是否伴随有阵痛，再决定何时至医院待产；如果经产妇出现见红时，建议先至医院检查子宫颈口扩张的情况。

破水：大量的羊水流出，感觉就像无法控制的大量液体从下体流出来。为了预防感染都建议尽快至医院待产。

阵痛：规则的阵痛，时间越来越密集、强度也越来越强，不管怎么改变姿势都无法消除疼痛，一般产妇通常建议约 10 分钟阵痛一次时，就是可以至医院待产的时机。不过，若是急产高危险群，则可提早至医院准备。

预防急产的准备

1. 在墙上写好相关生产医院的电话及几个可以立即赶来协助的家人电话。

2. 可在手机或家里的电话中先输入联络人的电话号码，以免紧张时老

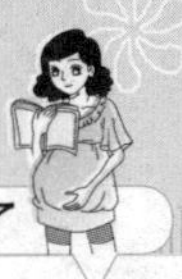

是拨错号码。

3. 将生产要用的物品及相关证件，提前整理成一个生产包，可随时拿了就走。

4. 当子宫颈口全开时，如有尿意或便意，最好直接就地解决，不要再到厕所，以免不小心把孩子生到马桶里。

难产

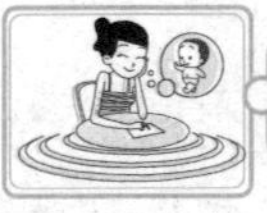

什么是难产

难产，医学术语叫做异常分娩。发生难产的原因很多，但不外乎产力、产道、胎宝宝这三个因素中任何一个或一个以上的因素异常，使分娩的进程受阻，而发生难产。顺产和难产在一定条件下可以互相转化。如果顺产处理不当，可以变为难产。反之，难产处理及时，也可能变为顺产。

女性在妊娠期间必须进行一系列产前检查，妊娠晚期还要做骨盆的内外测量，以便对母婴情况有全面了解。在预产期前两周左右，医生要对产妇的分娩方式做出鉴定，并要事先告诉本人，可以自然分娩或需要试产。如果需要剖宫产的，也要告诉本人，以便做好思想和物质上的准备。

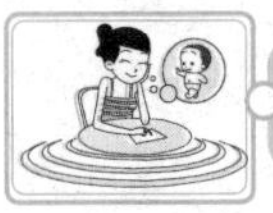

什么情况下容易难产

现在，我国许多大城市对准妈妈实行划区检查，要求产妇到本管区内所属医院分娩。所以，本管区内的产科医生和准妈妈本人在产前都已做到心中有数。分娩时，按医生约定的时间去住院待产，或宫缩一开始，马上去医院分娩。如果能做到上述各项，则很少发生难产。

目前，难产的发生主要是因为有些准妈妈没有到医院进行系统的产前检查、没有测量过骨盆、产前未经医生鉴定能否自然分娩、本人对自己能否正常分娩心中也没有数，只是快要临产或是已经临产才第一次到医院来。这时医生和产妇本人都没有思想准备，临产时发生问题已措手不及，难产的机会自然增多。因此，妊娠后做系统的产前检查，听从医生指导，对于防止发生难产是非常重要的。

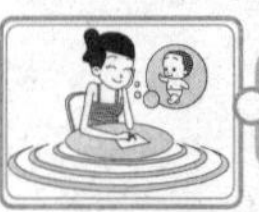

如何避免难产的发生

分娩是一个动态变化的过程，胎宝宝能否顺利娩出有相当大的可变性。决定分娩是否能顺利完成的因素，不仅存在于分娩过程中，也取决于孕期保健质量的好坏。所以，避免难产要从以下方面着手。

1. 首先，准妈妈要定期去医院进行产前检查，以便及时发现情况，尽早进行纠正解决。

2. 产前要加强营养，保持旺盛的精力和体力，预防疾病，适量运动；在临产时，听从医生的指导，与医生密切配合。临产前要按需求吃些东西，增加产力。

3. 准妈妈要心情愉快，要充分正确认识到女性生孩子是一种自然生理现象，精神不要紧张，要顺其自然。

4. 只要产妇平常身体健康，有经产道娩出的力量及正常产道，胎位正常，胎宝宝大小合适，无畸形，就不会发生难产。

5. 产妇要了解分娩知识，并在分娩时按产程与接生人员配合，这样有助于顺利完成分娩，成功娩出胎宝宝。

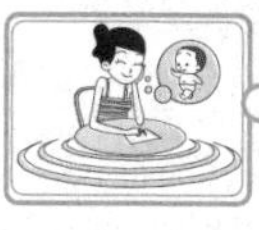

双胞胎分娩有哪些不一样

1. 双胎由于子宫过度膨大，临产后容易发生宫缩乏力，常使产程延长。

2. 双胎胎儿较小，常伴有胎位异常，故破膜后易发生脐带脱垂。第一个胎儿娩出后，由于宫腔容积仍大，第二个胎儿活动空间加大，容易转成横位；第一个胎儿娩出后，由于子宫骤然缩小，可能发生胎盘剥离，直接威胁第二个胎儿的生命。

3. 双胎除第二个胎儿为横位外，一般都能经阴道分娩。

4. 由于子宫收缩乏力，双胎常易发生产后出血，并可能会有贫血。

5. 分娩时阴道操作较多，易发生产褥感染。

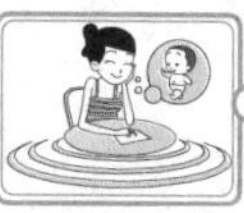

什么是新生儿头颅血肿

难产时容易发生新生儿头颅血肿，如使用胎头负压吸引器、产钳以及剖宫产等手术助娩的新生儿，亦可见于某些自然分娩的宝宝，如急产等情况。

新生儿头颅血肿是由于分娩时新生儿颅骨骨膜下血管破裂出血，血液积留在骨膜下所致。表现为一侧头骨部出现一肿物，有弹性或坚硬，边缘清楚，不超过骨缝线；也可双侧发生，还偶见于后枕骨和前额骨部。它常在出生后数小时甚至数天之内出现并逐渐增大，但当出血达到一定程度时，血肿自身产生一定的压力，从而起到了压迫止血的作用。

新生儿头颅血肿一般不会给宝宝带来任何不良的后遗症，除非同时存在颅骨骨折及脑实质的损伤。值得注意的是，要保持局部皮肤的清洁干燥，洗浴时切忌揉搓，勿经常挤压。睡觉时避免压迫血肿处。更不应抽出血液，以防感染。一旦出现局部发热红肿、体温增高等化脓感染表现时，应及时送往儿科的综合性医院处理。

催产

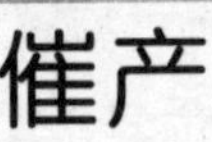

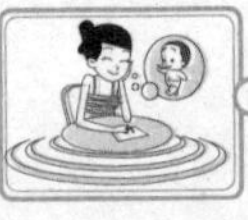

什么时候需要催产

很多产妇及家属迷信所谓的“瓜熟蒂落”，认为孩子迟早会生下来，孩子不出生，是因为孩子还没有成熟，引产出生的孩子不好，所以，即使妊娠超过42周也不同意引产。事实上，如果孩子晚出来一分钟，母亲和胎儿都会多一分的危险，以下5种情况需催产。

过期妊娠

妊娠达到或超过42周（即超过预产期2周）称为过期妊娠。妊娠过期会使胎盘老化，从而使绒毛间隙血流量明显下降，形成梗死，进一步使血流量减少，供应给胎儿的氧气和营养物质减少，使胎儿不再继续生长。同时羊水量也会减少，严重时胎儿可因缺氧窒息而死亡。

早期破水

破水可能会导致子宫腔的感染或胎儿缺氧。通常破水后会引起子宫收缩，如果胎儿已成熟，破水后24小时还没有阵痛，就需要催产了。

胎儿过大

如果胎儿过大，容易发生难产的情况，因此最好催产。

孕妇要求

有些孕妈妈在怀孕后期因产前不适而自己提出催产的要求。或者因为一些其他的原因，孕妈妈想早些把孩子生下来。是否需要催产，最终应该由医生来决定。而且，不论是因为哪种情况需要催产，首先必须要确定怀孕的周数和胎儿的发育程度。

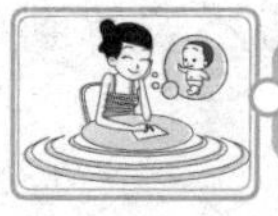

过期妊娠的危害

一般孕前月经周期正常的孕妇，如果预产期超过 2 周以上而未能临产，就称为过期妊娠。过期妊娠对胎儿的影响很大。由于过期妊娠，胎儿可能会继续增长，过大的胎儿会使自然分娩的过程变得困难，而且分娩并发症也增加，常常需要剖宫产结束分娩。过期妊娠也常常合并胎盘功能不良、羊水减少及脐带受压迫等现象，使供氧发生障碍，胎儿发生窘迫的可能性增加。

过期妊娠时，若胎盘的功能没有发生衰退，胎儿会在子宫内继续发育生长，最后形成巨大儿——胎儿体重超过4.0 千克，身长超过55 厘米，头颅变硬，两肩变宽。此时，由于胎儿过大，不仅会增加分娩的困难造成难产，同时也会增加胎儿颅内出血、母体产道损伤等的机会。

过期妊娠时，因胎儿生长发育越成熟，对氧的需要量也就越多，缺氧时，胎儿可产生激烈的呼吸运动。在分娩过程中，剧烈的呼吸动作很容易使得胎儿将羊水吸入呼吸道，从而造成严重后果，如胎儿窒息、出生后罹患新生儿吸入性肺炎等。

而且，过期妊娠时，羊水也会逐渐减少，使得子宫的收缩直接压迫到胎儿及胎盘，从而影响胎儿的血液循环，使胎儿容易发生缺血缺氧性脑病，如新生儿窒息、脑性瘫痪、心脑功能不全等。

要避免过期妊娠的发生，准妈妈应该注意以下事项：

1. 从孕 28 周开始自己数胎动，一旦胎动明显减少，如 12 小时胎动少于 20 次，立即去医院就诊。

2. 预产期前后，通过做 B 超检查，了解胎盘的钙化程度及羊水多少，胎盘钙化3级以上为胎儿过熟。提示胎儿过期，要引起注意。

如果胎儿胎盘情况尚好，胎儿已经成熟，可于41周后进行引产，特别是对于高龄孕妇、患有妊娠高血压综合征、胎儿过大的新妈妈。过期妊娠的准妈妈及家人，应该密切与医生配合，该引产就引产，千万不要等到“瓜熟蒂落”。

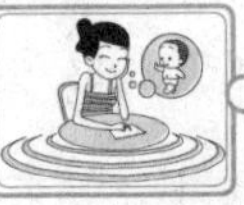

催产方法有哪些

准妈妈加强运动能促使胎儿入盆，同时还能锻炼盆底肌肉，增加产力。不过，出门运动的时候最好能找个“保镖”，以防突然发生“紧急情况”。

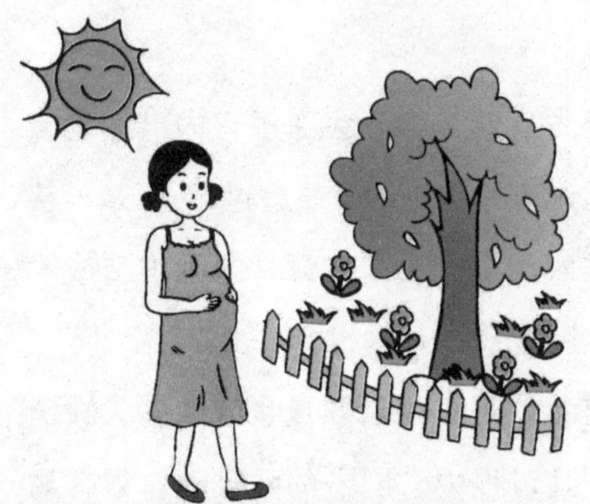

散步

散步可以帮助胎儿下降入盆，松弛骨盆韧带，为分娩做准备。散步时妈妈最好边走动，边按摩，边和宝宝交谈。散步可安排在早晚分别做1次，每次30分钟左右，也可早中晚3次，每次20分钟。散步最好选择环境清幽的地方，周围不要有污染物，不要在公路边散步。

体操

产前体操在国外非常流行，体操不但可以促使胎头入盆，而且可以增加骨盆底肌肉的韧性和弹性。

小马步：手扶桌沿，双脚平稳站立，慢慢弯曲膝盖，骨盆下移，两腿膝盖自然分开直到完全曲屈。接着，慢慢站起，脚用力往上蹬，直到双腿及骨盆皆直立为止，重复数次。

划腿运动：手扶椅背，右腿固定，左腿划圈，做毕还原，换腿继续做，早晚各做5～6次。

腰部运动：手扶椅背，缓缓吸气，同时手臂用力，脚尖踮起，腰部挺直，使下腹部紧靠椅背，然后慢慢呼气，手臂放松，脚还原，早晚各做5~6次。

骨盆运动：双手双膝着地，吸气弓背，吐气，同时抬头，上半身尽量往上抬，反复10次。

阴道肌肉运动：仰卧，慢慢收缩阴道肌肉，同时往上收臀部，数到5后慢慢地落下，反复10次。

爬楼梯

很多医生会对已经过了预产期却还没有动静的准妈妈说："去爬楼梯吧！"没错，爬楼梯可以锻炼大腿和臀部的肌肉群，并帮助胎儿入盆，使第一产程尽快到来。平时妈妈可在住处爬爬单元楼内的楼梯，午后可找个小山包走走。如果觉得累的话要及时休息，下楼梯时要留心脚下，注意安全。

药物催产

如果其他方法不能使孕妈妈提早感到阵痛，那么只好用药物催产了。在使用催产素催产前，孕妈妈必须要接受一系列的检查和监测，来评估胎儿状况和胎盘功能。

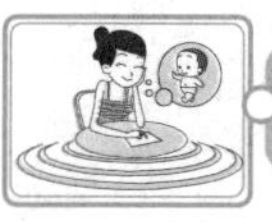

催生前的准备

B超检查

过期妊娠的B超检查，主要有下面几个关键指数：胎盘成熟度、羊水量、胎儿大小、脐带血流速度。医生可根据检查结果决定是否需要给准妈妈使用催产素。

产科检查

有经验的产科医生，可通过准妈妈宫颈指诊来评估子宫颈成熟度（子宫颈的柔软度和子宫外口的扩张度），进而考虑是否早一点接受催产处理。

禁食

在开始催产之前，准妈妈最好能禁食数个小时，让胃中食物排空。因为在催产的过程中，有些准妈妈会有呕吐的现象；另一方面，在催产的过程中也常会因急性胎儿窘迫而必须施行剖腹产手术，而排空的胃有利于减少麻醉的呕吐反应。

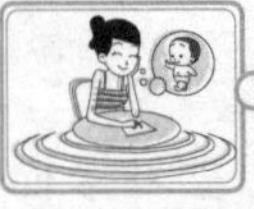

催产有什么讲究

是否需要催产，最终应该由医生来决定。而且，不论是因为哪种情况需要催产，首先必须要确定怀孕的周数和胎儿的发育程度。总的来说，催产要注意以下几点：

1. 在决定催产之前，必须接受密切的产前检查及胎儿监测。

2. 产妇及其家属必须充分了解过期妊娠的危险性以及催产的必要性与过程。

3. 整个催产的过程中，必须监护胎心，以便早期发现胎儿窘迫的现象而做适当处理。

4. 选择设备及人员充足的医院，这样的医院有能力迅速处理各种紧急并发症，保障产妇及胎儿的安全。

剖宫产

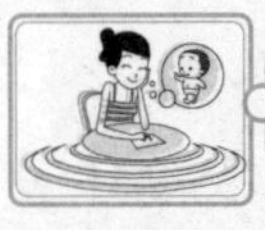

剖宫产如何麻醉

剖宫产是人类最早开展的手术之一，是指医生用刀切开妈妈的腹壁及子宫壁娩出宝宝及其附属物的过程。近年来，由于麻醉学、输血、输液、水电解质平衡知识以及手术方式、手术缝合材料的改进和控制感染等措施的进步，使这种手术助娩方式的时间越来越短，安全性越来越高，痛苦越来越小，刀痕也越来越隐蔽。

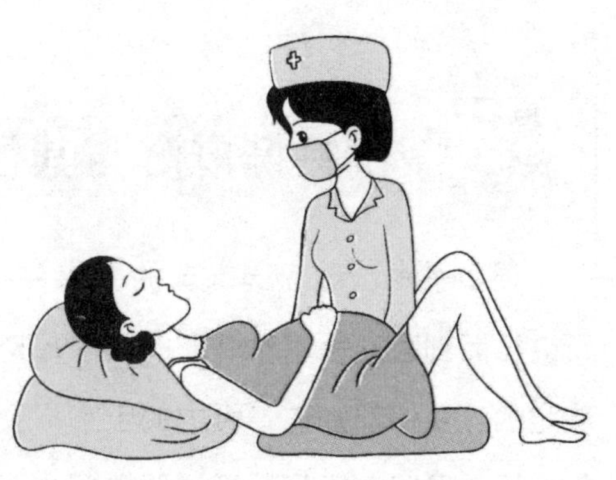

麻醉是人类在遭遇到各种伤害和手术引起疼痛时，渴求寻找到的解决疼痛的方法。麻醉的含义是医生用药物或其他方法使病人整体或局部暂时失去感觉，以达到无痛的目的进行手术治疗。因此，要想在剖宫产时减轻痛苦，没有麻醉的帮助是不行的，剖宫产与麻醉紧密相连。

剖宫产离不开麻醉，而良好的麻醉效果又离不开准妈妈的配合。很多准妈妈对于剖宫产手术与麻醉的知识和要求了解甚少，常常在手术前、手术中及手术后不能很好地与医生配合，因此发生了很多不该出现的问题，让妈妈和宝宝受到了某些影响。由此而产生的手术并发症也相应增加。因此，准妈妈在手术前应充分了解剖宫产与麻醉的知识，积极配合医生，让医生把手术做得更加完美。

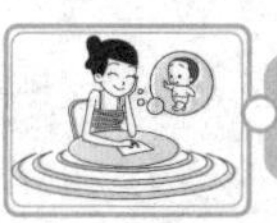

为什么麻醉后感觉不到疼痛

手术产生了疼痛，不仅会给准妈妈带来极大的痛苦，而且还会对中枢神经、循环、呼吸、内分泌、消化和自主神经等系统造成不良影响，直接威胁着妈妈和宝宝的安全。因此，制止疼痛是保证手术成功的关键。

麻醉为什么能让正在进行手术的妈妈感觉不到疼痛呢？这是因为感知疼痛的信号需要靠神经纤维将某些部位受到创伤的消息传向大脑后，准妈

妈才能感知到疼痛。因此，麻醉医生只需要用麻醉药将准备接受手术区域的周围感觉和传送神经纤维麻痹，让它暂时失去传递疼痛信号的作用，这样准妈妈在某部位进行手术时就不会感到疼痛了，这就是麻醉的基本原理。

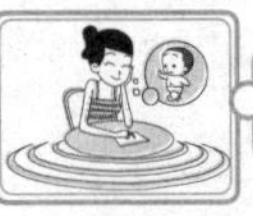

剖宫产麻醉与其他麻醉的区别

很多手术，对麻醉方式的要求并不高，只要能让病人不感觉到疼痛就行。然而剖宫产手术对麻醉的要求却特别苛刻，这是由准妈妈的妊娠生理所决定的。我们都知道，腹中的宝宝不会自主呼吸，胎宝宝需要的氧气全部是靠妈妈自己吸入氧气后通过胎盘后才能被宝宝使用，而任何不适当的麻醉方式或过量的麻醉药物都有可能会影响到这个过程，危及到宝宝的生命，因此，剖宫产手术对麻醉的要求是：1. 手术中镇痛完善，肌肉松弛满意；2. 保证妈妈的安全；3. 对宝宝的抑制最小；4. 慎用影响子宫收缩的药物。

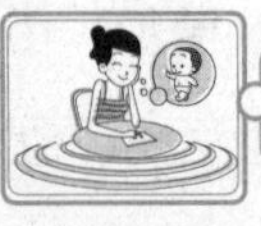

剖宫产麻醉安全吗

几乎所有的麻醉药及镇痛药对中枢系统都有抑制作用，都较易通过胎盘屏障而进入胎儿体内。胎盘的一个重要的作用就是充当胎儿的肺，进行着气体的交换。但实际气体交换的效率只有肺的1/150。母体血液输送的氧气要通过胎盘的绒毛间隙进入胎儿血液循环，胎儿血液中的二氧化碳也要通过弥散的方式进入母体血液循环。

麻醉药物会通过两种方式对胎儿产生影响，即直接抑制胎儿呼吸、循环中枢，或通过抑制母体呼吸循环而间接对胎儿产生影响。过量的麻醉药或手术中妈妈出现了因呼吸抑制的低氧血症，都会影响宝宝的氧气供应和代谢废物的排出，直接威胁着宝宝的生命安全。因此，在选择剖宫产麻醉时，医生必须慎重考虑用药的种类、剂量、时机和方法，以防止对胎儿产生直接或间接的不利影响。

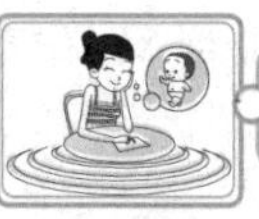

剖宫产术的注意事项

如果孕妈妈需要做剖宫产手术，在手术之前应做好这些注意事项：

1. 要精神放松，保持情绪平衡，不要害怕，也不要去想手术能否顺利，要相信医生，也相信自己。良好的精神状态有助于配合医生尽快完成手术，对手术后的恢复及对宝宝都具有良性影响，以保母子平安。

2. 手术前身边有爱人陪伴即可，其他家人看望一下应迅速离去，使孕妇有时间充分休息，养足精神应付手术。术前两天可多吃营养丰富的精细食物，以增强体质；手术当天应禁食。进手术室前要解净大小便。

3. 请家人准备好消毒软纸及腹带。腹带对孕妇手术后伤口的保护、残余积血的排出和子宫的恢复大有好处。术后阴道会流血，需要垫用消毒软纸，故应准备足够的软纸。

4. 剖宫产手术后要尽早活动。手术后麻醉消失，知觉恢复后，就应该进行肢体活动，如打完点滴后，可以先在床旁慢慢移动，这样能增强胃肠蠕动，及早排气，以预防肠粘连和血栓的形成。

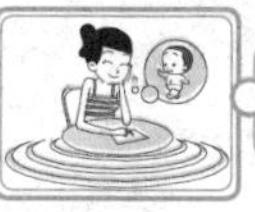

剖宫产后如何缝合

剖宫产后有两种缝合方法，分为横切口和纵切口，两种方法各有优势。

剖宫产横切

横切伤口高度约在耻骨联合上方 3 ~ 4 厘米，伤口长度大约 10 ~ 15 厘米。皮肤、皮下组织、筋膜都是横切，但是到了腹直肌则在中线处纵剖而进入腹腔内。

横切口 4 大优点：

1. 横切现在医学上被称为美容刀口，恢复后只有一道白色的印痕。由于切口位置低，愈合后可隐藏在内裤的下方，切口的横弧线型正与皮肤纹理相符，看起来美观，易受年轻妈妈的喜欢。

2. 所用皮内缝合线张力大，不用拆线，术后恢复期短，5 天后可出院。

3. 对于腹壁厚、较为肥胖的产妇，横切口比纵切口的术后并发症的发生率要低、伤口的愈合要比纵切口要好，发生脂肪液化的情况要少。

4. 此处肌肉层较薄，出血较少，发生伤口破裂的机会少。

横切口的缺点：手术难度较纵切口大，如果医生不熟练，很可能造成出血多，胎儿出头困难的危险；手术难度大，产后容易出现子宫切口愈合的问题；肌层剥离面较大，对机体损伤较竖切口大。

剖宫产纵切

纵切口是指下腹从脐下至耻骨联合之间正中线偏旁，长约 12 厘米。

纵切口的 4 大优点：

1. 从切皮到胎儿娩出的时间要短于横切口，紧急情况甚至可以在局部麻醉的情况下进行。如发生脐带脱垂、严重的胎心异常，需立即娩出胎儿时，多采用纵切口。

2. 取出胎头较易，不需按压宫底，很少有取头困难。

3. 手术视野充分暴露，切口可以视情况而延长，因此术前诊断有合并肌瘤、卵巢肿瘤或有外科情况需手术探查者，行纵切口剖宫产为宜。

4. 对生育要求较多者，对日后二次剖腹产更有利。而且万一今后患病还需要开腹手术，纵切口便于操作，可以从原来切口进入，不至于形成 2 处刀口。

纵切口的缺点：切口疤痕不美观，伤口长 12 ~ 13 厘米，术后需拆线，一般要在 7 天之后。在紧急情况下适用，双胞胎或多胎孕妇适宜。

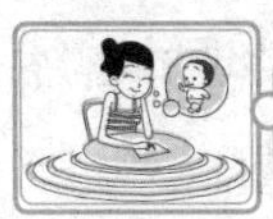

剖宫产能避免阴道松弛吗

相信不少妈妈听说过这样一种说法“剖宫产不会造成阴道松弛”，这其实是不准确的。阴道松弛实质上是盆底功能障碍性疾病的一种表现形式，不管是选择剖宫产还是顺产，怀孕的过程对女性的盆底本身就是一种损伤，只是多少和程度上的差异而已。

为了保持阴道弹性选择剖宫产的做法并不可取。阴道分娩是一个自然的生理过程，剖宫产是一种介入手术，尽量不要轻易选择剖宫产，即使胎儿较大可能会导致盆底损伤。此外，除了多产、胎儿巨大会增加盆底损伤几率，降低阴道扩张力之外，遗传因素也是很重要的一个原因。有些女性天生盆底功能较差，韧带比较松，筋膜较薄，肌力差，也可能会导致阴道松弛，因此，为了保证阴道弹性而选择剖宫产是一种得不偿失的选择。况且，产后，生殖系统也会有一个自然恢复过程，只要调养得当，问题并不大。

剖宫产的代价也是很大的，不仅增加出血几率，手术的疤痕问题也不容小觑。剖宫产并不能很好地改善产后性生活，反而剖宫产产妇没有经过阴道扩张的过程，等到绝经时，阴道扩张性会变差，有些患者甚至难以过夫妻生活。绝经后阴道萎缩反倒造成性交困难。

无痛分娩

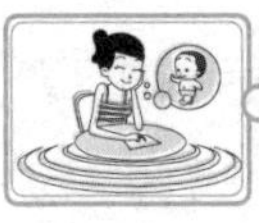

什么是无痛分娩

有关资料显示，分娩带来的疼痛会对胎儿产生不利的影响。当人体感到严重的疼痛时，会释放一种叫儿茶酚胺的物质，这种物质对产妇和胎儿都产生不利的影响。儿茶酚胺的增多，会减弱子宫收缩的协调性，不协调的宫缩会使宫颈扩张速度减慢，新生儿的血液和氧气供应都可能受到影响。

无痛分娩是没有疼痛的分娩。确切地说，无痛分娩的无痛也不是绝对"无痛"，只是使用一些镇痛的方法，让疼痛减轻，让产妇变得容易忍受。

产程中镇痛的主要方法有以下几种。

精神无痛分娩法

给产妇及家属讲解有关妊娠和分娩的知识，使她们对分娩中所发生的阵缩痛有所理解，对分娩的安全性有了信心，可使产妇消除恐惧、焦虑的心理，分娩时产生强有力的宫缩，有助于产程顺利进展。指导产妇在宫缩增强以后，做缓慢的深呼吸，以减轻阵缩时的疼痛感觉。

药物镇痛

药物镇痛可起到镇静、安眠、减轻惧怕及焦急心理的作用。临床中常用的镇痛药物有安定、度冷丁等药物，但不可大量使用，尤其是胎儿临近娩出前3~4小时内，以免影响宫缩和抑制新生儿呼吸。

使用镇痛分娩仪

当产妇出现规律性宫缩后，可使用镇痛分娩仪，临床中已收到良好效果。

硬膜外阻滞镇痛

这是目前各大医院应用最广泛，效果比较理想的一种。它可以阻断分娩妈妈的感觉神经，但不影响其子宫收缩及运动神经，而且，分娩的妈妈头脑清醒，能积极配合参与整个分娩过程。

其他镇痛方法

孕期应加强对肌肉、韧带和关节的锻炼，放松思想，培养松弛和想象的艺术，创造良好的分娩环境，或者在分娩时将身体浸在水中，这些方法都可减轻分娩时的疼痛。

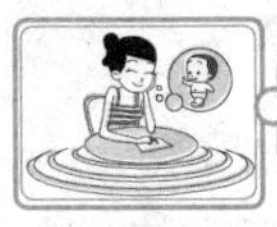

无痛分娩安全吗

无痛分娩在国外应用广泛，有非常详尽的研究证实，椎管内镇痛对产妇和胎儿是安全的。无痛分娩时用药剂量极低，只是剖宫产手术的1/5～1/10，因此进入母体血液、通过胎盘的几率微乎其微，对胎儿几乎不会造成什么影响。由于麻醉药的浓度很低，几乎不影响产妇的运动功能，产妇依然可以用力生产。

无痛分娩有一定的副作用，少数人可能会有头痛、腰酸背痛、抽筋、皮肤瘙痒、恶心呕吐、下肢麻木、寒战等不适，这些情况的发生率较低，一般症状轻微，出现时间短暂，不会给产妇的身体带来太大的影响。较为严重的并发症，比如低血压、感染、药物过敏或麻醉止痛不全等，发生率极低，医生会在实施镇痛分娩前，告知可能的风险，采取有效的预防措施，产妇也无需过分担忧。

无痛分娩一般不会产生严重的后遗症。有极少数产妇可能会感觉腰疼、头疼或下肢感觉异常等，这是麻醉药的一些反应，短时间内就会恢复正常的。出现并发症的可能性是存在的，比方说低血压等等，但发生几率都较低。生产前，可与医生做相关咨询，明确是否适应无痛分娩。

无痛分娩在国内普及率不高，一方面因为生育家庭经济收入受限不想花这个钱；另外一方面由于部分孕产妇认为无痛分娩使用的药物对胎儿和孕产妇有害。

对此，医学专家认为“无痛分娩安全性很高，且可以降低产妇的应激反应，分娩过程中镇痛泵内麻醉药物的浓度很低，仅仅是剖宫产手术麻药浓度的1/10，不会影响产妇的行动和产程的进展，也不会对胎儿产生任何不良影响。”

生产方式的选择

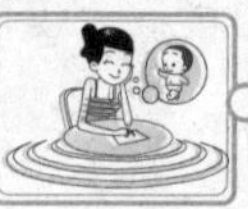

乙肝患者一定要剖宫产吗

医学临床观察发现，就乙肝而言，剖宫产和自然分娩这 2 种方式，谈不上哪一种比另一种更安全或更容易引起传染。乙肝孕妇选择分娩方式时，个人的身体条件、胎儿的情况、专科医生的意见和个人主观愿望的结合，才是最理智的选择。

乙肝妈妈分娩时要注意以下事项：

1. 尽量缩短产程，以免麻醉药、手术创伤、出血等因素损伤肝脏，诱发大出血，继而加重病情。

2. 预防产后大出血：分娩应检查出、凝血时间，凝血酶原活动度和血小板，发现异常，应及时纠正。

3. 阻断垂直传播：在分娩过程中，注意保护婴儿不受母亲血液和阴道分泌物的污染，产后立即给婴儿注射乙肝疫苗和高效价乙肝免疫球蛋白。

4. 乙肝孕妇易合并妊娠高血压综合征，临产时由于精神紧张、睡眠欠佳，尤易引起血压升高，甚至先兆子痫，故应注意安神及血压变化。

5. 肝炎可引起胎儿宫内缺氧，临产后由于子宫阵缩，宫腔压力升高，进而加重胎儿宫内缺氧。故产时应注意胎心变化，适当缩短产程，加强吸氧次数，改善胎儿宫内状况。

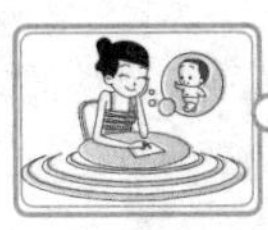

正确用力有助于顺利分娩

学会在分娩中正确用力，可以促进分娩，缩短产程，并缓和子宫收缩所引起的强烈刺激，让准妈妈比较轻松地度过分娩的特殊时期。在孕晚期就可以适当练习一下分娩的技巧。

1. 分娩用力的方向性：分娩中的用力有严格的方向性，用力形成的腹压必须顺着产道的方向才有用，否则毫无意义。用力方向是否正确很好确定：将手掌放在肛门附近，然后用力，如果方向正确，手掌就会被向前推；如果方向错误，手掌就毫无感觉。另外，正确的用力方法，力量十分均衡，如果只感觉手掌的前半部或后半部受推挤，就表示方法错误，需要重新调整。

2. 分娩用力的有效性：分娩时用力是随着宫缩走的，1 次宫缩持续 1 分钟，在这 1 分钟里最少要用力 3 次，才能比较有效。产程越长，耗力越大，有效用力就显得意义非凡。用力的秘诀是吸足气后暂停几秒后再用力。先充分吸气，从鼻子吐气的同时停止吸气，几秒后再慢慢像要排便或打开肛门似的逐渐用力。此时要紧闭嘴唇，直到最后都不要让空气漏出来。从吸气、用力到吐气完毕，大约需要 25 秒。平时练习时，检查是否正确，如果方法不正确，需要及时改进。

3. 当宫口开全时，产妇疼痛有所缓解，有种大便感，工作人员会指导产妇屏气用力的正确方法，此时产妇要调整自己的心理和体力，积极配合，正确用力，以加速产程进展，否则消耗体力影响产程进展而使产程延长，胎儿易发生宫内窒息及颅内出血。

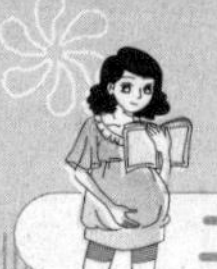

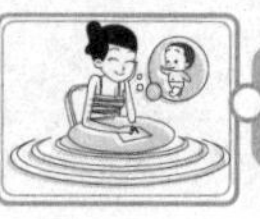

正确呼吸有助于减轻分娩痛

第一产程的调整

1. 以深呼吸为主。一感觉到宫缩时，就开始吸气，并放松双肩，做缓慢而深长的呼吸。呼气的过程是一个持续缓解紧张情绪的过程，时间比较长。在吸入新鲜空气前，尽量将体内的空气呼出体外。在整个宫缩期间，尽量保持深长的呼吸，当宫缩增强时，要注意调整呼气，此时呼气会因为紧张而变快或变短，而且控制呼气要比控制吸气容易得多。

2. 千万不要屏气。人在疼痛和紧张时，本能的反应是高耸肩膀和屏住呼吸，结果反而引起机体的高度紧张。实际上，屏气或者浅快的呼吸都会引起周身的紧张，减少母体和胎儿的供氧量，导致能量供应的下降，以及疼痛感、恐惧感的加剧。

3. 避免呼吸急促。呼吸过于急促，及通气过度，会导致产妇身体虚弱，引起恐惧感、头重脚轻和嘴唇麻木感，产妇还可能出现肌无力和难以控制的肌颤。如果发生这种状况，产妇可以通过减慢呼吸来缓解症状。不要提前用力。

第一产程时主要保持稳定的呼吸，因为宫颈还没有完全打开，所以此时不能用力。如果有些产妇在宫颈没有完全扩张之前就有使劲的冲动，可以在子宫收缩期间把呼吸动作放轻，同时缓慢而微微地喘气，这时可能需要丈夫或导乐陪同一起做喘气呼吸，因为一下子从深呼吸转成喘气是不太容易的。

第二产程的调整

1. 呼吸配合用力。到第二产程时子宫收缩强度变大，为更方便分娩时使劲，呼吸规律也会随之改变。产妇此时会本能地做深长呼吸，并调动膈肌和腹肌的肌肉做收缩运动，努力向下使劲。用力时要屏住呼吸，每次屏气用力的时间不可太久，最好控制在 15 ~ 25 秒之间，然后把气体呼出。然后再吸气、屏气、使劲，如此周而复始。

2. 及时放松调整。进入宫缩间歇期后，长时间收缩的肌肉紧张度会下降，产妇感觉到身体瞬间放松下来。为迅速恢复体力，产妇会本能地做急促呼吸，这样其实不妥，应该放缓呼吸，放松全身，让体力慢慢恢复。在每次宫缩来之前，尽量做平静而深长地呼吸。

3. 胎儿娩出前不宜用力过度。胎头着冠后，在胎儿快要娩出前，医务人员会要求产妇做浅快的呼吸，或者用喘气代替深长呼吸。这样有利于子宫的收缩，防止产妇用力过度，避免胎儿娩出太快而使会阴部撕伤等情况的发生。在胎儿娩出的那一刻，有些产妇会大声呻吟或者尖叫几声。

第三产程的调整

在分娩过程的第三产程里，产妇的胎盘、胎膜会娩出，胎盘是宝宝的生命支持系统，生长在孕妇的体内，给宝宝供给营养及氧气，并把废物带走。

宝宝生出几分钟之后，宫缩会重新开始，但是强度会小得多。这时的宫缩会使胎盘从子宫壁上剥离下来，到达子宫的下方。产妇可能会再次有向下用力的感觉。这样，胎盘带着胎膜，可能还有一些羊水就会一起排出阴道。助产士会仔细检查胎盘和胎膜是否完整，确认没有任何部分留在子宫内。助产士还会用手摸一下产妇的腹部，检查子宫是不是收缩得很好，变得比较硬，这样才能让胎盘剥离的部位停止出血。

产程结束，孕妈妈可能感觉有些兴奋，有些妈妈由于分娩产程时间比较长，或者曾经使用过麻醉剂，可能感觉难以集中精力在宝宝身上。这并不说明妈妈的本能出问题了，只不过是累坏了而已。如果你也出现这种情况，不要着急。稍事休息，你就会更想接触宝宝了。很多妈妈此时会感觉很饥饿，想喝茶或吃点东西，而有些人则会迫不及待地想打电话或发短信给每一个人，告诉他们这个令人兴奋的消息。

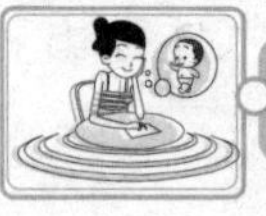

大喊大叫会消耗产妇体力

有些产妇在分娩阵痛时大喊大叫，认为喊叫一下会舒服一些。其实，分娩时大声喊叫既消耗体力，又会使肠管胀气，不利于宫口扩张和胎儿下降。产妇要对分娩有正确的认识，消除精神紧张，抓紧宫缩间歇休息，按时进食、喝水，使自己有足够的体力确保正常分娩。

如果疼痛确实难以忍受，也可做出以下动作，以进一步减轻疼痛：

1. 深呼吸。子宫收缩时，先用鼻子深深地吸一口气，然后慢慢用口呼出。每分钟做10次，宫缩间歇时暂停，产妇休息片刻。下次宫缩时重复上述动作。

2. 按摩。深呼吸的同时，配合按摩效果更好。吸气时，两手从两侧下腹部向腹中央轻轻按摩；呼气时，从腹中央向两侧按摩。每分钟的按摩次数与呼吸相同，也可用手轻轻按摩不舒服处，如腰部、耻骨联合处。

3. 压迫止痛。在深呼吸的同时，用拳头压迫腰部或耻骨联合处。

4. 适当走动。如果产妇一切正常，经医生同意后，可适当走动一下，或靠在椅子上休息一会儿，或站立一会儿，都可以缓解疼痛。

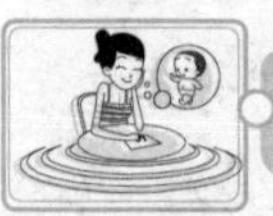

介绍几种不同的分娩方式

在新的产时服务理念的指导下，住院分娩模式正发生着变化，医院在营造温馨分娩环境、尊重产妇意愿等方面做了相当多的探索，开设了导乐分娩、水下分娩、立式分娩等分娩模式，这些分娩模式改变了以往住院分娩中产妇更多地受到的是如同病人样的对待的情况，使产妇在获得医疗服务的同时享受到人文关爱。

导乐分娩

导乐式分娩是一种经济节约、符合人类生殖生理的精神镇痛的分娩方

式。导乐分娩是指让丈夫和一名导乐（既有医学知识又有处理产程经验的助产士）对产妇从临产到产后两小时进行全程陪护，特别是在整个分娩过程中持续地给予产妇以生理、心理、感情上的支持与鼓励。使产妇在舒适、安全、轻松的环境下顺利分娩。

水下分娩

水下分娩是指新妈妈在充满温水的分娩池中分娩，分娩池与母亲子宫内的羊水环境类似。新妈妈在水下分娩时，体位能自主调节，分娩时的用力更为自然，胎心也不会出现异常变化。分娩时出血量少，会阴也很少有破损。由于分娩时间相对较短，新妈妈体力消耗甚小，产后恢复也明显优于其他分娩形式。此外，水下诞生的宝宝比普通方式诞生的宝宝受到伤害的概率要小。

但是，水下分娩处理不当可能会出现新生儿因呛水而死亡等可怕后果。此外，水下分娩在消毒及如何防止感染等方面还有难点。水下分娩的宝宝，重量应该控制在 3 千克左右。因此，胎儿巨大或新妈妈过于肥胖的不宜选择水下分娩。

立式分娩

以前，我国产妇分娩时，多采用卧位，认为卧位可减轻劳累，忽视了采用竖位分娩的方法。临床证明，竖位分娩可以缩短产程，提高母婴安全性。所谓竖位或竖式产位，即在宫颈扩张期让产妇走动，或采取坐位、站位。宫颈扩张又称第一产程，即从有规则的子宫收缩开始到子宫颈口开全的那一段时期。原来是瓶口样子的子宫颈口，要在此期扩张到 10 厘米直径大小，以便胎头通过。初产妇的宫口扩张期约需要 12 小时左右，占整个产程 5/6 的时间，且疼痛、腰酸剧烈，为分娩过程中最难受的时期。如采用竖位分娩能缩短 1/3 的时间，这就是说，产妇所受的痛苦时间可缩短，危险期可缩短，痛苦程度和危险下降。

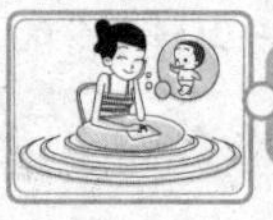

根据情况选择分娩方式

如何选择分娩方式，要根据产妇自己的身体状况和胎儿的发育情况，听从医生的意见。

一些孕妇认为剖宫产可以保持体形，没等到宫缩就想采用剖宫产，其实自然分娩是无可替代的。如果你仅仅是因为惧怕分娩的痛苦而选择剖宫产，也要想到剖宫产对自己和孩子可能产生的不利之处。

因为自然分娩的胎儿经过产道的挤压，有利于其肺部羊水的排除，还可刺激他的血液循环。而剖宫产的胎儿要比自然分娩的胎儿需要更长的时间适应外界的变化。

此外，与自然分娩相比，剖宫产毕竟是一个手术。既然是手术，对孕妇身体的损害就远远大于自然分娩，并且会影响产后的哺乳和复原。

有些人认为，剖宫产的孩子聪明。他们的理由是，剖宫产时，胎儿头部不会受到产道的挤压，因此，孩子会更聪明。其实，孩子是否聪明，与分娩方式没有直接关系。自然分娩是人类再正常不过的事情，只有在胎儿或孕妇出现一些异常问题时，才应采用剖宫产尽快结束妊娠。

羊水栓塞

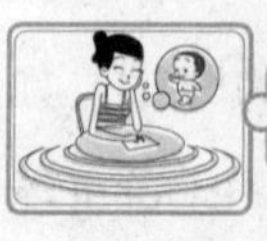

什么是羊水栓塞

所谓“羊水栓塞”，是羊水及羊水中的成分，如胎粪、黏蛋白、毳毛、鳞状上皮、胎脂等，通过破损的宫颈内膜动脉、胎盘附着部的血窦和子宫裂伤处的血管，进入母体血液循环，在产妇的肺脏、心脏等重要器官形成栓塞，引发呼吸困难、寒战、发绀、胸痛、休克、出血等一系列严重症状。羊水的成分来自胎儿，对母体来说，可引起变态反应性休克。而且，羊水中还富含一种凝血活酶，这种酶进入母体血液，可形成弥漫性血管内凝血。

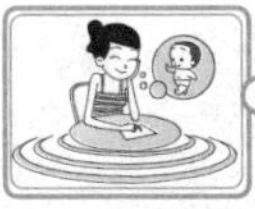

6 类孕妇易发生羊水栓塞

1. 高龄产妇：也就是年龄超过 35 岁以上的产妇，发生的几率比较高，年龄愈大，发生的可能性愈大。

2. 生产次数多的产妇：譬如生第三胎、第四胎的产妇，生产的胎数愈多，发生羊水栓塞症的几率愈高。

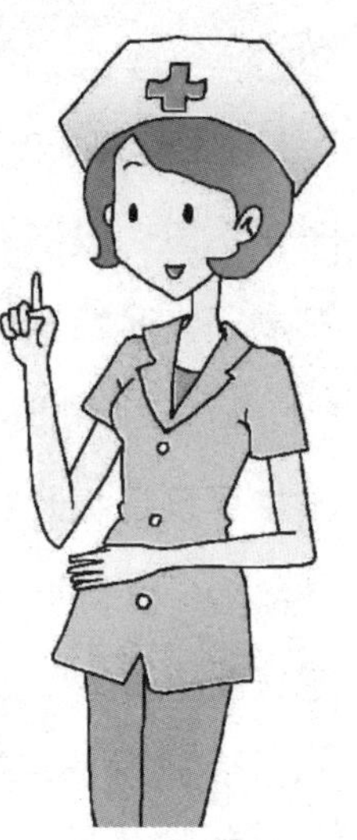

3. 胎盘早期剥离的病人：在生产的过程中，如果发生胎盘早期剥离，羊水里的胎儿细胞、胎脂或胎便经由胎盘静脉进入母体血液的可能性会增加。

4. 有胎儿窘迫的现象时：发生羊水栓塞的几率也比较高。因为胎儿发生窘迫时，羊水内常有胎便，此时宫缩通常都很强烈，较易发生羊水栓塞。

5. 使用催生素催产而造成宫缩非常强烈的产妇，也较易发生羊水栓塞。

6. 胎儿死在子宫内的孕妇：胎儿死在子宫内的时间愈久，发生羊水栓塞的几率越高。

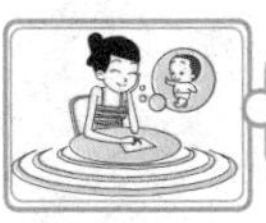

羊水栓塞的危险

1995 年，美国《妇产科医学杂志》的论文指出，发生“羊水栓塞”之后，母亲的死亡率是 61%，且死亡的时间大多介于发生栓塞后 30 分钟至之后的2个月内，而存活下来的患者也大多存在永久性的神经损害。至于在发生“羊水栓塞”之后胎儿的死亡率则是21%，主要是因为抢救时提早且较快速地将胎儿娩出（大多在15~40分钟之间），然而不幸的是，存活下来的宝宝却只有一半在未来的日子里没有任何的神经功能损伤。

羊水栓塞的诱因：经产妇居多；多有胎膜早破或人工破膜史；常见于宫缩过强或缩宫素（催产素）应用不当；胎盘早期剥离、前置胎盘、子宫破裂或手术产易发生羊水栓塞。

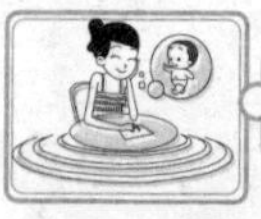

如何预防羊水栓塞

1. 分娩时勿使宫缩过强，子宫收缩过强使宫腔内压力增高，可能引起子宫下段内膜破裂，则宫缩时羊水由间隙进入母体。需适当给予镇静剂及抑制子宫收缩剂，以缓减宫缩。

2. 人工剥膜与人工破膜，扩张宫颈和剥膜时均注意避免损伤，破膜后羊水可直接与开放的静脉接触，在宫缩增强的情况下易使羊水进入母血循环。人工破膜时必须在宫缩间歇时进行，减少羊水进入母体血循环的机会。

3. 正确使用缩宫素，并严密观察，防止宫缩过强，在使用缩宫素时应专人看护。

4. 对有诱发因素者，严密观察警惕本病的发生，如剖宫产、前置胎盘、胎盘早期剥离、急产等。

第七章　二胎产后护理

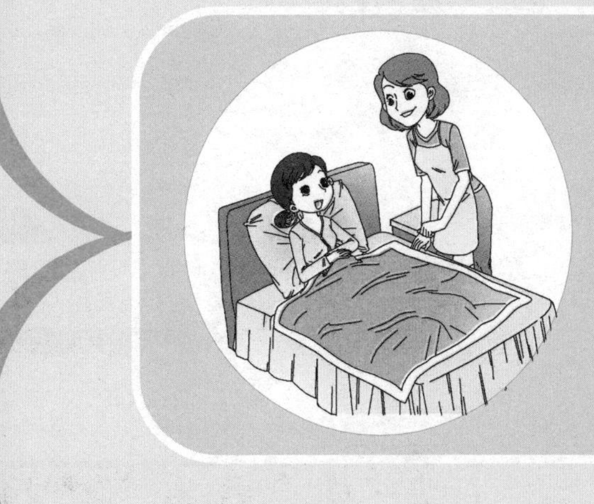

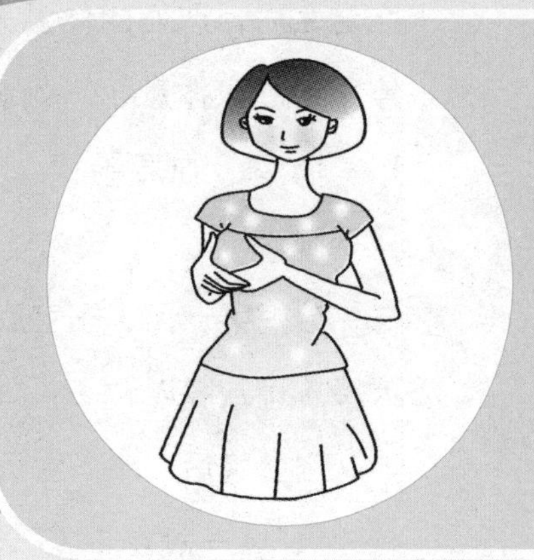

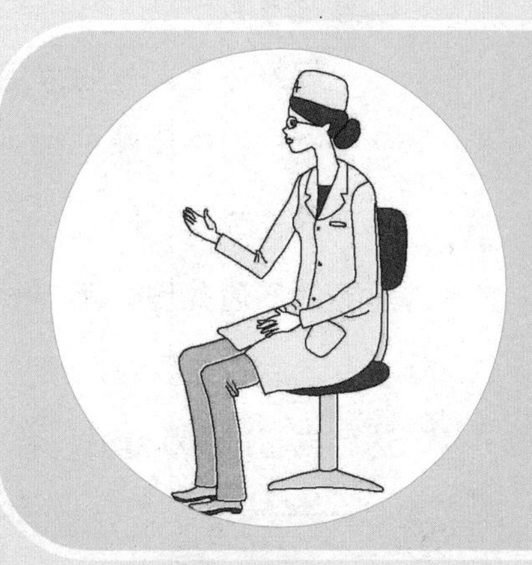

产后恢复

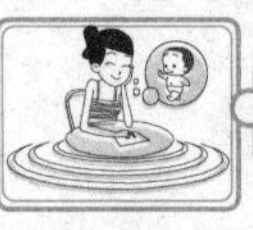

产后24小时身体开始恢复

在刚分娩后的24小时，产妇的体温会略有升高，一般不超过38℃。在这之后，产妇的体温大多会恢复到正常范围内。由于子宫胎盘循环的停止和卧床休息，产妇脉搏略为缓慢，约每分钟60~70次；呼吸每分钟14~16次；血压平稳，变化不大，如果是妊娠高血压综合征患者血压明显下降。

分娩第一天，子宫底大约在平脐或脐下一指左右（子宫大约在产后10天降入骨盆腔内）。

刚分娩后，产妇会因为宫缩而引起下腹部阵发性疼痛，这叫做“产后宫缩痛”，一般在2~3天后会自然消失。

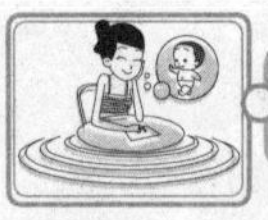

分娩第一天的注意事项

好好休息：分娩之后看到自己的宝宝，不少产妇都会心花怒放，感到非常满足，紧接着由于分娩的疲倦，会不知不觉地睡意袭来，这时，你可闭目养神或打个盹儿，不要睡着了，因为要给宝宝喂第一次奶，医护人员还要做产后处理，顺产的产妇还要吃点东西。

产后首先要注意预防产后出血，胎儿娩出后，在24小时内阴道出血量达到或超过500毫升，称为产后出血。其原因与子宫收缩乏力、胎盘滞留或残留、产道损伤等有关。一旦阴道有较多出血，应通知医生，查明原因，及时处理。

分娩后半小时就可以让婴儿吸吮乳头，这样可尽早建立催乳和排乳反射，促进乳汁分泌。同时，还有利于子宫收缩。哺乳时间以5～10分钟为宜。产后第一天可以每1～3小时哺乳一次，哺乳的时间和频率与婴儿的需求以及产妇感到奶胀的情况有关。此时，产妇身体虚弱、伤口疼痛，可选用侧卧位喂奶。每次哺乳后应将新生儿抱起轻拍几下，以防溢奶。

自然分娩的产妇，要在分娩后4小时内排尿。少数产妇排尿困难，发生尿潴留，其原因可能与膀胱长期受压及会阴部疼痛反射有关，应鼓励产妇尽量起床解小便，也可请医生针刺或用药物治疗，如仍不能排尿，应进行导尿。

产后最初几天，产妇几乎都有便秘的困扰。这是由于肠道和腹部肌肉松弛的缘故。所以，顺产的产妇从分娩当天就可多补充液体和吃些青菜水果来加以改善。

注意会阴部卫生，每日2次用1∶5000的高锰酸钾溶液清洗，会阴垫应用无菌卫生巾并及时更换。产后24小时内若感到会阴部或肛门有下坠不适感、疼痛感，应请医生诊治，以防感染和血肿发生。

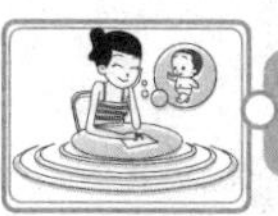

及时排尿有助于产后恢复

产后及时排尿非常重要，它们在体内滞留不利于身体恢复，严重时还会引起伤口感染、产后出血等。

正常情况下，顺产后2～4小时新妈妈就会排尿。由于内分泌的改变，雌、孕激素及醛固酮的作用，使孕妇的新陈代谢发生改变，使体内水钠潴留增加，这是妊娠期的生理需要，起着稳定母体内环境的作用。增加的水分，一部分潴留在组织间，另一部分使血液稀释。分娩后情况发生变化，由于胎盘排出，子宫缩小，大量血液进入体循环；胎盘激素的突然撤退，醛固酮及皮质醇量减少，组织间液的回吸收增加也进入体循环，使循环血容量上升，孕期潴留的水钠通过肾脏排出体外，因而产后尿量大大增加。在最初的几天里，24 小时可排尿 2000～3000 毫升，属正常现象。

如果 4 小时后仍没有排尿，建议新妈妈及时找医生就诊。因在分娩过程中，膀胱受压，黏膜充血、水肿、张力降低，会阴伤口疼痛及不习惯于卧床姿势排尿等原因，容易发生尿潴留。胀大的膀胱妨碍子宫收缩会引起产后出血，还易引起膀胱炎，且胀满的膀胱也可能使子宫移位，影响子宫收缩，甚至造成子宫出血。

为了避免尿液滞留，建议新妈妈这样做：

1. 每 15～20 分钟收缩和放松骨盆肌肉 5 次，这样可以刺激排尿，避免使用导尿管（如果使用导尿管，产褥垫要经常更换，约 3～4 小时更换一次，同时清洗会阴部）。

2. 产后最初几个小时尽量多喝水，吃蔬菜水果、高纤维食物。

3. 下床排尿前，要先吃点东西恢复体力，以免体力不支而昏倒。

4. 上厕所的时间如果较长，站起来的时候动作要慢，不要突然站起来。

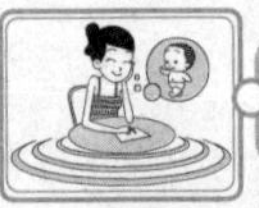

顺产之后如何恢复进食

产后第一餐首选一些易消化、营养丰富的流质食物，如糖水煮荷包蛋、蒸蛋羹、冲蛋花汤、藕粉等都是很好的选择。分娩后的第二天就可以吃一些软食或普通饭菜了。产后 5～7 天应以米粥、软饭、烂面、蛋汤等为主食。不要吃过多油腻之物，如鸡、猪蹄等。产后一周以后胃纳正常，可以进补鱼、肉、蛋、鸡等。但不可过饱，在产后 1 个月内，宜一日多餐，每日餐次以 5～6 次为宜。

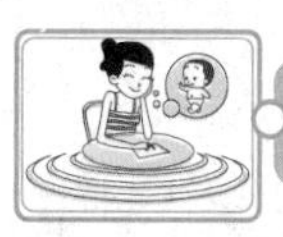

顺产后的饮食宜忌

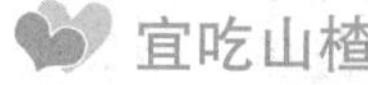

宜吃山楂

山楂可促进子宫收缩，可以加速子宫的恢复。而子宫收缩也会使子宫的血管收缩，起到止血的作用，对产后出血和产后恶露不尽的恢复有重要意义。

宜吃桂圆

桂圆又称龙眼，是古往今来产后滋补药中的佳品。可针对产后气血不足导致的体弱、乏力、胃纳差、失眠等进行补益，促进产后恢复。如桂圆大枣粥等。

宜吃鲤鱼

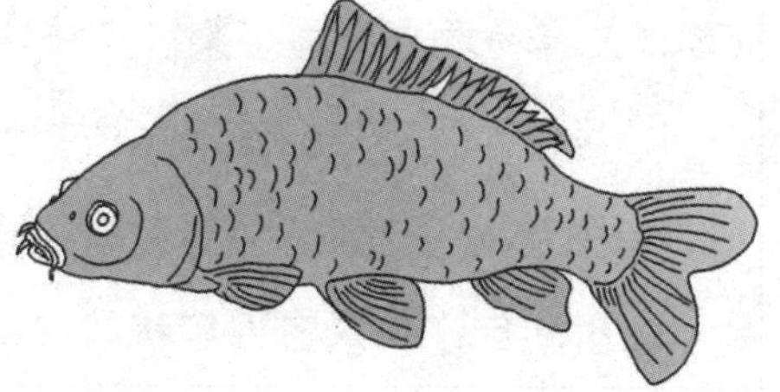

可促进子宫收缩，帮助去除余血。鲤鱼还有利尿消肿，催乳的作用，可用于产妇产后浮肿。

宜吃粥

产妇宜食用的粥有：羊肉枸杞粥、花生粥、红小豆粥、桂圆粥等。月子里还应食些有健脾、开胃、促进消化的食物。如山药、山楂糕（片）、大枣、番茄等。食用鸡蛋，每日不超过3～4个；每天至少喝500毫升牛奶。

宜吃催乳食物

要多吃催乳食物，比如：红糖水、牛奶、豆浆、小米粥、鸡汤、肉汤、鱼汤、虾肉、猪蹄、母鸡、花生、黄豆、黄花菜、鲤鱼、鲫鱼、墨鱼等。其他还有如猪肝、豆制品、红小豆、豌豆、丝瓜、花生、芝麻等都宜多食。

忌吃辛辣温燥之品

产妇要忌食辛辣温燥之物，比如：韭菜、大蒜、辣椒、胡椒、茴香等，这些食物可助内热，容易引起上火、口舌生疮、大便秘结等。不要食生冷坚硬之物，如梨、柿子、西瓜、茄子、黄瓜等，生冷之物易导致瘀血滞留，可引起产后痛、产后恶露不绝等，因此不宜食用，以免损伤脾胃。

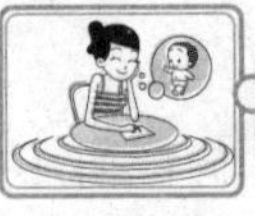

顺产后会阴如何恢复

由于生理特点，女性外阴部易被尿液、粪便及阴道分泌物所污染，尤其在产后，恶露自阴道流出，外阴部更易受到污染。如不注意卫生，加强护理，便容易发生产后感染。具体的方法是：

1. 保持外阴清洁，垫无菌的护垫。

2. 住院期间，每日清晨会有护理人员帮产妇外阴冲洗及消毒。

3. 出院后，自己可以用棉球或纱布蘸温开水，在大、小便后擦拭外阴部，拭去恶露。擦拭时，应先擦阴阜部及两侧阴唇，最后擦至肛门，不可由肛门开始向前擦。产妇应当早期下床活动，这不仅可以促进恶露的排出，还可减少外阴感染的机会。

如果会阴部有裂伤或侧切伤口时，伤口会肿胀、疼痛，还可用温热的50%硫酸镁溶液敷于患处，并口服止痛药。

会阴切口处如有感染、化脓时，应及早引流出脓汁；护理创面除每天换药外，还可采用物理疗法，如红外线局部照射等；尽量暴露伤口，不要用很厚的敷料包扎，以保持创面干燥，利于愈合；卧床时应卧向伤口的对侧，如会阴侧切在左，应向右侧卧，以防恶露流出污染伤口而增加感染的机会。

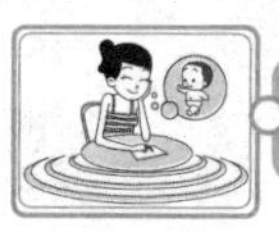

剖宫产之后可以吃鸡蛋吗

剖宫产后一周以内的饮食应以清淡营养为主，可以适当吃些鸡蛋，煮鸡蛋、煎鸡蛋、炒鸡蛋、鸡蛋汤或鸡蛋羹都是不错的选择。

但鸡蛋也不是吃得越多就越好，有些新妈妈一天吃十几个鸡蛋，不但吸收不了，还会影响身体对其他营养素的摄取，每天吃 3～4 个就足够了。特别是分娩后的数小时内最好不要吃鸡蛋，因为在分娩过程中体力消耗大，出汗多，体液不足，消化能力也随之下降。若分娩后立即吃鸡蛋，难以消化，增加胃肠负担。

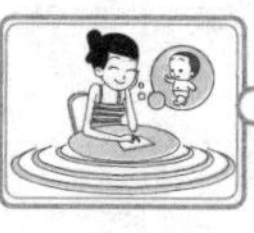

剖宫产后的饮食原则

1. 术后 6 小时内禁食、禁水。

2. 术后 6 小时未排气可饮用温开水，以刺激肠蠕动，等到排气后，才能进食。未排气期间请勿食用普食，如煮鸡蛋、炒菜、肉块、米饭等，请勿食用甜食，包括巧克力、红糖水、甜果汁及牛奶，以免引起腹胀。

3. 排气后可进食任何食物，但应遵循先进食流质、半流质食物，接着向软质食物、固体食物渐进。为了促进乳汁分泌及减少产后便秘，产妇还应进食的同时多喝汤、汁，多吃蔬菜及水果，有助产后保养，产后恢复等等。

4. 术后进食不宜过多。剖宫产手术胃肠受到刺激，胃肠正常功能被抑制，容易造成便秘、产气增多、腹压增高，不利于康复。

5. 术后进食不宜多吃鱼类食物。据研究，鱼类食物中含有一种有机酸物质，有抑制血小板凝集的作用，妨碍术后止血及伤口愈合。

6. 术后进食不宜多吃产气多的食物。产气多的食物有黄豆、豆制品、红薯等，食后在肠道内产生大量气体而引起发酵。

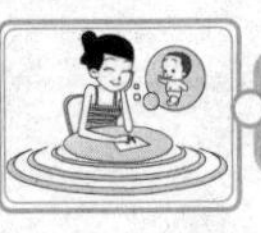

剖宫产后的注意事项

侧卧休息

手术后麻醉消失，产妇伤口感到疼痛，而平卧位子宫收缩的痛觉最为敏感，所以应采取侧卧位休息，身体与床成20～30度角，并用被子或毯子折叠放在背部，以减轻身体移动对伤口的震动和牵拉痛。

进食不宜过多

手术时肠管受到刺激，正常功能被抑制，肠蠕动减慢，如进食过多，可使粪便增加，不仅会造成便秘，而且产气增多，腹压增高，不利于子宫恢复。另外术后不能吃人参，因为人参会使伤口较长时间渗血，不利于伤口愈合。也不要吃产气过多的食物，如黄豆、豆制品、红薯、蔗糖等。

及时大便

有些剖宫产妇女往往因排便时伤口疼痛而不敢及时大便，从而引起便秘。所以术后要按平时的习惯排便，排便有困难时可用开塞露。

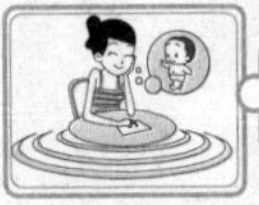

不必对水果说“不”

有些妈妈受传统习惯的影响，月子期间不吃生冷食物，甚至连水果都不敢吃，其实有些水果对产后恢复非常有好处。

香蕉

含有大量的纤维素和铁质，有通便补血的作用。产后产妇常常卧床休息，胃肠蠕动较差，容易发生便秘，再加上产后失血较多，需要补血，而铁质是造血的主要原料之一，所以产妇多吃些香蕉能有效地防止产后便秘和产后贫血。妈妈摄入的铁质多了，乳汁中铁质也多，对预防婴儿贫血也有一定

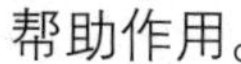

帮助作用。

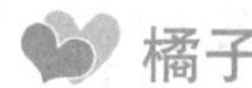

橘子

含有丰富的维生素 C 和钙质，维生素 C 能增强血管壁的弹性和韧性，防止出血。分娩后子宫内膜有较大的创面，出血较多，多吃些橘子可防止产后继续出血；钙是构成婴儿骨骼和牙齿的重要成分，妈妈适当吃些橘子能够通过乳汁把钙质提供给孩子，能够促进婴儿牙齿、骨骼的生长，防止婴儿佝偻病的发生。另外，橘核、橘络（橘子瓣上的白丝）有通乳的作用，吃橘子可避免乳腺管不通畅。

山楂

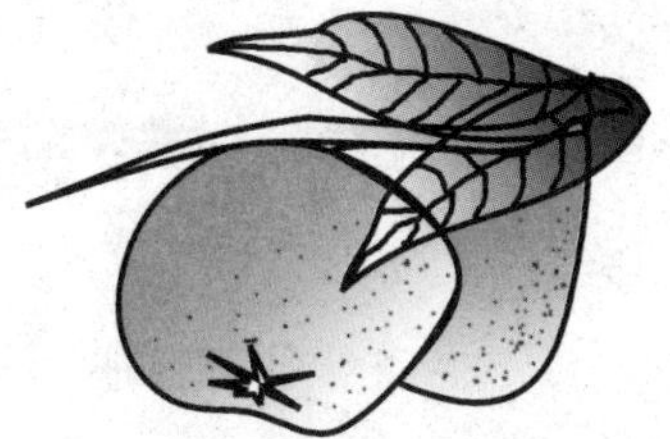

含有大量的山楂酸、柠檬酸，能够生津止渴、散瘀活血。新妈妈产后因过度劳累往往食欲不振、口干舌燥、饭量减少，如果适当吃些山楂既能够增进食欲、帮助消化、加大饭量，有利于身体康复和哺育婴儿，又可以利用山楂活血化瘀的作用排出子宫腔内的瘀血，减轻腹痛。

红枣

含维生素 C 最多，还含有大量的葡萄糖和蛋白质。中医认为红枣是水果中最好的补药，具有补脾活胃、益气生津、调整血脉、和解百毒的作用，尤其适合产后脾胃虚弱、气血不足的人食用，其味道香甜，吃法多样，既可口嚼生吃，也可熬粥蒸饭熟吃。

桂圆

又叫龙眼，是营养极其丰富的一种水果。中医认为桂圆味甘、性平、无毒，入脾、心经，为补血益脾之佳果。产后体质虚弱的人适当吃些新鲜的桂圆或干燥的龙眼肉，既能补脾胃之气又能补心血不足。

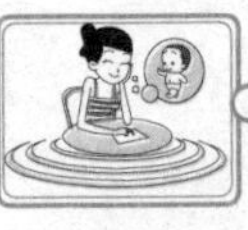

不要长时间喝红糖水

中医认为红糖性温，有活血作用，对于产后多虚多瘀的新妈妈尤为适宜，可以促进瘀血排出及子宫复旧，因此我国民间有产后喝些红糖水的习俗，甚至有的新妈妈喝半个月、一个月。其实，产后不宜长时间喝红糖水，一般喝 7 ~ 10 天即可。喝红糖水时间过长对新妈妈的子宫复原不利。因为产后 10 天恶露逐渐减少，子宫收缩也逐渐恢复正常，如果喝红糖水的时间过长，红糖的活血作用会使恶露的血量增多，不仅会使新妈妈失血过多，而且会影响子宫的复原。

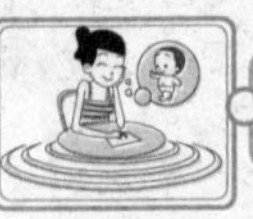

产后正确运动有益健康

产后身体的部分肌肉和骨骼发生了变化，仅仅依靠补充营养或卧床休息是无法恢复的，需要借助于适当的体育锻炼，才能促进肌肉的收缩。

产后运动的选择因分娩方式而异

产后运动时间的长短和运动项目的选择，因分娩方式而异。

1. 自然分娩、没有产后大出血情况的妈妈：在生产后 2 ~ 3 天就可以下床走动，3 ~ 5 天后就可做一些收缩骨盆的运动，而在产后两个星期，就可以做柔软体操或伸展运动。

2. 剖宫产的妈妈：视伤口愈合情况而定，一般来说，产后一个月可开始做伸展运动，而产后 6 ~ 8 周才适合做锻炼腹肌的运动。

有益健康的运动项目

新妈妈身体虚弱，适合做温和的有氧运动，比如，散步、慢跑等。下面介绍一些有益健康的运动项目：

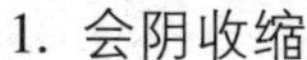

1. 会阴收缩

目的：促进阴道恢复和预防子宫脱垂。

时间：自产后第一天开始。

方法：仰卧或侧卧吸气，紧缩阴道周围及肛门口肌肉，闭气，持续1～3秒再慢慢放松呼吸，重复5次。

2. 胸部运动

目的：使乳房恢复弹性，预防松弛下垂。

时间：自产后第三天开始。

方法：平躺，手平放两侧，将两手向前直举，双臂向左右伸直平放，然后上举至两掌相遇，再将双臂放于身后伸直平放，再回前胸后回原位，重复5～10次。

3. 臀部运动

目的：促进臀部和大腿肌肉收缩。

时间：自产后第七天开始。

方法：平躺，将左腿弯举至脚跟触及臀部，大腿靠近腹部，然后伸直放下，左右交替做同样的动作5～10次。

产后运动应遵循的原则

1. 避免剧烈运动。产后立即进行剧烈运动减肥，很可能影响子宫的康复并引起出血，严重时还会使生产时的手术创面或外阴切口再次遭受损伤。

2. 选择轻、中等强度的有氧运动。有氧运动有极佳的燃脂效果，包括慢跑、快走、游泳、有氧舞蹈等，进行的时间至少要持续12～15分钟以上才有效果。

3. 心态平和。产后健身的信念一旦树立，一方面不能半途而废，另一方面也不要急于求成，要心态平和地面对产后恢复。

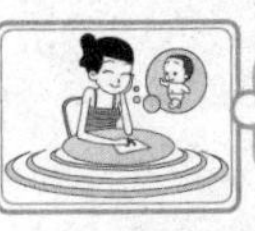

产后这样卧床有利于恢复

坐月子是新妈妈的“专属”待遇，在此期间要恢复精力，以便给宝宝更细心的关爱，所以产妇一定要充分休息。除了保证每天8~9小时的睡眠外，白天还应安排2小时的午睡。但长时间的卧床休息不利于子宫、脏器的恢复，也不利于产后恶露的排出，因此休息时要讲究一些正确的姿势和方法。

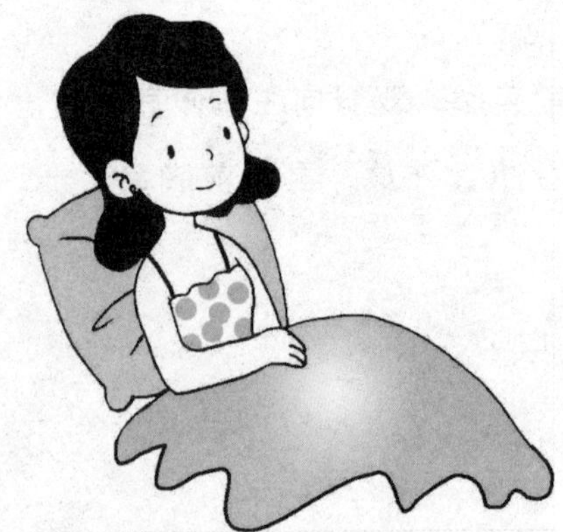

卧床的姿势有平卧、侧卧、仰卧、俯卧、半坐卧、随意卧等。我国的传统医学对产后卧床休息的姿势及其养神的方法有很多讲究，比如主张分娩完毕，不要立即上床睡卧，应先闭目养神，稍坐片刻，再上床背靠被褥，竖足屈膝，呈半坐卧状态，不可骤然睡到平卧。如此半坐卧3天（指白天）后，平卧、侧卧、仰卧皆可。也就是说，产妇在分娩后不要立即睡着，而且不要一上床就躺下，要先以半坐卧的姿势休息，而且3天以后才可以平躺或侧卧。

除了不能立即平躺，新妈妈最好不要睡弹簧床，因为弹簧床太软，容易引起骶髂关节错缝、耻骨联合分离，造成骨盆损伤。坐月子期间还要经常闭目养神，目的在于消除分娩时的紧张情绪、安定神志、解除疲劳，有利于排除恶露、膈肌下降，使子宫及脏器恢复到原来的位置。另外，在半坐卧的同时，还需用手轻轻地揉按腹部。

具体方法是：以两手掌从心下擀至脐部，在脐部停留作旋转式揉按片刻，再下擀至小腹，又做旋转式揉按，揉按时间应比在脐部稍长。如此反复，揉按10余次，每日2~3次，可使恶露、瘀血排出，还可避免产后腹痛，产后子宫出血，以帮助子宫复位。

产后护理

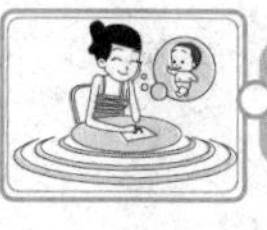

腹式呼吸有助于产后恢复

刚生产完的你，做做深长的腹式呼吸，能吸入更多的氧气，让身体更快恢复活力，减轻产后水肿、静脉曲张、腿抽筋、背痛等问题，也有助于促进阴道恢复、预防子宫脱垂。

躺在床上时，手放在肚子上，用鼻缓缓吸气，感受腹部慢慢鼓起，然后用嘴慢慢呼气，同时缩紧腹部肌肉。刚开始可能会不习惯，先试着练习两三次，适应后再慢慢增加。

腹式呼吸，有助于收紧腹横肌，长期坚持就可以减去腰腹的多余赘肉。瑜伽练习的过程中提倡腹式呼吸，也是因为瑜伽呼吸法如腹式、胸式呼吸法能影响人体脑部神经对人摄取食物欲望的控制，防止过度进食，特别是那些油腻食物和脂肪较多的肉类食物。所以，想减肥的妈妈不妨尝试改变呼吸习惯。

腹式深呼吸是健肺的好方法，不仅弥补了胸式呼吸的缺陷，而且可使中下肺叶的肺泡在换气中得到锻炼，从而延缓老化，保持良好弹性，防止肺的纤维化。做腹式深呼吸运动，可使机体获得充足的氧，也能满足大脑对氧的需求，使人精力充沛。腹式呼吸运动对胃肠道是极好的调节，能促进胃肠道的蠕动，利于消化，加快粪便的排出，如坚持做腹式深呼吸，既可锻炼腹肌，消除堆积在腹部的脂肪，又能防范多种代谢性疾病的发生。

腹式深呼吸简单易学，站、立、坐、卧皆可，随时可行，但以躺在床上为好。仰卧于床上，松开腰带，放松肢体，思想集中，排除杂念，也可说是进入气功态。由鼻慢慢吸气，鼓起肚皮，每口气坚持10～15秒钟，再徐徐呼出，每分钟呼吸4次。做腹式深呼吸时间长短由个人掌握，也可与胸式呼吸相结合，这便是呼吸系统的交替运动。开始每天上午、晚上各花30分钟在腹式呼吸（吸气时肚子有突起的感觉，呼气时肚子有扁下去的感觉）上，注意不要刻意地去吸和呼，在平时呼吸方式的基础上改变下就可以了。逐渐养成习惯，这样肚子和腰上的多余脂肪就慢慢消失不见了。

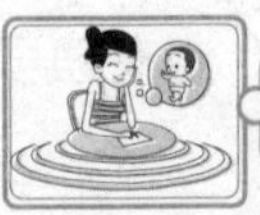

高血压产妇产后如何护理

孕期的高血压症状一般会随着怀孕的结束而消失，但如果孕期高血压的程度较重，造成了肾损害，蛋白尿就会持续很久，甚至成为慢性肾病。因此，产后要注意休息和饮食，密切观察身体情况，尤其是产后两天内，如果仍有高血压症状，如头痛不适、视力模糊等，就要做个系统的治疗，以免遗留永久性的损害。

除了血压值和高血压症状，也要注意恶露的量，如果脉搏变快，尿量减少，就更要注意有没有产后大出血的情况。

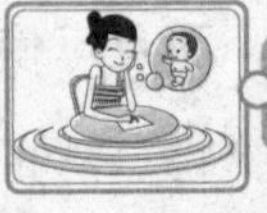

高血压妈妈要注意这些

高纤维高蛋白、低盐饮食，多食蔬菜、白肉类（如鸡、鱼、虾等），可以明显改善水肿的情况。

充分休息对高血压的治疗非常重要。家人要多帮助照顾宝宝，为妈妈提供安静舒适的环境，限制访客，这在产后头几天内是很重要的，以免妈妈无法正常休息，使高血压情形恶化，不好控制。

月子期间要保持身心平和，心情愉快，这对高血压的病情也很有好处。家人也要给予心理支持，预防出现产后忧郁症。

如果还在服用降血压药，起身时不要突然站起来，以免发生体位性低血压，甚至昏倒。

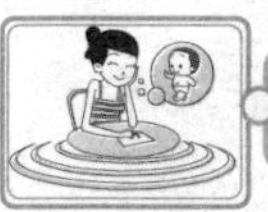

心脏病妈妈产后如何护理

产后 3 天内，由于子宫收缩，大量的血液从子宫进入体循环，怀孕期间滞留在身体组织间的多余血液也开始重吸收进入血管，血容量会上升，回心血量增加，尤其在产后 24 小时内，心脏的负担加重。

如果你有心脏方面的问题，无论顺产还是剖宫产，产后一定要加强护理，多留意身体情况，如是否感到心慌、胸闷、气急、不能平卧等，一般产后 3 天内症状最明显，所以要住院观察，恢复正常后再出院。

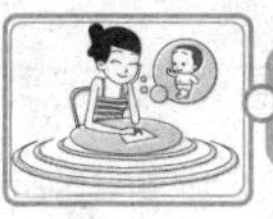

二胎产后，身体恢复不一样

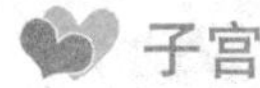

子宫

在怀孕后期，随着胎儿的长大，子宫会膨胀至胃部，但随着分娩的进行，直至胎盘娩出后，子宫就会强烈收缩，并会收缩到肚脐下方 5 ~ 6 厘米处。子宫在胎盘脱落后能够很快止血，就是因为这种宫缩。当宫缩减弱时，大约在产后 12 个小时左右，子宫又会回到肚脐处。之后，子宫会逐渐缩小。

一般来说，产后第 5 日，子宫收缩到肚脐与耻骨中间，第 10 日子宫大约在耻骨附近，而在过了两周后就会很难用手感觉到。子宫恢复到妊娠前的状态大概需要 6 周，这段期间就称为“产褥期”。另外，因为分娩而造成的阴道周围的肌肉损伤则大约一周左右就能恢复。

恶露比第一胎少

二胎产后以及生产时的残血、子宫内膜碎片、胎膜等“恶露”大多会比头胎时少。一般在产后第 3 ~4 日是恶露最多的时期，之后就会慢慢减少。一周后的恶露量就会接近生理期的出血量，而在一个月后进行诊查时，大多数妈妈几乎已经没有恶露了。最长的到第二个月时也会结束。而在二次生产后，恶露会更早结束。

前三天的恶露中由于所含血液较多，因此颜色大多为红色，其后多为褐色、粉色，颜色逐渐变淡。第 10 日左右变为黄色奶油状。如果在出院后恶露突然增多或出现血块，应及时就医。

产后 2 个月可恢复房事

产后的房事要在产后 42 天的诊查后，在医生认为可以恢复正常后再开始。如果检查出现异常却依然进行房事，那就有可能出现实施会阴切开术的伤口裂开、产道伤势恶化等问题。

另外，很多人都认为“母乳期间不会怀孕”。其实这是误解。生成乳汁的激素为了抑制卵巢的活动而使排卵延迟，但母乳期间还是有可能会怀孕的。出于对妈妈身体的考虑，最好在产后半年至一年内避孕。因此，产后最初的房事一定要注意避孕。

相互照顾的心情最重要

产后，妈妈身体中的激素暂时不能保持平衡，外阴部与阴道内无法变得湿润，因此有时会感到疼痛。很多妈妈也会因为养育两个孩子而感到疲惫，从而对过性生活失去积极性。但是，妻子不要在这种时候冷淡地拒绝丈夫，而是要对丈夫说明自己的身体情况，努力争取获得丈夫的理解。

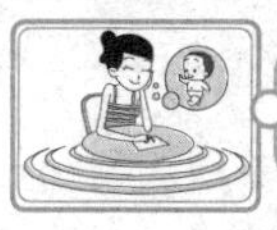

注重细节，有效休息

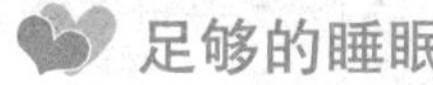

足够的睡眠

睡眠是产后恢复的重要保障，睡眠不足会延缓产后恢复的进程。保证每天 8 ~9 小时的睡眠，加上两小时午睡更好，充足的睡眠也利于乳汁的分泌。

变换卧姿

经常改变躺卧的姿势，最好是仰卧与侧卧交替，可以防止子宫向一侧或后方倾倒。产后两周，可以采取胸膝卧位，帮助矫正子宫后倾后屈位。

注意室内环境

保持室内空气新鲜，无论什么季节，每天开窗换气，换气时你和宝宝可以暂时离开房间。房间里的阳光要充足，室温最好在 20 ~25℃，湿度最好在 50% ~60% 。

天热可以适当使用空调调节温度，但别把温度降得过低，产后身体分解代谢旺盛，出汗多，毛孔常处于开放状态，如果受凉，容易引起肌肉和关节酸痛等不适。

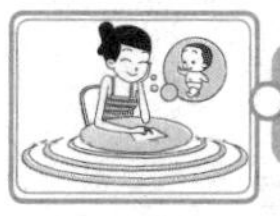

坐月子是可以洗澡的

产后及时清洁身体具有活血、行气的功效，可帮助产妇解除分娩疲劳，保持舒畅的心情；还可促进会阴伤口的血液循环，加快愈合；使皮肤清洁干净，避免皮肤和会阴伤口发生感染；加深产妇睡眠、增加食欲，使气色好转。因此，月子里及时洗澡对产妇健康十分有益。如果会阴部没有伤口，只要疲劳一恢复就可开始洗浴。

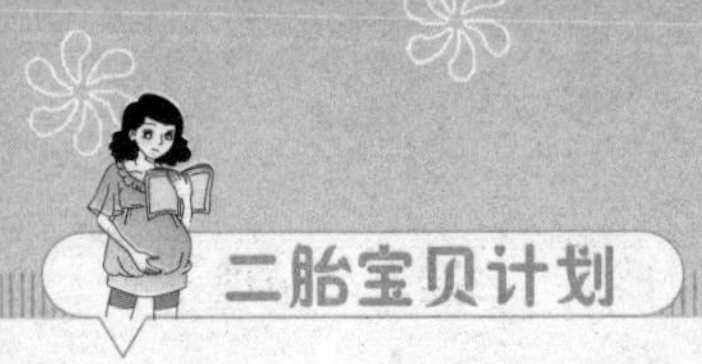

有人对产后淋浴的产妇的身体生理变化进行了观察记录。淋浴后，2/3的产妇体温上升，1/3体温稍有下降。但是不管体温上升还是下降，波动不超过0.5℃，均在正常范围。血压波动也很微小。对子宫收缩以及每日恶露的颜色、数量、气味和出血等均没有不良影响。

与不洗澡的产妇相比，产后洗澡者皮肤清洁，会阴部或其他部位感染率降低。由于洗澡使全身皮肤血管扩张，血流加快，促进了局部血液循环，可加快伤口愈合。洗澡还有活血行气的功效，可以解除分娩过程中的疲劳，洗澡后产妇普遍感到精神舒畅。淋浴对于乳腺分泌也有一定的促进作用，可以提高乳汁质量。此外，产后及时洗澡的产妇，其婴儿鹅口疮（即口腔霉菌感染）发生率较低。

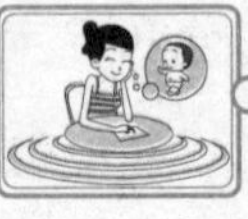

产后洗澡有哪些注意事项

1. 如果产妇会阴部无伤口及切口，夏天在2～3天、冬天在5～7天后即可淋浴。

2. 产后洗澡讲究“冬防寒、夏防暑、春秋防风”。在夏天，浴室温度保持常温即可，天冷时浴室宜暖和、避风。洗澡水温宜保持在35～37℃，夏天也不可用较凉的水冲澡，以免恶露排出不畅，引起腹痛及日后月经不调、身痛等。

3. 最好淋浴（可在家人帮助下），不适宜盆浴，以免脏水进入阴道引起感染。如果产妇身体较虚弱，不能站立洗淋浴，可采取擦浴。

4. 每次洗澡的时间不宜过长，一般5～10分钟即可。

5. 冬天浴室温度也不宜过高，这样易使浴室里弥漫大量水蒸气，导致缺氧，使本来就较虚弱的产妇站立不稳。

6. 洗后尽快将身体上的水擦去，及时穿上御寒的衣服后再走出浴室，避免身体着凉或被风吹着。

7. 如果会阴伤口大或撕裂伤严重、腹部有刀口，须等待伤口愈合再洗淋浴，可先做擦浴。

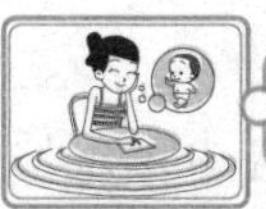

哺乳期远离这些药品

哺乳期妇女的用药问题，不能只考虑药物是否影响乳汁分泌，还必须考虑药物对宝宝的影响。许多药物可随母亲乳汁排出而进入婴儿体内。尽管有的药物在乳汁中的浓度很低，但由于宝宝发育未成熟，药物对宝宝必定有影响。以下是一些常见的哺乳期禁用药或慎用药。

1. 抗微生物药物，如青霉素族抗菌素，包括青霉素、新青霉素Ⅱ、新青霉素Ⅲ、氨苄青霉素等。

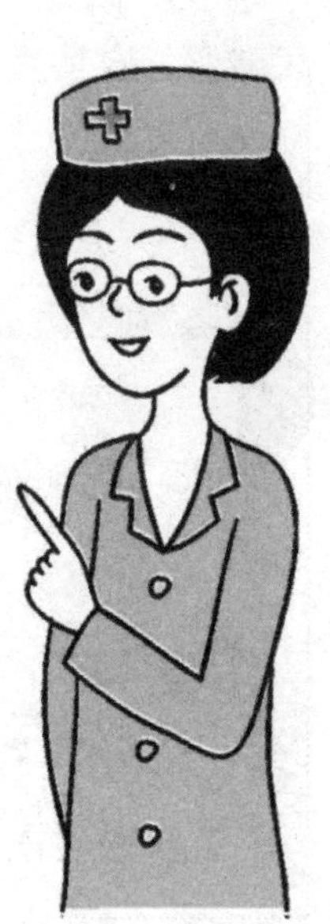

2. 磺胺类药物，如磺胺异恶唑、磺胺嘧啶、磺胺甲基异恶唑、磺胺脒、丙磺舒、甲氧苄氨嘧啶、制菌磺、双嘧啶片、复方新诺明等。

3. 氨基糖苷类药物，如庆大霉素、链霉素在乳汁中浓度较高，会使婴儿的听力受损，应禁用。

4. 异烟肼（雷米封），对乳儿尚无肯定的不良作用，但由于抗结核药需长期使用，为避免对乳儿产生不良影响，最好改用其他药物或停止哺乳。

5. 灭滴灵，为广谱抗菌药，常用于治疗滴虫性阴道炎及厌氧菌感染。口服后虽然对哺乳儿的损害尚不肯定，但仍主张最好不用。

6. 氯霉素，乳儿特别是新生儿，肝脏解毒功能尚未健全，若通过乳汁吸入氯霉素，容易发生乳儿中毒，抑制骨髓功能，引起白细胞减少，甚至引起致命的灰婴综合征，应禁用。

7. 四环素和强力霉素，这两种药都是脂溶性药物，易进入乳汁。特别是四环素可使乳儿牙齿受损、珐琅质发育不全，引起永久性的牙齿发黄，并可使乳幼儿出现黄疸。所以也应禁用。

8. 氨基比林及含氨基比林的药物，如去痛片、撒烈痛片、安痛定等，能很快进入乳汁，应忌用。

9. 硫酸阿托品、硫酸庆大霉素、硫酸链霉素等药物，在乳汁中浓度比较高，可使婴儿听力降低，应忌用。

10. 抗甲状腺药物甲基硫氧嘧啶，可通过母乳抑制乳儿的甲状腺功能。口服硫脲嘧啶，可导致乳儿甲状腺肿和颗粒性白细胞缺乏症，故应禁用。

11. 抗病毒药金刚烷胺，哺乳母亲服此药后，可致乳儿呕吐、皮疹和尿潴留，应禁用。

产后疾病防治

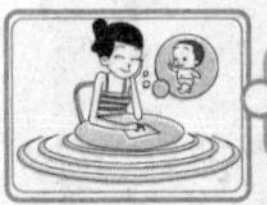

二胎时乳头还会发生皲裂吗

乳头皲裂常在哺乳第 1 周时发生，第一胎时多见，但有些妈妈乳头皮肤娇嫩，二胎时也会发生。

引起乳头皲裂的原因往往是清洁方法不当、哺乳技巧不正确。比如用肥皂等刺激物擦洗，造成乳头干燥，乳头薄嫩的表皮有很多细小的乳腺管开口，极易被擦破，发生皲裂。宝宝吮乳时只含乳头而没含住乳晕（乳头周围有色素沉着的那一圈），乳头受力过大，也会发生皲裂。

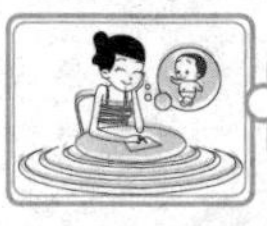

如何预防乳头皲裂

增加乳头坚韧性

常用干燥柔软的小毛巾轻拭乳头，帮助乳头的皮肤变得坚韧，经得起宝宝的吸吮而不易皲裂。

养成哺乳好习惯

每天定时哺乳，每4小时一次，每次15～20分钟，不要太久。妈妈勤哺乳有利于乳汁排空，使乳晕变软，利于宝宝吮吸。但不要让宝宝只吸乳头，必须把乳晕也含住。因为乳汁集中在乳晕下面，宝宝含住了乳晕，吮吸时方便将乳汁挤压出，使宝宝吃奶更省力，也保护了乳头，这也是预防乳头皲裂最有效的方法。

做好乳头护理

每次哺乳前后，用温开水洗净乳头、乳晕，及时清除乳头上的积垢和痂皮，并涂上防裂油。清除积垢和硬痂皮时，可以先敷一层植物油或矿物油，起到软化作用，再用温和软毛巾轻拭掉。

矫正乳头凹陷或扁平

乳头凹陷或扁平时，宝宝难以吮吸，使乳头受力过大而皲裂。每次擦洗乳头时，将乳头轻柔地向外捏出，或轻轻向外牵拉，同时捻转乳头。

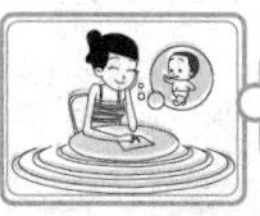

乳头皲裂如何哺乳

哺乳前

先用毛巾热敷乳房，并按摩，刺激排乳反射，然后挤出少许乳汁，使乳晕变软，易于乳头与宝宝的口腔含接。

哺乳时

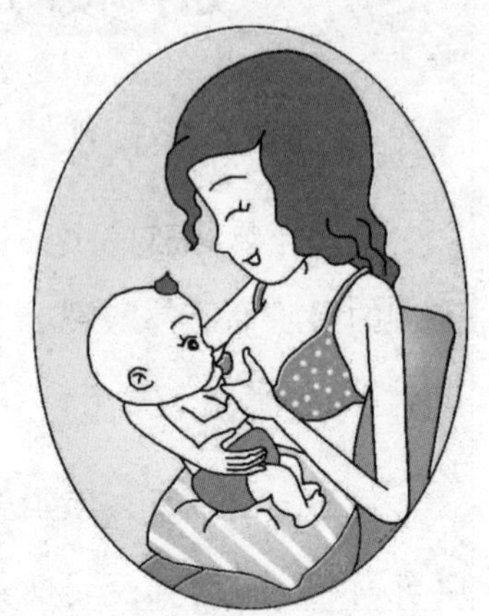

1. 先喂没有皲裂的那侧乳房，因为起初宝宝在饥饿状态下，吸奶时用力较大，喂完一侧后再喂皲裂的那侧，宝宝的吮力变小，就能减轻疼痛感。如果两侧都有皲裂，就先喂较轻的一侧。

2. 经常变换抱宝宝的姿势，让宝宝的吮吸力分散在乳头和乳晕四周，减轻对乳头的集中刺激。

3. 每次哺乳不要超过 20 分钟，避免乳头长时间浸泡在宝宝口腔中，使乳头皮肤受到伤害。宝宝口腔中也会有细菌，通过妈妈破损的皮肤引起乳房感染。

哺乳后

1. 用食指轻按宝宝的下颌，等宝宝张口时趁机把乳头抽出，或等宝宝将乳头放松后，再把乳头轻轻拉出。一定不要硬拉乳头，以免使乳头皮肤破损。

2. 挤出少量乳汁涂在乳头和乳晕上，乳汁有抑菌作用，其中所含的丰富蛋白质也有益于乳头皮肤的愈合。也可以在乳头上涂一薄层水状的羊毛脂，它对宝宝无害，下次喂奶前也不必擦掉。

3. 记得穿戴宽松的内衣和胸罩，并放正乳头的位置，有利于空气的流通和皮损的愈合。

如果乳头疼痛剧烈，或乳房肿胀，宝宝也不能很好地吮吸，可以暂停哺乳 24 小时，以减轻炎症反应，促进裂口愈合。但要记得挤出乳汁，用小杯或小匙喂给宝宝，不要轻易放弃母乳喂养，否则容易使乳汁减少，或发生奶疖、乳腺炎。

如果裂口经久不愈或反复发作，要及早看医生，也可以进行中医治疗。情况较轻时可以涂抹小儿鱼肝油滴剂，但哺乳前要将药物洗净，情况严重时应请医生来处理。

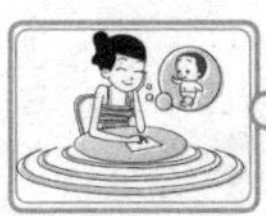

护理得当，乳腺炎不近身

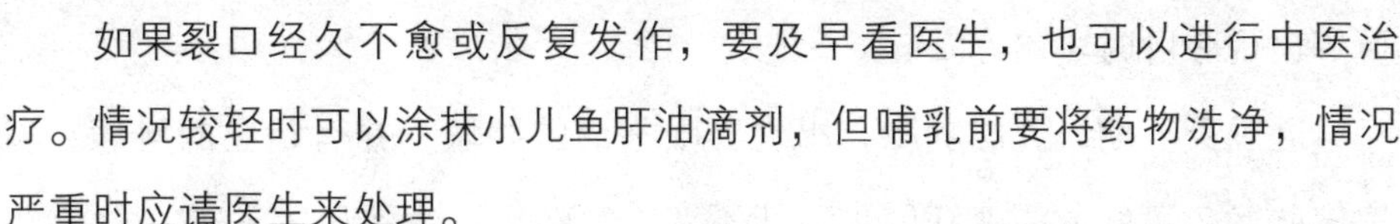

产后乳房饱满而娇嫩，稍不注意，很容易引起不适，乳腺炎也容易发生。引起乳腺炎的原因主要有：

1. 没有做好清洁，乳腺管堵塞。
2. 乳头皲裂，使细菌容易进入。
3. 乳房有淤块。
4. 乳罩、衣服太紧。
5. 疲劳、免疫力降低。

做好乳房护理

产后及时清洁乳房及乳头，每次哺乳前后都洗手，并用温开水清洁乳头。如果乳头皲裂，要及时护理及治疗，以免细菌趁机而入，引起乳腺炎。

不让乳汁淤积

每次哺乳都要让宝宝将乳汁完全吸空，如果宝宝吮吸力不足，可以用吸奶器或手挤出乳汁，不要让乳汁淤积在乳房内。

如果乳汁淤积，可以局部热敷，每次 20～30 分钟，每天 3～4 次。也可以用手从乳房四周向乳头方向轻轻按摩，然后用吸奶器将乳汁吸出或用手挤出，每天 7～8 次。

尽早发现

如果发现乳房红肿、变硬，身体还发热，就要警惕乳腺炎了，如果发热持续一整天，就及时检查。如果乳腺炎得到及时治疗，就可以治愈，不要等出现脓肿时才治疗。

乳腺炎早期，乳腺肿胀，出现界限不清的肿块，并有明显的触痛；乳房皮肤颜色可能微微变红，也可能不变；体温可以达到38℃左右。

乳房肿块主要是由于乳汁淤积，淋巴、静脉回流不畅，如果积极治疗，多能消散。

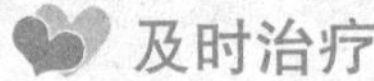

及时治疗

炎症早期可以继续哺乳，哺乳前后用毛巾热敷乳房，可以减轻疼痛。先吮吸发炎的乳房，排空乳汁，可以帮助炎症消退。感染严重时用健侧乳房哺乳，哺乳后用吸奶器吸尽患侧乳房的乳汁。

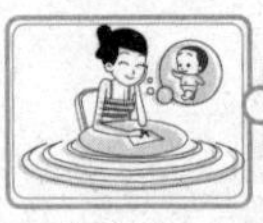

如何预防产褥期感染

分娩后，新妈妈们激动之余别忘了多照顾自己，一定要养成勤洗温水澡的习惯，如此可帮助缝线的吸收（现在的医生一般都是使用可吸收而不用拆线的缝线），也可促进血液循环，使得伤口尽快愈合而避免感染。

此外，最好养成每天检视伤口的习惯，一直到产后两周为止，可以自已用镜子检视或请先生帮忙观察。如果伤口有红肿、裂开、流血水、流脓、或有发烧现象，最好尽快就医。另外，生产后会阴伤口疼痛是正常的现象，依个人体质而有程度上的差异，一般在产后1～2周内疼痛会逐渐减轻，但是若伤口疼痛有越来越严重的现象，则要就医检查有无伤口感染的情况。

民间习俗在坐月子时忌讳出门，但是如果出现伤口感染现象而未尽快就医时，则有可能导致坏死性筋膜炎或细菌全身蔓延而引起败血症，甚至导致死亡，千万不容疏忽。

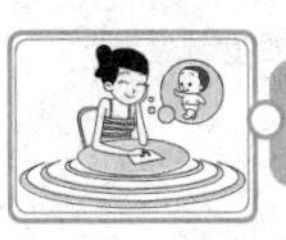

预防产后尿路感染

近年来，产妇产后患尿路感染的几率越来越大，使得产妇出现尿急、尿频、尿痛等症状，该怎么预防呢？尿急通常会表现出紧迫感，一有尿意就要立即排尿，不能耽搁。正常成人每天日间平均排尿 4～6 次。如果排尿次数明显增多，尿量还特别的少，就应该考虑是否患了尿频。

尿痛表现为排尿时感到尿道、膀胱和会阴部呈灼烧痛，严重时有如刀割。无论产妇患了尿急、尿频还是尿痛，大多是由于产妇产后恶露持续时间长，对恶露处理不得当，出现感染引起的。有的产妇习惯性憋尿，憋不住了才去解小便，也是出现产后尿路感染的原因。还有的产妇产后反复插导尿管也会引起尿路感染。此外，产后由于阴道及子宫创伤、全身抵抗力降低、产程过长、难产等因素，也易引起尿路感染。所以，产妇一定要做好产后尿路感染的预防工作。

注意清理恶露

每天都要用温水清洗外阴，保持阴道清洁，恶露量多时要注意阴道卫生，每天用温开水或 1∶5000 高锰酸钾液清洗外阴部。

选择柔软的卫生护垫

选用消毒卫生护垫，护垫要柔软，并且要经常更换，减少病毒侵入的机会。

多喝水

保证白天排尿 4～6 次。对于偶尔发作的尿路感染，通过多喝水（每天 2000～3000 毫升）基本能自愈。容易发生尿路感染的产妇，建议每天每隔 2～3 个小时排一次尿。

不要憋尿

一有尿意应立即排尿，不要憋不住了才排。排尿时，尿液将尿道和阴道口的细菌冲刷掉，有天然的清洁作用，同时避免了细菌的生长和繁殖。

内裤宽松

内裤不要穿得过紧，宽松为宜，面料最好选择纯棉制品，化纤制品的内裤尽量少穿，此外还要做到经常换洗内裤，在阳光下晒干杀菌。让外阴有清洁的环境，不利于病菌的生长和繁殖。

避免粪便的污染

产妇应注意大便以后用干净的卫生纸往后擦拭，不要从后往前，这样可以避免粪便污染外阴，引起尿路感染。如果发生异常情况，应及时就医，不能擅自用药。

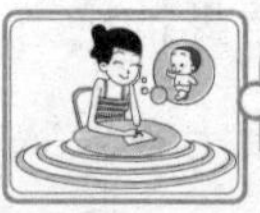

产后身体酸痛怎么办

产后哺乳时，女性常感到颈背有些酸疼，手脚有些疼痛，随着喂奶时间的延长，症状愈加明显。

1. 及时纠正不正确的哺乳姿势和习惯，避免长时间低头哺乳。在给宝宝喂奶的过程中，可以间断性地做头往后仰、颈向左右转动的动作。

2. 夜间不要习惯于单侧睡觉，以减少颈背肌肉、韧带的紧张与疲劳，平时注意锻炼和活动。要防止乳头内陷、颈椎病等疾患，消除诱因。

3. 注意颈背部的保暖，夏天避免电风扇直接吹头颈部。要加强营养，必要时可进行自我按摩，以改善颈背部血液循环。

4. 产后腰腿痛以腰、臀和腰骶部疼痛为主，部分患者伴有一侧腿痛。疼痛部位多在下肢内侧或外侧，可伴有双下肢沉重、酸软等症状。该病的预防措施主要是注意休息和增加营养，不要过早、长久站立和端坐，更不要负重，避风寒，慎起居，每天坚持做产后操。

一般来说，产后腰腿疼痛经过几个月甚至 1 年左右，疼痛会自然缓解。如果长期不愈，可采用推拿、理疗等方法治疗，并可服消炎止痛药，既可减轻疼痛，又可促进局部炎症吸收。

5. 防治产后关节痛。产后血虚，关节肌肉得不到足够的营养，以致肢体疼痛。产后出汗较多，毛孔张开，容易感受风寒邪气，使血运不畅，肢体产生疼痛。

6. 产妇注意充分休息，不宜做过多的家务劳动，要注意减少手指和手腕的负担。给孩子洗澡时，夫妻两人应相互配合。洗尿布时一定要用温水，避免寒冷的刺激。在休养的同时应适当下床活动。特别是坐月子后期，要经常下地走动，这样不仅能防止脚跟脂肪垫退化，避免产后脚痛的发生，而且能防止产妇体重过分增加，调节神经功能，对改善睡眠和增进食欲十分有利。

7. 如果不慎患上产后手脚痛，可以进行热敷和按摩。热敷用热毛巾即可，如能加上一些补气养血、通经活络、祛风除湿的中草药，则效果更佳。若采用按摩手法，一般是在痛点处先轻压后重压，压 30 秒，放开 15 秒，交替进行，注意按压时不要揉捏，否则会使疼痛加重。

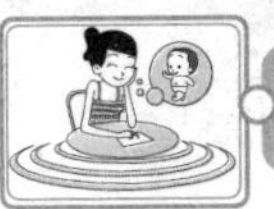

产后出血怎么办

胎儿娩出后 24 小时内出血量超过 500 毫升者称为产后出血，80% 发生在产后 2 小时内，相对晚期产后出血而言，产后出血也被称为早期产后出血。晚期产后出血指分娩 24 小时后，在产褥期内发生的子宫大量出血，出血量超过 500 毫升。多于产后 1 ~2 周发病，亦有迟至产后 6 周发病。又称产褥期出血。

造成的产后出血原因有几大类，因此在发生产后出血时可从以下方面来找原因。

判断宫缩是否正常

胎盘娩出后，子宫缩小至脐平或脐下一横指。子宫呈圆球状，质硬。

血窦关闭，出血停止。若子宫收缩乏力，宫底升高，子宫质软呈水袋状。

检查胎盘是否正常娩出

胎盘未在正常时间内娩出，并有大量阴道流血为不正常情况。再者，胎盘残留也可导致产后出血，故在胎盘娩出后还应细细检查胎盘、胎膜是否完整。

检查是否为软产道损伤

在第三产程容易发生大量出血，尤其是子宫收缩良好的情况下，应考虑软产道损伤，仔细检查软产道。如宫颈有无裂伤、阴道有无裂伤、阴道壁血肿、会阴裂伤。

血液送检判断是否为凝血功能障碍

如果是由于凝血功能障碍引起的产后出血，表现为持续性阴道流血、血液不凝、止血困难，同时可出现全身症状。

产后出血的正确护理方法

如果孕妇发生产后出血，此时正确的护理显得尤为重要。产妇一定要随时对自己的身体状况进行自我检查，保持情绪稳定，避免忧思郁怒等不良精神刺激，才更有利于恢复。

1. 产褥期是生殖器官复原的一段时期，由于气血虚弱，特别容易导致风寒入侵而形成瘀阻。因为形成瘀血大多因寒而起，故产后应注意保暖，避免冒寒当风，禁忌生冷刺激，防止寒邪内侵。

2. 鼓励产妇尽早下床活动，并逐日增加运动量，这样较有利于恶露瘀血的排出，促使子宫复旧。有条件者可学做产后保健体操，加强全身锻炼，尽快恢复体力。

3. 积极防治感染、保持环境清洁。室内通风 30 分钟，每天二次，定期消毒。保持床单的清洁干燥，经常更换卫生垫，每日用 10% 的威力碘棉球擦洗外阴 2 次保持会阴清洁。

产后“二次重生”

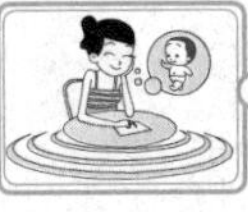

产后检查有哪些

女性在产后42天，一定要去医院做一次细致的产后检查。从这些检查中医生可了解到你分娩后恢复的情况。即使分娩的过程很顺利，有些妈妈在分娩后仍可能会出现一些后遗症，这些后遗症都是需要及时发现并且尽早治疗的。尤其是对于那些想尽早恢复健康和美丽的产后妈妈来说，产后检查更是必不可少。

产后检查有哪些项目：

盆底检查

分娩时对盆底肌肉、神经的损伤，可能导致女性在产后面临一系列问题。这不仅给女性朋友带来很多生活上的不便，而且可能带来阴道松弛，进而影响到女性的性生活质量。如果产后出现了尿失禁问题，一定要及时进行检查和治疗。盆底康复锻炼可以有效地收缩盆底松弛的肌肉，恢复肌肉的张力和弹性，治愈尿失禁等问题。而产后3个月是做盆底康复的最佳时机。

妇科检查

十月怀胎，一朝分娩，盆腔内的器官是让准妈妈变成新妈妈最大的功臣。在分娩之后，它们自然是产后恢复的重中之重。而且妇科疾病一直在已婚女性的得病比例中占据高位，号称“女性健康杀手”。产后盆腔器官恢复的好坏，与新妈妈日后得妇科病的几率密切相关，所以进行全面的妇科检查绝对必要。

体重检查

体重是人体健康状况的基本指标，过重或过轻都是非正常的表现，一旦超过限度会带来很多健康隐患。体重测量可以监测新妈妈的营养摄入情况和身体恢复状态，时刻提醒新妈妈注意，防止不均衡的营养摄入和不协调的活动量危害身体健康。

血压检查

血压的变化会对身体产生多方面的影响。血压长时间升高容易导致全身血管痉挛，使有效循环血量减少，而缺血和携氧量的降低则可能危害到全身的器官、组织。一旦威胁到脑、心脏、肝、肾等重要器官，其病理、生理变化都可能导致抽搐、昏迷、脑水肿、脑出血等，重者甚至可能死亡。

乳房检查

由于充满了乳汁，所以产后乳房变得非常丰满、娇嫩。不过乳房毕竟担负着喂养宝宝的重任，每天和宝宝嫩嫩的脸蛋、小嘴接触，而乳房的外表又非常“柔弱”，常常抵不住一些哪怕是最轻微的伤害，所以乳胀、乳房疼痛等常常会困扰新妈妈，严重的可能感染乳腺炎，威胁乳房健康，还会影响泌乳系统，造成乳汁滞留，而乳房分泌的乳汁又直接影响着宝宝的健康。因此，给乳房做检查，不仅是对新妈妈的保护，对宝宝的健康成长来说也是一道保障。

腹部检查

腹腔内有消化系统、泌尿生殖系统等重要器官，是身体检查的重要组成部分。通过腹部检查可以进一步了解子宫的复位情况以及生产后腹腔内其他器官的情况。对于剖宫产的新妈妈来说，进行腹部检查就更为重要了。剖宫产会对腹腔内的器官带来非正常的挤压，复位较正常生产要困难些。而且，手术时的刀口愈合情况也非常重要。

血、尿常规检查

新妈妈刚刚生下小宝宝，生理系统及免疫系统都处于恢复变化期，非常容易引发感染，给各种疾病以可乘之机。通过血、尿常规检查可以检测新妈妈身体各系统的运作情况，在微观上为身体把关。

血常规检查不仅仅是在检测血液病时才需要，其测量数据也是其他系统疾病进行诊断和鉴定的重要依据。同样，尿常规检查也是临床最常用的检查方法之一，可以直接、迅速地反映泌尿系统的情况。

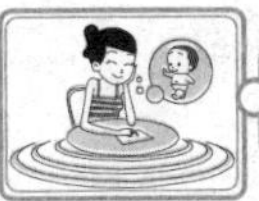

产后阵痛更强烈

生产后2~3日内，随着子宫的收缩，妈妈们会感觉到强烈的“产后阵痛”。虽然这种阵痛也存在个体差异，但通常经产妇要比初产妇的感觉更强烈。这是因为通过上一次的分娩，妈妈身体中能够接收激素指令的感应器增多，并且对激素发出的指令变得敏感了，加之与初产妇相比，经产妇的子宫在分娩时并没有过分疲惫，因而子宫的复原速度较快。

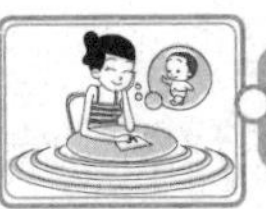

产后子宫复旧的护理

胎盘娩出后，子宫一般就会收缩到差不多宝宝头的大小。把一两个手指横放在脐下，可以摸到一个较硬的包块，就是宫底，位置大概在肚脐和耻骨连线的中点或稍高处。

绝大部分妈妈生完宝宝后都能顺利恢复，但要恢复到最初的状态可不是那么容易的，一般来说，宝宝出生之后，大部分产妇的子宫需要4~6个星期逐渐复原，产后6~8个星期才能完全愈合。二胎妈妈如果想恢复得又快又好，就需要产妇们多加保养了。

宫底每天可以下降1～2厘米，10天左右回到盆腔，在腹部就摸不到了。住院期间，产后医护人员会在每天差不多同一时间查看宫底下降的情况。

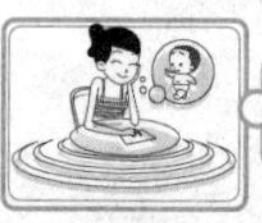

恶露应该持续多久

产后，为了修补胎盘剥离面的创面，子宫内膜开始脱落，加上胎盘剥离时的出血，混合着子宫内的黏液，从阴道流出，称为恶露。

产后恶露的变化

产后1周，恶露中有较多的血液和蜕膜组织，量多、颜色较红，叫血性恶露。

产后2周，恶露中血液成分减少，颜色转淡，呈粉红色，叫浆液性恶露。

产后3～4周，恶露中血液成分更少，呈黏稠状，颜色逐渐转白或黄白，量也减少，叫白色恶露。

三种恶露之间并无严格的界限与区别，量和持续时间也因人而异，一般会在产后6～8周逐渐减少，变成白色或黄色的分泌物。

留意恶露异常状况

如果产后4周还有暗红色的分泌物，或产后两个月恶露量仍多，或颜色变污浊，或出现异味，或感到腰痛、下腹坠胀、哺乳时疼痛还加剧，就要检查一下子宫是否复旧不良、是否发生了感染，宫腔内是否残留有胎盘、胎膜组织。

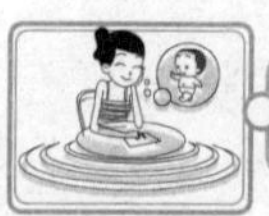

影响子宫复旧的因素

1. 产后没有做好卫生，恶露得不到及时清理，产生异味，引起上行感染。

2. 子宫内有胎盘、胎膜残留，诱发宫腔感染，形成子宫内膜炎、子宫肌炎。

3. 产后未能及时排尿，导致尿潴留。

4. 子宫位置过于后倾后屈。

5. 子宫肌瘤、子宫腺肌症等。

6. 子宫复旧不良可以引起晚期产后出血，甚至大出血。子宫复旧不良时，即使恶露停止，白带、黄带也会增多，子宫位置变得后倾。因此，女性分娩后要密切关注子宫复旧的情况。

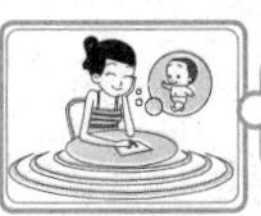

如何帮助子宫复旧

要想确保产后子宫恢复又快又好，首先要在宝宝出生之后及时排尿，切不可憋尿。以免因膀胱被撑大而影响子宫的正常收缩。其次，要尽早下床活动，不能赖床，早下床活动有助于子宫的收缩，利于恶露的排出，这利于产后子宫恢复得更好更快。第三，要及时的给宝宝哺乳，宝宝频繁吸吮产妇乳头，产妇便会产生频繁的反射刺激，使子宫有规律地收缩，有效加快子宫恢复的进程，利于子宫的尽快恢复。

产后子宫恢复的好坏、快慢，直接决定着女性产后的健康与否，因此，广大女性朋友一定要注意产后恢复的问题，注意产后的保养。

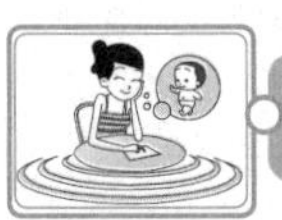

子宫复旧要注意这些事项

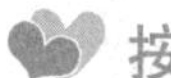

按压确定宫缩是否良好

找到子宫的位置（肚脐下方），当子宫变软时，用手掌在子宫位置稍稍施力，做环形按摩，如果子宫变硬，就表示收缩良好。如果宫缩时疼得厉害，就暂时停止，可以用俯卧的姿势减轻疼痛。

适当用药

产后静脉滴注的药物或口服药中，多有子宫收缩剂，应如期将药物用完。生化汤也是帮助子宫收缩的汤剂，可在三餐之后服用。

对于腰腹部的疼痛，可以用局部热敷来舒缓，或者对关元、中极、曲骨等穴位进行强刺激，必要的时候可以服用止痛药。

保持外阴清洁

产后做好卫生处理，保持外阴清洁，预防感染，也是为子宫复旧排除障碍。

不长期卧床

及早下床活动，不要总卧床休息，仰卧位太久不利于恶露排出，容易引起上行感染，影响子宫复旧。许多妈妈二胎时也容易存在肥胖、高血脂、血黏度高的情况，长期卧床也容易引起血栓性疾病。

压痛可能是炎症信号

如果子宫出现异常的压痛，并且发热，可能是子宫被细菌感染，引起了子宫内膜炎症。这种情况剖宫产后更易发生，如果产程或手术时间过长、术前有贫血、术中出血较多，子宫内膜炎症的风险也会增加。

及时治疗胎盘、胎膜残留

如果B超发现有胎盘、胎膜残留，应该做刮宫术，清除残留的胎盘、胎膜，术后也要促进子宫收缩，并进行抗感染治疗。

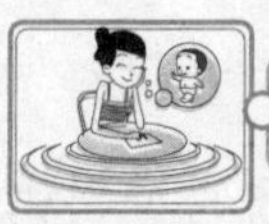

产后阴道松弛如何避免

由于分娩的时候胎头进入骨盆，压迫了盆底的肌肉和筋膜以及相关的支持结构，支持子宫的各个韧带也遭到了巨大的牵拉，特别是在产程停顿迟缓、不顺利的状况下，由于胎头长时间的压迫，加上产钳或者胎头吸引器的助产等等，常常形成了盆底的肌肉和筋膜的撕裂，相关支持的韧带变得松弛。

而自然分娩的妈妈，由于胎儿是经过阴道娩出的，普通出生的婴儿头部的直径约有10厘米，即分娩时阴道要扩张到10厘米（正常阴道直径为2.5厘米），经过出生孩子的挤压，阴道扩张明显，肌肉和处女膜痕遭到彻底毁坏，弹性明显降低。虽然从阴道分娩胎儿开始，妈妈的阴道发生了变化，会呈现不同水平的阴道松弛现象，但并不代表自然分娩就是招致阴道松弛的罪魁祸首，由于妈妈在临产时盆腔的肌肉和韧带都会充分延伸，为宝宝的出生做好产道准备。所以即便是剖宫产的妈妈，其阴道也会有松弛现象。

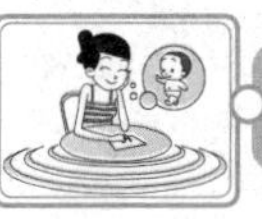

恢复阴道弹性的方法

阴道本身有一定的修复功能，产后出现的扩张现象在产后3个月即可恢复。但毕竟是经过挤压撕裂，阴道中的肌肉受到损伤，所以阴道弹性的恢复需要更长的时间。产后妈妈可以通过一些锻炼来加强弹性的恢复，进行产后阴道松弛的治疗，促进阴道紧实。

屏住小便

在小便的过程中，有意识地屏住小便几秒钟，中断排尿，稍停后再继续排尿。如此反复，经过一段时间的锻炼后，可以提高阴道周围肌肉的张力。

提肛运动

在有便意的时候，屏住大便，并做提肛运动。经常反复，可以很好地锻炼盆腔肌肉。

收缩运动

仰卧，放松身体，将一个手指轻轻插入阴道后收缩阴道，夹紧手指，持续3秒钟，后放松，反复重复几次。时间可以逐渐加长。

凯格尔运动

产后及早做凯格尔运动，可加强盆腔底部肌肉的力量。锻炼一段时间后，阴道能回缩，阴道弹性能恢复到产前的80%以上。

其他运动

走路时，有意识地绷紧大腿内侧及会阴部肌肉，后放松，重复练习。

经过这些日常的锻炼，可以大大改善盆腔肌肉和阴道周围肌肉的张力，帮助阴道弹性的恢复，对性生活有所帮助。除了恢复性的锻炼，产后妈妈还应该保证摄入必需的营养，保证肌肉的恢复。

阴道修复术

阴道修复手术可以帮助改善阴道松弛，但不利于再次自然分娩。阴道修复的目的其实是为提高性生活质量而服务的。

由于怀孕时体内孕激素和雌激素增加，以促进乳腺分泌、产道松弛、骨盆增大，为宝宝的出生做准备。所以妈妈如果准备做阴道紧缩术，应该在产后3~5个月以后，等体内激素水平恢复到孕前状态时再进行。而且由于做阴道手术后两边有疤痕，弹性受到影响，不利于再次自然分娩，原则上建议选择剖宫分娩方式。所以如果考虑继续生育的妈妈，应慎重选择。

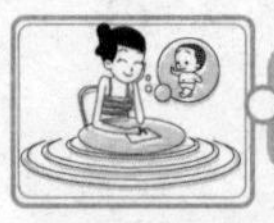

侧切会影响性生活吗

虽然顺产对妈妈和宝宝都有好的影响，但是新妈妈们都很担心会阴侧切会对产后性生活有影响。新妈妈们尽可放心。做了会阴侧切术后不

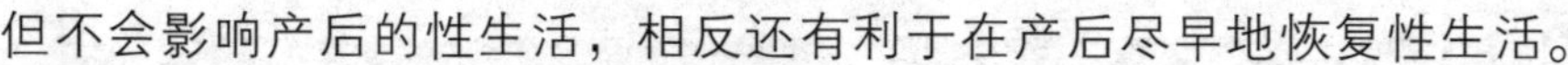

但不会影响产后的性生活，相反还有利于在产后尽早地恢复性生活。

不是所有顺产妈妈都要侧切

侧切不是阴道分娩的常规操作，不是每个妈妈生产都要侧切，必要时才行侧切术，是产科医生权衡利弊、充分考虑母婴健康而做出的决定。一般来说，只有在以下这几种情况下时才需要侧切：

1. 会阴弹性差、阴道口狭小或会阴部有炎症、水肿等情况，估计胎儿娩出时难免会发生会阴部严重的撕裂。

2. 胎儿较大，胎头位置不正，再加上产力不强，胎头被阻于会阴。

3. 35 岁以上的高龄产妇，或者合并有心脏病、妊娠高血压综合征等高危妊娠时，为了减少产妇的体力消耗，缩短产程，减少分娩对母婴的威胁，当胎头下降到会阴部时，就要做会阴切开术了。

4. 子宫口已开全，胎头较低，但是胎儿有明显的缺氧现象，胎儿的心率发生异常变化，或心跳节律不匀，并且羊水混浊或混有胎便。

5. 借助产钳助产时。

会阴侧切不会影响性生活

会阴侧切术是在阴道外口（相当于时钟上 5 点钟的位置）做了一个几厘米长的切口。这么小的切口，又及时地进行了缝合，很快就会愈合的。

再则，做会阴缝合时，切口外面的皮肤是用丝线缝合的，切口一般五六天就会长好；阴道里面的切口是用羊肠线缝合的；羊肠线很快就会被机体吸收。所以阴道内不会残留线结，也不会使产妇在产后过性生活时有异物感。

做会阴侧切术后，也不会使阴道变得松弛。因为阴道内的弹力纤维就像橡皮筋一样，用手使劲拉时，它就会伸长，一松手，它便会恢复原状。同样道理，产妇在分娩时，胎头会使阴道内的弹力纤维充分扩张。分娩后，阴道内的弹力纤维就会收缩，并恢复到产前的状态。

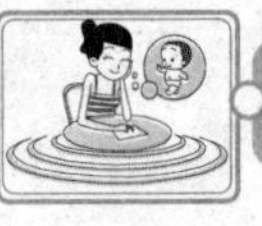

产后性交痛怎么办

一般情况下女性产后 3 个月左右身体各方面功能就会恢复到正常状态，可逐渐开始恢复房事。不过产后女性可能会出现阴道较干涩等引起房事不适，所以一般应选用含有润滑剂的避孕套或女性外用杀精剂或者凡士林等润滑剂来增加阴道的润滑度。只要放开心胸，不要有太多的思想顾虑，会慢慢适应的。

产后女性处于哺乳期之内，体内的高泌乳素分泌会抑制卵巢的正常内分泌功能，引起阴道缺乏足够雌激素的作用，腺体的分泌能力减少，导致同房时可能会出现疼痛干涩的感觉，随着哺乳期过后，此现象可逐渐好转。

剖宫产后的女性如果同房时疼痛仅发生在尿道口及其周围附近，那么有可能是外阴炎、阴道炎或分娩等情况形成的会阴瘢痕所引起的。

女性身体过于疲劳、情绪不佳、担心怀孕或厌恶性伴侣，会由于身体缺乏兴奋而引起阴道分泌物减少，从而导致疼痛。

一般来说，产后性交痛的现象短则三个月，长则半年，随着身体的恢复和心情的放松，阴道就会自然恢复润滑，性生活也会满意了。尽管心理性阴道干燥比较少见，但当女性在性生活中总担心性交痛或是怕自己表现不佳时，也可以抑制阴道正常的润滑反应，导致性交痛。

产后若出现性交疼痛，夫妇之间首先应好好地交流沟通，丈夫要懂得体贴关心妻子。性生活时可以多一些抚摸、亲吻等前奏，以激发妻子的激情，使妻子放松，充分湿润才进入，切勿操之过急。当妻子不愿意时，不要勉强。进入前妻子不要紧张，可以做深呼吸，让全身放松，而丈夫的动作一定要轻柔，如妻子有不适最好马上停止，以免造成损伤或心理恐惧。

使用润滑剂也是个好办法，如果对性生活有恐惧感，越紧张症状就越严重，即使使用润滑剂也没有效果。建议你最好停止常规的性生活方式，先从比较温和的抚摸开始。如长时间不能解决，请到医院检查是否存在器质性病变。

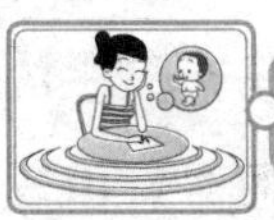

如何预防乳房下垂

怀孕后乳房的变化，让孕妈妈时喜时悲。喜的是身材变得愈加丰满，而悲的，则是乳头的颜色变黑，乳晕腺更加突出，影响美观。其实，这些都是乳房在孕期的正常变化，孕妈们细心呵护，产后必然会恢复魅力。

当宝宝出生 2 ~ 3 天后，妈妈开始奶水充足，大部分会觉得乳房出现胀胀的感觉。为避免乳头受伤或者引起乳腺炎，从而影响宝宝的哺乳，更应该注意乳房的呵护：

用清水冲洗乳头

在宝宝的哺乳期内，妈妈一般不需要使用肥皂、酒精等擦拭乳头，这是因为乳头本身会产生一种油性的保护，如果过度清洁，反而会使乳头变得干燥，容易皲裂。

哺乳姿势要正确

哺乳前最好能经常柔和地按摩乳房，这有利于刺激泌乳反射和疏通乳房内的经络，促进血液循环。同时，让婴儿含住乳头和大部分乳晕，口像鱼唇状。发现婴儿没有大口大口地吞咽奶水的动作或妈妈自己能感觉到乳头疼，说明婴儿没有含好乳头，应让婴儿重新含一次。

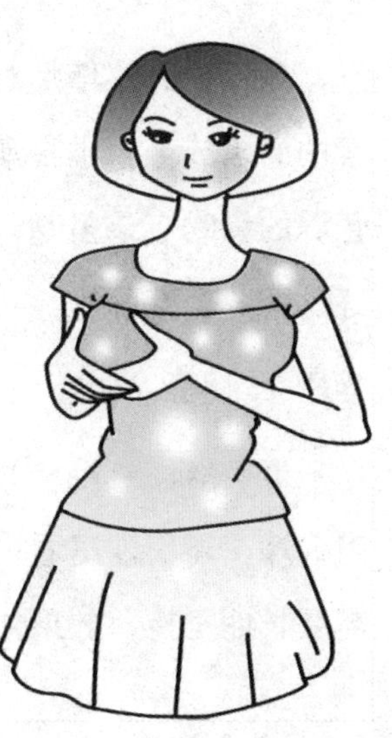

注意乳罩卫生

哺乳期内妈妈要选择大小合适的乳罩，托起乳房，改善乳房的血液循环，但不要使乳房受压。乳罩要经常换洗，避免细菌的滋生。在挤奶的时候，动作要轻柔，以乳房不感觉疼痛为宜，溢出过多的奶水要及时更换乳罩。

经常按摩乳房

在每晚临睡前或是起床前，妈妈可以躺在床上自行按摩。将一只手的食指、中指、无名指并拢，放在对侧乳房上，以乳头为中心，顺时针由乳房外缘向内侧划圈，两侧乳房各做 10 次。这项按摩可促进局部的血液循环，增加乳房的营养供给，并有利于雌激素的分泌。

冲洗乳房

在沐浴时，使用莲蓬头冲乳房，最好进行冷热交替喷洒，冷热的交替刺激有助于提高胸部皮肤张力，促进乳房血液循环。

不要节食减肥

有些妈妈面对自己发胖的身体，急于进行节食减肥，节食的后果是使乳房的脂肪组织也随之受累。乳房随之缩小是必然。对于产后妈妈，体重需要一年左右的时间才能逐渐恢复，因此不要急于节食减肥，应当采用其它方法。

通过饮食改善

雌激素分泌增加时，可使乳房更加美丽。B 族维生素是体内合成雌激素的必需成分，维生素 E 则是调节雌激素分泌的重要物质，所以富含这类营养的食物应该多吃，如瘦肉、蛋、奶、豆类、胡萝卜、莲藕、花生、麦芽、葡萄、芝麻等。

健胸操

最有效、最经济的美乳方法首推健胸操。产后，如果及时进行胸部肌肉锻炼，能使乳房看上去坚挺、结实，丰满。但健胸运动不是一日之功，需要长期坚持，效果才明显。

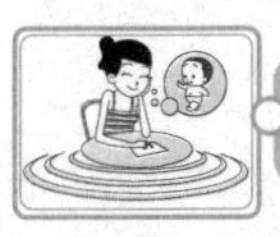

如何淡化妊娠纹

很多妈妈担心生二胎会加重妊娠纹，影响美观，其实生第几胎和妊娠纹没有必然的关系。妊娠纹的形成是因为怀孕时孕妇体重增加，腹部明显增大，皮肤真皮层的弹力纤维断裂而形成的弯弯曲曲的纹路，这些纹路可表现为紫红色、淡红色、褐色等。妊娠纹一般出现在腹部和大腿部位，有时候乳房周围也会出现。一般来说出现妊娠纹的时间都是在怀孕的中晚期，产后纹路的颜色会变浅成银白色。妊娠纹一旦产生，它的痕迹是不会消失的。

那么怎样才能淡化妊娠纹呢?

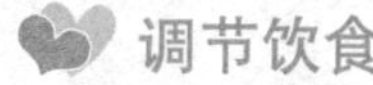

调节饮食

适当增加高蛋白、高营养食物的摄入，如新鲜果蔬、鱼类、豆类等。补充骨胶原，多吃富含胶原蛋白的食物，如猪蹄等；多吃富含维生素 C 的食物，有利于增强皮肤弹性，加速断裂弹性纤维的恢复。

睡眠要充足

保证充足睡眠时间，以获得充沛的精力，改善体循环，淡化妊娠纹。

做好肌肤养护

妊娠纹是因为皮肤弹性纤维断裂导致的，一般来说，皮肤干燥、缺乏弹性的女性更容易有妊娠纹，进入秋冬季节，皮肤干燥缺水加剧，可能会加深妊娠纹。因此要关爱自己的皮肤，从孕早期开始选择合适自己肤质的孕妇专用护肤品，除了面部，还要注意做好身体皮肤的保湿护理。生产结束后应进一步做好肌肤保湿，这样一来，妊娠纹就会渐渐淡化。

适度按摩

用除纹霜的时候，配合适度的按摩能增加皮肤弹性，保持肌肤滋润，按摩的过程中动作要轻缓，以免过度强烈的动作拉伤皮肤。坚持做腹部按摩，能促进腹部血液循环，有效淡化已形成的妊娠纹。

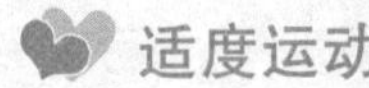

适度运动

跑步能充分锻炼臀部、大腿，促进局部脂肪转化成肌肉，进而淡化臀部、大腿处的肥胖纹。你可以在健身房的加速跑步机上跑步，将阻力从2挡调到3挡，并把车座适当调高。也可以选择在户外慢跑或加速跑，有氧运动更能促进机体的新陈代谢和废物的排出。瑜伽、游泳等运动有助于新妈妈甩掉全身脂肪，恢复肌肤弹性，淡化妊娠纹。

医学美容或美容院皮肤护理

受到妊娠纹困扰的产妇可以通过医学美容的方法来减少妊娠纹。很多美容院都推出多种祛妊娠纹的服务项目，可以挑选安全、有效的方法试一试。

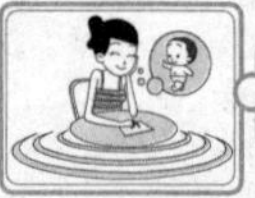

产后脱发怎么办

不少女性原来有一头乌黑光亮的秀发。但在分娩后2～6个月头发会逐渐变黄，并有不同程度的脱发，医学上称为“分娩后脱发”。据统计，35%～45%的产妇会出现脱发。

头发和其他组织器官一样，也要进行新陈代谢。分娩之后，新妈妈体内的雌激素水平恢复正常，那些“超期服役”的头发便纷纷“退役”，于是就发生了产后脱发。产后脱发大多属于生理现象，如果新妈妈心理压力过大，将会使脱发现象更为严重。

产后哺乳期，如果产妇的消化和吸收功能不良，或饮食过于单调、偏食，甚至有的产妇为了保持产后窈窕身材而节食，则很容易出现营养缺乏或营养不均衡，导致体内蛋白质、维生素或矿物质等供应不足，从而影响头发的生长代谢，使头发枯黄易断。

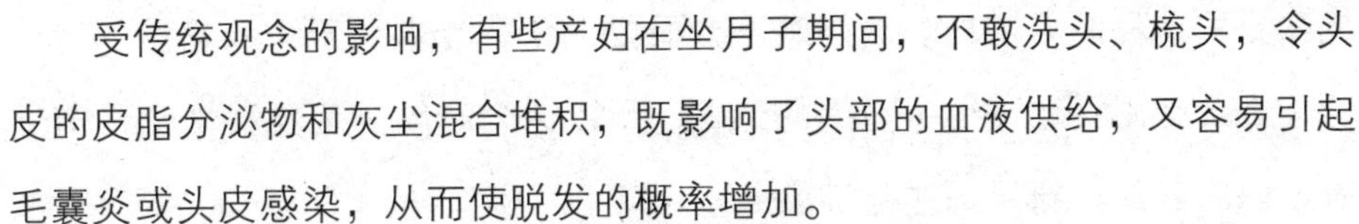

受传统观念的影响，有些产妇在坐月子期间，不敢洗头、梳头，令头皮的皮脂分泌物和灰尘混合堆积，既影响了头部的血液供给，又容易引起毛囊炎或头皮感染，从而使脱发的概率增加。

有产后脱发的女性，这样做有利于减轻脱发：

1. 保持心情舒畅，相信脱发会停止，新发会重新长出。

2. 护理好头发。产后头发开始多油，要注意清洗，选用中性洗发剂，洗头不会使头发掉得更多。洗头时要用手指在头皮上按摩，可有助于血液循环，使新发加速生长，在脱发多时不要用硬梳梳头，也不要搞复杂的时髦发型。

3. 生活上要注意保养。产后要注意休息，使身体尽快恢复，加强营养，少吃油腻食品，多喝开水，适量服用维生素。

4. 尽量避免或减少烫发、染发次数。烫发水（冷烫精）和大部分染发剂都会损伤头发，在染烫时也容易将头发扯下，造成脱发。因此建议尽量不烫不染，或至少增加间隔时间，减少美发次数。此外，烫发、染发使用的药水或多或少都有一定的腐蚀性，都会威胁到产妇和哺乳期宝宝的健康。

5. 注意饮食。产后脱发主要是一个内分泌变化的过程，盲目进补，造成体内热量过剩，反而有害健康。

产后日常饮食

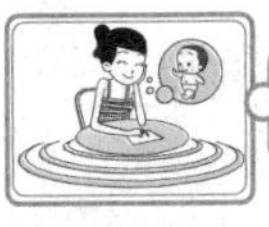

新妈妈的饮食要点

新妈妈生了宝宝后，身体常常处于虚弱状态，而且还要哺乳宝宝，体内热量的消耗明显增加。新妈妈一方面要供给乳汁本身所含的热量，另一方面乳汁分泌活动过程中也消耗热量，所以这个时候一定要科学合理地进补，以内养外，新妈妈才能健康。

适当补充体内的水分

新妈妈在生产过程中及产后都会大量地排汗，再加上要给新生的小宝宝哺乳，而乳汁中88%的成分都是水，因此，新妈妈要大量地补充水分，喝汤是既补充营养又补充水分的好办法。

食物要松软、可口，易消化、吸收

很多新妈妈产后会有牙齿松动的情况，过硬的食物一方面对牙齿不好，另一方面也不利于消化吸收。因此，新妈妈的饭要煮得软一些，坚硬的、带壳的食物最好别吃。

少食多餐，宜荤素搭配

多喝些汤，以利哺乳。乳汁分泌是新妈妈产后水的需要量增加的原因之一。此外，新妈妈大多出汗较多，体表的水分挥发也大于平时，因此要多喝汤、粥等。

不宜食生、冷的食物

新妈妈产后体质较弱，抵抗力差，容易引起胃肠炎等消化道疾病。产后第一周尽量不要食用寒性水果，如西瓜、梨等，也不宜吃冰淇凌等寒凉食物。

不宜快速进补，以免得不偿失

新妈妈大多乳腺管还未完全通畅，产后前两三天不要太急着喝催奶汤，不然涨奶期可能会痛得想哭，也容易得乳腺炎等疾病。可以喝蛋汤、鱼汤等较为清淡的汤，汤也不要过咸。

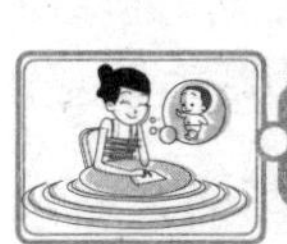

产后的营养需求

产妇分娩之后，机体如释重负，经过10个月的妊娠和紧张的分娩活动，产妇全身各器官（乳房除外）、组织，尤其是生殖器官，会逐渐恢复到怀孕以前的状态，这一复原过程一般需要6~8周的时间。这段时间称为产褥期，俗称“坐月子”。

产后8周内是母体生理变化最明显的时期，分娩前大约重1000克的子宫，要逐渐恢复到妊娠前的50克左右。产后3周内，阴道会不断地排出分泌物，分泌物中含有血液、小血块、坏死的组织、黏液和上皮细胞等，医学上称之为恶露。因此，产褥期的产妇要吃些有利于排出恶露的食物。

产后阴道不能完全恢复到妊娠前的情况，阴道会比以前松，皱襞减少。外阴充血与水肿在生产数天内逐渐消失。处女膜在分娩时被撕裂，过度扩大失去弹性，在产褥期虽能恢复，但很少能恢复到妊娠前的状态。

产妇腹壁的变化：下腹部正中线的色素在产褥期逐渐消退；初产妇紫红色妊娠斑在产后变成白色；腹壁肌肉长期受到妊娠子宫的影响，肌纤维增生，弹力纤维断裂，分娩后腹壁变得松弛，需6~8周恢复。

另外，全身其他系统，如血液系统、消化系统、泌尿系统及内分泌系统，在产后4~6周内逐渐恢复正常。

产妇在产后，除了要有足够的营养素补充分娩时的消耗和保证生殖器官恢复外，还要用乳汁哺乳婴儿，以保证婴儿健康生长。

产妇乳腺在妊娠期变化的基础上，产生旺盛的分泌功能。健康的母亲从产后的第2天开始有少量乳汁分泌，从第4天或第5天开始，每天约分泌乳汁300毫升。两周后每天分泌乳汁约500毫升，产后4个月800~900毫升每天。如果饮食营养调理不当，就会使乳汁分泌量减少，直接影响新生儿的健康。

另外，产后皮肤排泄功能旺盛，出汗量多，尤其在睡眠时更为明显。还由于产后卧床较多，活动减少，腹肌和盆底肌松弛，肠蠕动减弱，易发生便秘。因此，产妇除养成定时排便的习惯外，还要注意腹肌的锻炼，多吃富含粗纤维的蔬菜和水果。

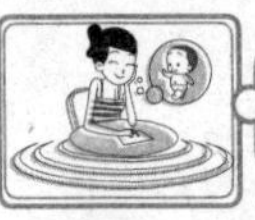

产后多吃这些蔬菜水果

水果中含有人体必需的营养素，新妈妈产后的身体康复及乳汁分泌都需要更多的维生素和矿物质，尤其是维生素C具有止血和促进伤口愈合的作用，而水果中就含有大量的维生素C，而且其他特有的营养元素也非常丰富，有利于妈妈身体的恢复。

同时，妈妈在月子里容易发生便秘或排便困难，而水果中含有大量食物纤维，可促进肠蠕动，水果中的果胶对防止产后便秘也是有利的，利于产后通便。

水果大多为凉性的、水分多，而产后宜温，因此很多人认为坐月子期间不可以吃水果。其实，水果也分性寒、性热以及性平。新妈妈在坐月子期间可以吃水果，但要注意少吃或不吃寒性瓜果，如西瓜、火龙果等。以下介绍的5种蔬菜与9种水果对新妈妈还是很有益处的。

黄豆芽

黄豆芽中含有大量蛋白质、维生素C、纤维素等。蛋白质是组织细胞生长的主要原料，能修复分娩时损伤的组织。维生素C能增加血管壁的弹性和韧性，防止产后出血。纤维素能通肠润便，防止新妈妈发生便秘。

莲藕

莲藕里含有大量的淀粉、维生素和矿物质，营养丰富，清淡爽口，是

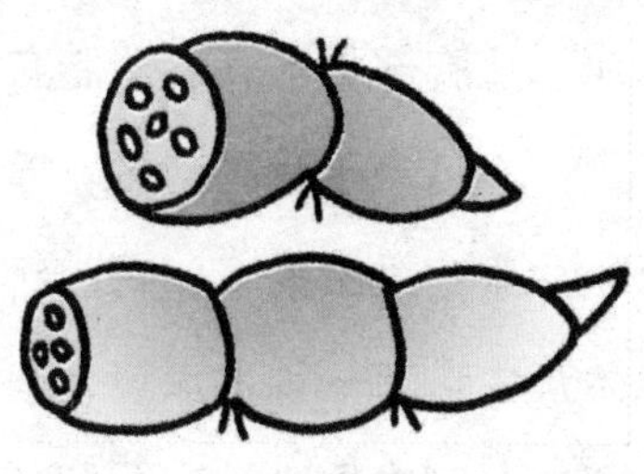

祛瘀生新的佳品。莲藕能够健脾益胃，润燥养阴，行血化瘀，清热生乳。新妈妈多吃莲藕能及早清除子宫内积存的瘀血，增进食欲，帮助消化，促进乳汁分泌，有助于新生儿的喂养。

海带

海带中含碘和铁较多。碘是制造甲状腺素的主要原料，新妈妈多吃这种蔬菜，能增加乳汁中的热量，有利于新生儿身体的生长发育，防止因缺碘引起的呆小症。铁是制造血红蛋白的主要原料，有预防贫血的作用。

莴笋

莴笋含有多种营养成分，尤其含矿物质钙、磷、铁、钾较多，有助于骨骼生长，有坚固牙齿、利小便等作用。中医认为，莴笋有清热、利尿、活血、通乳的作用，尤其适合产后少尿、无乳的新妈妈食用。

金针菜

其中含有蛋白质及磷、铁、维生素A、维生素C等，营养丰富，味道鲜美，尤其适合做汤用。金针菜有消肿、利尿、解热、止痛、补血、健脑的作用。产褥期容易出现腹部疼痛、小便不畅、面色苍白、睡眠不安等症状，多吃金针菜可消除以上症状。

猕猴桃

又称奇异果，味甘性凉，维生素C含量极高。有解热、止渴、利尿、通乳的功效，常食可强化免疫系统，对于剖宫产术后恢复有利。因其性凉，食用前用热水烫温，每日1个为宜。

木瓜

味甘性平。木瓜的功效很多，降压、解毒、消肿驱虫、帮助乳汁分泌、让胸部更丰满、消脂减肥等。

木瓜产于我国南方，营养成分主要有糖类、膳食纤维、蛋白质、B族维生素、维生素C、钙、钾、铁等。我国自古就有用木瓜来催乳的传统。木瓜中含有一种木瓜素，有高度分解蛋白质的能力，鱼肉、蛋品等食物在极短时间内便可被它分解成很容易被人体吸收的养分，直接刺激母体乳汁的分泌。同时，木瓜自身的营养价值较高，故又称木瓜为乳瓜。

新妈妈产后乳汁稀少或乳汁不下，均可用木瓜与鱼同炖后食用。

橄榄

味甘，略酸涩，性平。有清热解毒、生津止渴之效。孕妈妈及哺乳期妇女常食橄榄，可使宝宝更聪明。

葡萄

味甘、酸，性平。有补气血、强筋骨、利小便的功效。因其含铁量较高，所以可补血。制成葡萄干后，铁元素比例更大，可当做补铁食品，常食可消除困倦乏力、形体消瘦等症状，是健体延年的佳品。新妈妈产后出血过多，可以葡萄作为补血佳品。

桂圆

桂圆味甘、性温，产于广东、广西等地。桂圆益心脾、补气血、安精神，是名贵的补品。产后体质虚弱的人，适当吃些新鲜的桂圆或干燥的桂圆肉，既能补脾胃之气，又能补心血不足。

将桂圆肉与蛋花同煮后喝汤，对于产后调养的效果极好。

榴莲

味甘性热，盛产于东南亚，有水果之王的美誉。因其性热，能壮阳助火，对保持体温、加强血液循环有良好的作用。产后虚寒，不妨以此为补品。

榴莲性热，不易消化，多吃易上火。与山竹伴食，即可平定其热性。

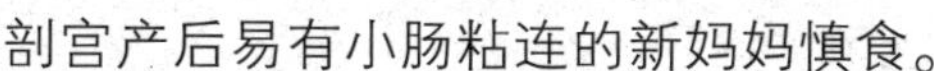

剖宫产后易有小肠粘连的新妈妈慎食。

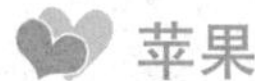

苹果

味甘、性平微凉。不仅有抗癌功效，还可促进大脑发育，增强记忆力。苹果有生津、解暑、开胃的功效，它还含有丰富的纤维素，可促进消化和肠壁蠕动，减少便秘。食用时，可用温开水烫食。

菠萝

味甘、酸，性平，产于广东、广西一带。有生津止渴、助消化、止泻、利尿的功效。富含维生素 B_1，可以消除疲劳、增进食欲，有益于新妈妈产后恢复。

香蕉

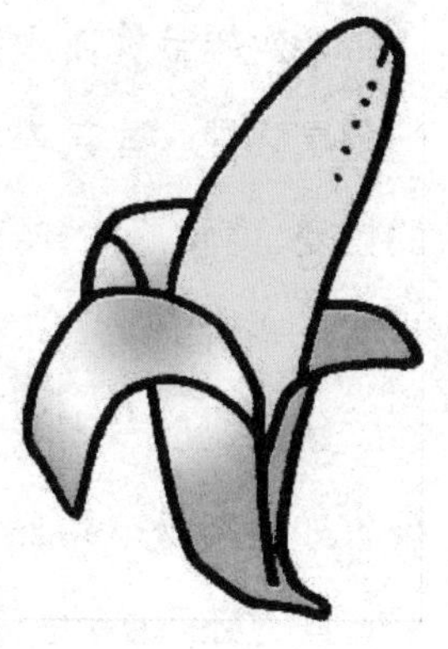

味甘、性寒，有清热、润肠的功效。产后食用香蕉，可使人心情舒畅安静，有催眠作用，甚至能使疼痛感下降。香蕉中含有大量的纤维素和铁质，有通便补血的作用，可有效防止因新妈妈卧床休息时间过长，胃肠蠕动较差而造成的便秘。香蕉性寒，每日不可多食，食用前宜先用热水浸烫。

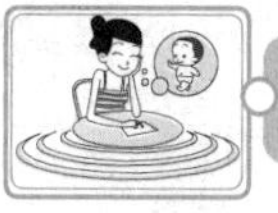

生化汤的正确喝法

新妈妈在坐月子的时候为了让恶露尽快排出，可以喝生化汤。生化汤有活血化瘀、排除恶露的作用。

生化汤由以下材料组成：当归 40 克（8 钱）、川芎 7.5 克（1.5 钱）、桃仁 7.5 克（1.5 钱）、炙甘草 7.5 克（1.5 钱）、炮姜 7.5 克（1.5 钱）、益母草 15 克（3 钱），新妈妈可以去中药店配齐。

但是很多妈妈不知道生化汤该怎么喝，有的连喝一个月的生化汤，导致整个坐月子期间出血滴滴答答，血排不干净。

那么生化汤该怎么喝才正确有效呢?

1. 服用方法：自然产，5 ~7 付；剖宫产，7 ~14 付。产后 3 天回家后开始喝。

2. 停用时间：当产后的恶露已经干净，没有血块时即可停止。有感冒、发烧、乳腺炎等症状时也要停止服用。

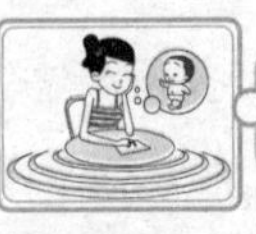

新妈妈喝汤要适量

新妈妈分娩以后，家里人都免不了要给新妈妈做些美味可口的菜肴，特别是要炖一些营养丰富的汤。这不但可以给新妈妈增加营养，促进产后的恢复，同时可以催乳，使宝宝得到足够的母乳。但是很多人不知道喝汤也有一些讲究。

新妈妈应多喝一些含蛋白质、维生素、钙、磷、铁、锌等较丰富的汤，如精肉汤、猪血汤、蔬菜汤和水果汁等以满足母体和宝宝的营养需要，同时还可防治产后便秘。

有的人在宝宝呱呱坠地后就给新妈妈喝大量的汤，但是过早催乳使会乳汁分泌增多，而这时宝宝刚刚出世，胃的容量小，活动量少、吸吮母乳的能力较差，吃的乳汁较少，如有过多的乳汁瘀滞，会导致乳房胀痛。而且此时新妈妈乳头比较娇嫩，很容易发生破损，一旦被细菌感染，就会引起急性乳腺炎，乳房出现红、肿、热、痛，甚至化脓，增加了新妈妈的痛苦，还影响了正常哺乳。

因此新妈妈喝汤，一般应在分娩 1 周后逐渐增加。以适应宝宝进食量渐增的需要。还有一点需要注意，就是有的人给新妈妈做汤，认为越浓、脂肪越多营养就越丰富，以致常做含有大量脂肪的猪蹄汤、肥鸡汤、排骨汤等，实际上这样做很不科学。因为新妈妈吃了过多的高脂肪食物，会增加乳汁的脂肪含量，宝宝对这种高脂肪乳汁不能很好吸收，容易引起腹泻，损害宝宝身体健康。

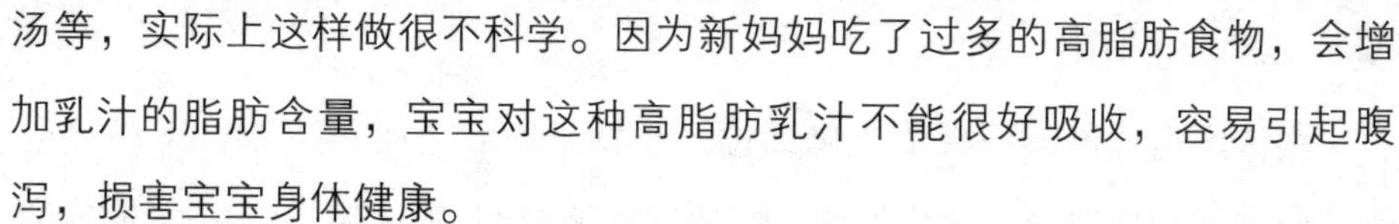

产后日常护理

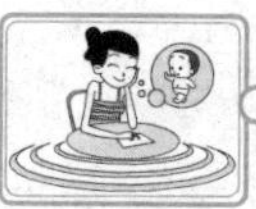

保持产妇房间的空气清新

产妇房间的空气清新有益于产妇获得愉快的精神和良好的休息。要保持房间的空气清新，就要常通风。

有些家庭因为添丁之喜而在家里大摆筵席来庆贺，届时宾朋满座，设宴摆酒，室内烟雾弥漫，酒气熏人，污染空气，对新妈妈和宝宝都不宜。

房间通风时要注意避风寒湿邪，因为产妇的身体比较虚弱，抗风寒能力较差，尤其是妊娠时骶骨韧带松弛，骶髂关节损伤，一旦受风、受寒、受湿，极易导致腰腿疼痛。所以，产妇必须避风寒和潮湿。但避风寒和潮湿，并非紧闭门窗，特别是在盛夏季节，紧闭门窗往往会导致产妇中暑。

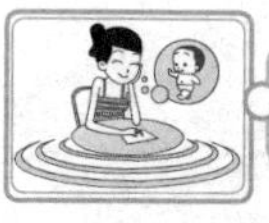

剖宫产后怎样护理

由于剖宫产手术创面大，又与藏有细菌的阴道相通连，所以手术后容易导致很多并发症和后遗症。为了预防这些并发症，必须加强剖宫产后的自我保健，方法如下。

采取正确体位

剖宫产后的产妇应采取正确体位，去枕平卧 6 小时，采取侧卧或半卧位，使身体和床呈 20～30 度角。新妈咪的身体状况不同，健康恢复的快慢不一样，但一般都能进行室内活动，看书报只要时间不过长、光线好、姿势正确，对眼睛是不会有损害的。

及时排尿

手术留置的导尿管在手术后第二天补液结束后即可拔除，拔除后 3～4 小时内应及时排尿。

合理安排产妇产后的饮食

术后 6 小时可进食炖蛋、蛋花汤、藕粉等流质食物。术后第二天可吃粥、鲫鱼汤等半流质食物。应注意补充富含蛋白质的食物，以利于切口愈合。还可选食一些有辅助治疗功效的药膳，以改善症状，促进机体恢复，增加乳汁的量。

坚持补液，防止血液浓缩，血栓形成

所输液体有葡萄糖、抗生素等，可防止感染、发热，促进伤口愈合。

注意体温

停用抗生素后可能会出现低热，这常是生殖道炎症的早期表现。如超过 37.4℃，则不宜出院。无低热出院者，回家 1 周内，最好每天下午测体温一次，以便及早发现低热，及时处理。

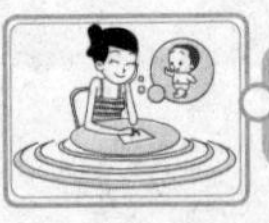

产后不可乱用中药

某些中药虽然对新妈妈的身体恢复具有补益作用，但新妈妈也要根据自己的身体状况“对症下药”，切不可盲服乱补。

产妇产后服用某些中药，可以达到补正祛瘀的作用，如产后保健汤，包括以下草药：当归、川芎、桃仁、红花、坤草、炙甘草、连翘、败酱草、枳壳、厚朴、生地、玄参、麦冬等，这些中草药均可以补血活血、祛瘀生新、促进平滑肌收缩，使肠道蠕动正常，预防便秘的产生，还能够补气、抗菌、增强免疫力，并加速伤口愈合，最适合自然分娩的新妈妈食用。但是，如果产妇一切正常，最好不要服中药，需吃药时，应在医生指导下进行。

产后用药的一个关键问题是要注意不影响乳汁的分泌，以免影响哺乳，对婴儿不利。产后一定要忌用中药大黄，大黄不仅会引起盆腔充血、阴道出血增加，还会进入乳汁中，使乳汁变黄。另外，炒麦芽、逍遥散、薄荷有回奶作用，所以母乳喂养的妈妈忌用。

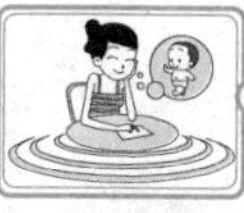

产后有哪些自然反应

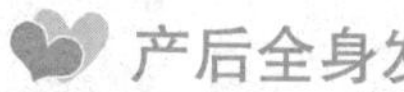

产后全身发抖或寒战

胎儿一娩出，产妇全身感到轻松，有时出现全身不可控制的抖动，有的会出现寒战，但通常不出现明显高热，这属于正常现象。

子宫收缩痛

产出第 1 ~2 天，子宫一阵阵收缩引起腹痛，称为宫缩痛，常在喂奶时加剧，3 ~4 天后便可自然消失。

出汗

婴儿出生后，积存在母体的大量废物和多余水分必须通过排尿和出汗排泄出去。产后汗腺分泌功能加强，汗腺分泌增多，以致出汗多。产后出汗多发生在睡眠和初醒时，常在数日内自行好转，这是正常的生理现象，并不是体虚的表现。

体温升高

产后体温多在正常范围内，若产程延长，过度疲劳，体温可以在产后最初 24 小时内略微升高，一般不超过 38℃。

会阴部疼痛及水肿

分娩时由于胎头的压迫或由于胎头娩出时会阴部轻度擦伤，会出现会阴部疼痛或水肿，通常也在数日内逐渐消失。如果分娩时进行会阴侧切，自然会出现局部伤口疼痛。

产后尿多

前面已提到在妊娠期间母亲体内积蓄大量水分，在产后必须通过排尿的形式排出，所以产后尿量会明显增加，勤解小便对机体康复是有利的。

产后减肥

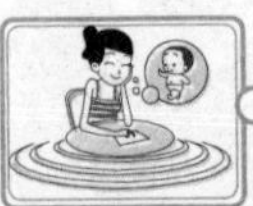

二胎妈妈更需控制好体重

一般认为产后生理上的恢复期需要 42 天左右，也就是人们常说的“坐月子”阶段，这个时期在医学上称为产褥期。产褥期除乳房仍较丰腴外，其他生殖器官基本恢复至正常未孕状态。在“坐月子”初期，一般应以调养休息为主。因为十月怀胎的艰辛以及分娩所消耗的能量，使母体气血消耗较大，损失较多。产妇最初要注意休息，尽快恢复体力，了解婴儿的生活习性。饮食上为保证乳汁丰盈，满足喂哺需要，可多饮汤，如：鲫鱼汤、鸡汤、排骨汤、猪蹄汤、牛羊肉汤、大枣银耳汤，最好汤肉一起吃下。另外多吃些新鲜蔬菜和水果。但是，也不能认为“坐月子”就是吃、睡、喂孩子，而忽略了运动。因为早期运动对于恶露的排出、子宫恢复及防止栓塞十分有利。所以，在产后 24 小时就应开始适当运动，包括抬腿运动；仰卧起坐运动、缩肛运动等，以促进机体的恢复。

产后体形和体态的恢复，则需要半年至一年的时间。因此，产后体形的恢复跟生二胎并没有太大关系，最主要的还是控制自己的饮食和多锻炼。

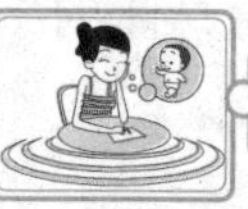

哺乳有利于恢复体形

喂乳期是产后妇女恢复体型的最好时期。此时产妇从生活到饮食，从休养到锻炼，加以综合调理才能达到较为理想的水平。医生指出，分娩后的前 6 个月是女性减肥的黄金时段，想要在产后恢复傲人之姿，妈妈们必须好好利用这一时间段。

首先，在膳食方面应根据自己的身高、体重、劳动、年龄范围安排平衡膳食。既要保证自己和喂哺中的婴儿需要，又要避免摄入过多，引起脂肪堆积。可根据中国营养学会推荐每日每公斤体重供给量标准进行计算，然后科学安排食谱。

例如：一名 28 岁哺乳期妇女，身高 160 厘米，体重 65 千克，从事一般劳动。那么她的理想体重是 160 - 105 = 55 千克。实际体重与理想体重差为 65 - 55 = 10 千克，这 10 千克是超过标准体重的多余部分，要加以纠正。我们可通过供给量标准计算出全天需要的热量为 2150 千卡，以此制订合理的膳食。原则是：择食品种花样丰富，荤素搭配合理，三餐热量分配比例可按 1/5、2/5、2/5 安排，摄入的食物应满足机体对蛋白质、脂肪、碳水化合物、维生素、微量元素和矿物质、水及膳食纤维 7 种营养物质的需要量。比如：每天可摄入一个鸡蛋、一袋牛奶、50 克豆制品、100 克肉类食品、75 克海产品，保证优质蛋白质的供给，500 克到 750 克青菜、150 克水果、300 克到 350 克主食、20 克烹调油，还可选食少量的花生、瓜子等坚果类食品，这样基本上做到了既丰富又平衡。尽量少食含热量高的奶油、奶酪、油炸食品、甜点心等。

另外，每天要安排 1 ~ 2 次锻炼身体的时间。可根据自己的条件合理调整。例如：做广播操、慢跑、跳绳、游泳、跳舞等活动。还可以通过擦地、吸尘、搞卫生等日常生活，达到锻炼的目的。因为，在擦地、搞卫生的过程中，双手要用力前后推拉，身体前倾，双脚用力蹬地维持身体的平衡，从而达到增加运动，消耗能量，减少脂肪堆积的目的。

由此可见，要想保持体形美，就要劳逸结合，合理安排膳食，保持膳食平衡，生活有规律，适当加以锻炼，保持健康的心情，既可喂养好你的宝宝，又可以使你的生活丰富健康。

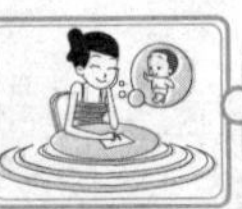

产后如何正确减轻体重

产妇的减肥和一般女性的减肥有明显的区别，妈妈们首先得保证产后恢复第一，减肥第二，在不影响身体恢复的前提下进行减肥工作。由于产后阶段的特殊性，妈妈们切忌选择极端的减肥方式，如节食、剧烈运动等，以免因此影响身体恢复和哺乳。产后妈妈减肥的重点有：

控制热量与脂肪

留心每种食物的热量，减少高热量食物的摄入。每日膳食中少吃肥肉，可多吃鱼类和白肉（鸡肉等）。

饮食要以清淡为主

饮食清淡对女性是有好处的。少吃咸的、带有酱油的食物，这类食物含有大量的糖分或盐分，不仅会增加体内的脂肪，对于产后伤口的恢复也不利。

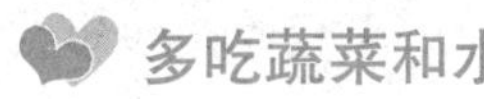

多吃蔬菜和水果

蔬菜和水果不仅富含营养，还能帮助妈妈减肥。产后多吃富含纤维素的新鲜果蔬有助于促进肠道蠕动，通便润肤。

饮食要有规律

每日最好定时、定量进餐，吃饭时切忌狼吞虎咽，应该细嚼慢咽，每次吃饭时间保持在 20 分钟以上。

热量负平衡

减肥的秘诀就是，热量的摄入量必须小于人体的消耗量。

减肥需高度的意志力

意志力直接决定着减肥的最终结果，妈妈们一定要坚定减肥的信心。

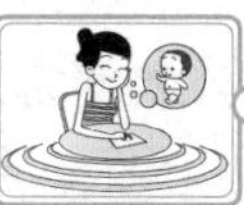

月子里能减肥吗

分娩之后能不能立刻减肥呢？一般，月子期内（产后 6 周）不建议妈妈进行瘦身计划，这是因为刚生产完的妈妈身体比较虚弱，立刻减肥可能会影响健康。此外，哺乳期妈妈瘦身，可能无法为宝宝提供充足的乳汁，尤其是采取节食等极端的减肥方式，对乳汁的影响较大。

然而，月子期内妈妈们还是可以进行温和运动的，视自己的恢复程度逐渐增加运动强度和时间，此外，适当配合饮食疗法来保持身体健康。出月子之后，妈妈们便可以开始有计划地减肥。

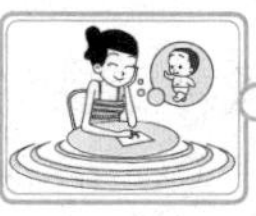

产后如何掌握进食量

不节食，不让食欲失去控制

要想控制食欲千万不可硬碰硬，那样你只有输的份了。通常食欲大增都是因为食欲长期被我们强制压抑着，为了快速减掉体重，一天只吃很少很少的东西，甚至还不吃主食。那么此时你的食欲和你的饥饿就会联起手来，向你不停地发出抗议，如果长时间得不到满足，那么就不仅仅是发出抗议，而是向你发出警告，身体开始出现不同的问题，比如月经失调，闭经等。

所以我们要做的就是别委屈自己，别让自己饿肚子，别过分压制自己的食欲。如果我们三餐都处于不饿的状态，那么食欲就没那么旺盛。想想是不是当你饿的时候才什么都想吃，满脑子都是食物，而饱的时候则看什么东西没什么胃口，就是这个道理。在选择食物时，我们要选择一些营养多，热量低，利于消化的，规律三餐。不利于健康的食物少吃，偶尔想吃可以少吃一些。

吃到七分饱，三餐两点好

控制好食欲的另外一个方法就是每餐不要吃到十分饱，这样更利于养生，也不会把胃口撑大，不会越吃越多。我们每餐吃到七、八分饱就好，然后在上午和下午分别增加一次餐点的时间，这样经常有食物吃，会让食欲得到很好的满足。

有很多人吃饭时习惯吃到撑，不吃到撑似乎就没感觉饱，直到吃得胃里满满的，都有些不舒服了，才会停下来，不仅不利于消化，使食物堆积，还会导致胃口越来越大，饥饿感也会越来越强，少吃一点或者是晚吃一会儿都会觉得受不了。很多人出现胃病也正因为此，工作忙碌，难免有时吃饭不规律，饥一顿饱一顿，最后造成了胃部疾病。这也是节食最常遇到的问题，节食几天，然后再暴食几顿。

我们要做的是三餐规律地吃，如果实在没有时间吃，也要准备一点应急的食物，或者是提前准备好，比如早餐，可以前一天晚上准备好，或者是临时热点牛奶加麦片，吃几颗坚果和水果都很方便。上午 10 点左右喝点酸奶或者是吃点水果、少量的坚果等都是不错的选择，可以补充营养素，还可以有效控制下一餐的食欲。

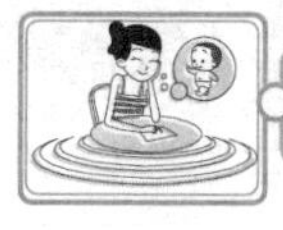

骨盆的恢复和矫正

骨盆是由 2 个大的髋骨、髂骨、坐骨及耻骨组成。在脊椎骶骨的下方，有 4 块小的骨骼，构成了尾骨。

骨盆主要的功能是支撑身体的结构，同时保护子宫和膀胱。构成盆状底部的是一层肌肉，称为盆底肌肉。盆底肌肉分为 3 层，即较内部的一层、中层与外表的一层，由耻骨连至尾骨，并穿过两边的髋骨。

盆底肌肉中，共有 3 个出口。一是由膀胱延伸出来的尿道出口，位于前方；另一是由大肠延伸出来的肛门通口，位于后方；第三则是子宫延伸出来的阴道口，位于中央。

在盆底外层肌肉的出口处形成一个环，称为括约肌，括约肌能使这些出口紧密地密合，特别是在腹部用力的时候，当笑、咳嗽或打喷嚏的时候。

在怀孕期间，盆底会支撑胎儿、胎盘以及增大的子宫内一些额外液体的重量。分娩过后，这些肌肉会极度扩张而脆弱，因此，要使它们恢复强健的状态，就要尽可能运动这些肌肉。

有些女性会阴裂伤或会阴切开术后，会担心紧缩这些肌肉会导致疼痛的发生。其实这种担心完全是没有必要的，当用力紧缩并放松这些肌肉的时候，可增强此处的血液循环，并促进愈合。当运动时，对这些伤口并不会造成任何伤害，因此最好尽快地展开运动。

产后一年内是盆底肌功能恢复的黄金时间，产妇在分娩后 42 天即可训练，提前预防尿失禁，方法有两种。

第一种是有意识地进行盆底肌肉训练———盆底操，即缩肛运动。全身放松，当吸气时，收缩肛门周围的肌肉（就像忍大小便时肌肉收缩的情况），然后屏住呼吸，约 5 秒钟后，慢慢呼气，同时逐渐放松肛周肌肉，如此反复。每天 3 ~5 次，每次 10 分钟即可。关键是要坚持。

第二种方法是到医院进行系统的盆底康复训练，由医师根据产妇情况评估，制订个性化方案，通过综合疗法进行盆底锻炼。包括主动收缩和被动收缩。

主动收缩训练最常用的方法是在阴道内放置肌电探头，使医生和病人能从监视器的屏幕上看到盆底肌肉的收缩。训练者可以看着屏幕，根据反馈的信号学会如何正确收缩适当的肌肉。

被动收缩训练最常用的方法是利用低频电刺激，使得盆底肌肉进行有节律的收缩和放松，得到被动锻炼，进而达到增加肌力的效果。对于盆腔肌肉十分软弱无力，或是无法找出正确肌肉群的女性，可通过这种方法的帮助找出正确的盆底肌肉。

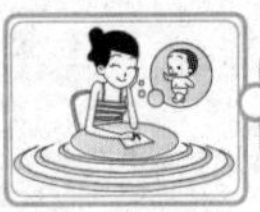

产后适合的运动

每天“走路”2000～3000步

减肥从“慢走”开始，每天坚持1～2次，每次走2000～3000步。逐渐增加任务量，由减短时间来增加速度，或是增加走路的距离。慢慢向“快走”过度，因为“快走”才是减肥的最佳运动，注意要每天坚持。

坚持进行一项喜欢的运动

妈妈的体能恢复以后，可以选择一项自己喜欢的运动开始锻炼并持之以恒。不仅可以保证身体的健康，还能保持曼妙的身材。没有哺乳的妈妈，每天从食物中所摄取的热量应该和孕前保持一致：6.72～7.56千焦。哺乳的妈妈则要增加2.1千焦，才能给宝宝提供充足的乳汁。

运动前和洗澡后要多按摩

少吃、多运动是减肥的不二法宝，在这里提醒妈妈们千万不要为了快速减肥而使用减肥药，其副作用极大，对宝宝和自己都不利。妈妈们可以尝试瘦身霜，在运动前涂抹，使脂肪分解得更快；也可以在洗澡后使用，

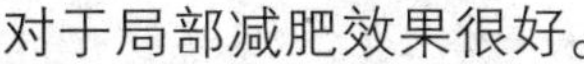

对于局部减肥效果很好。

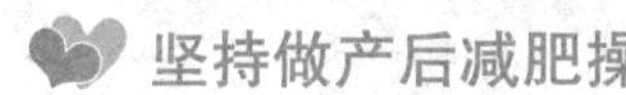

坚持做产后减肥操

减肥体操需要每天坚持做才能有效果，产后妈妈可以按照以下方式练习减肥操，练习时需注意循序渐进，切勿急功近利。

第 1 天：仰卧，做深呼吸（即让横膈膜上下移动），连续做 5 次。

第 2 天：仰卧，双臂伸直平放在两侧，与躯干成 90 度直角。接着两臂伸直往胸部靠拢击掌。此动作交替重复 5 次。此方法也可用在第一天的练习上。

第 3 ~ 7 天：仰卧，头部向胸部靠拢，用下巴去贴紧胸部，其他位置保持不动。此动作重复 10 次。

第 8 ~ 9 天：仰卧，双臂伸直紧贴体侧。接着大腿弯曲向腹部靠拢，同时脚跟要紧贴臀部。左右腿交替进行，各重复 5 次。

第 10 ~ 11 天：仰卧，双腿伸直，然后慢慢弯曲至双膝呈 90 度。收紧臀部并慢慢离开地面，由双肩和双脚支撑起躯干，同时收缩腹部肌肉。

第 12 天：分两节完成。第一节：仰卧，双膝呈 90 度，双臂交叉合抱于胸前，再慢慢坐起呈半仰卧姿势。此动作重复次数视个人体力而定。第二节：仰卧，双膝弯曲呈 90 度，双臂向上伸直，开始仰卧起坐。同样，重复次数视自身情况而定。

第 13 天：练习此动作前最好小便，上下午各一次。双膝呈跪姿，分开相距 45 厘米。腰杆挺直，大腿与地面垂直。用双肘和前臂支撑上体。根据个人情况保持 2 ~ 5 分钟。

此外，对于减肥中的妈妈，睡眠姿势和休息姿势也有一定要求，如侧睡时膝盖不能过于弯曲，整个身体也不能过分弯曲。白天可以经常打盹小睡一下，有利于放松和复原。

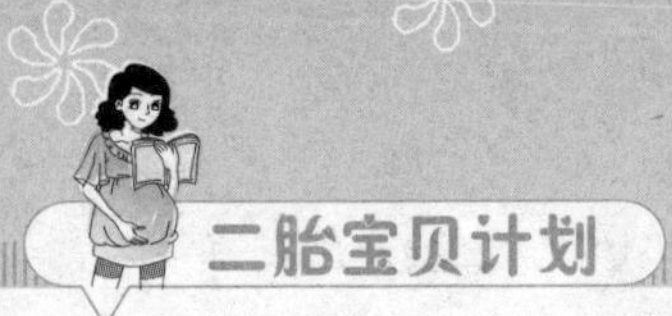

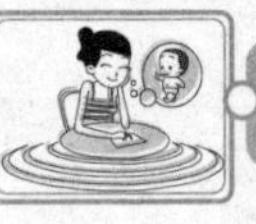

产后减肥的误区

产后不可盲目节食减肥

有些妈妈为了尽快恢复苗条的身材，刚坐完月子便开始了产后减肥计划，盲目节食减肥，这对身体非常不好。因为刚生产完的产妇，身体还未完全恢复到孕前的程度，加之还担负着繁重的哺育任务，需要补充营养。产后节食，不仅会导致产妇身体恢复慢，严重的还有可能引发产后各种并发症，所以产后减肥不可过早进行。

产后服用减肥茶、减肥药

市面上各种材料制成的号称“安全、可靠、无毒”的减肥茶、减肥药，适应了众多女性瘦身的需求。但是对于产妇来讲，这些东西并不适合。哺乳期的产妇服用减肥药，大部分药物会从乳汁里排出，这样就等于宝宝也跟着服用了大量药物。新生婴儿的肝脏解毒功能差，大剂量药物易引起宝宝肝功能降低，造成肝功能异常。所以，产后服用减肥药非常不可取，减肥饮品也要谨慎选择。

产后性生活

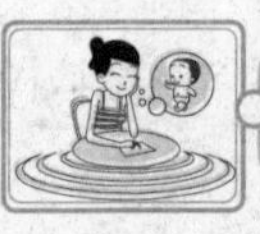

产后多久能恢复性生活

性生活可从产后5～6周开始。一般情况下，在分娩后一个月左右接受产后健康检查时，如果检查结果正常，就意味着可以进行包括性生活在内的日常生活。正常情况下，产后经过 3 个月左右，阴道的大小才能恢复到妊娠前的大小，正常产生分泌物。不过，也有的产妇在产后 5 ~ 6 周时，身体就会基本上恢复到妊娠前的状态。而在难产而导致的会阴切开部位感染或出现血肿时，6 周之后仍有可能产生疼痛，有时因激素分泌减少而导致性生活不愉快。

也就是说，何时可以开始性生活并没有规定的时间，要看个人的身体恢复情况。不过，产后两周之内恶露还未排净，阴道和子宫还未完全愈合，此时性生活易引起细菌感染或者引起出血。

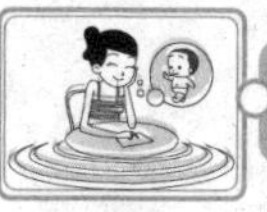

产后第一次性生活注意事项

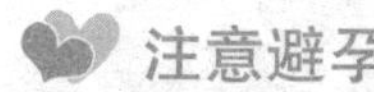

注意避孕

对于大多数女性而言，月经还未及时回潮，但是仍然有排卵的可能，所以如果夫妻双方进行性生活一定要采用有效的避孕措施来避免再度怀孕。由于此时月经还没有完全恢复，所以用安全期来避孕不靠谱。而且如果计划外受孕的话，新妈妈会很痛苦，而且极有可能影响到哺乳，所以第一次同房进行避孕是非常必要的。

性生活前后要特别注意卫生问题

同房前，男女双方都必须细心清洗生殖器官和外阴，尤其是妻子应该在性生活后立即冲洗下身，防止细菌感染。

产后 6 周会阴伤口会慢慢愈合

在产妇生产后第 6 周左右，会阴伤口会慢慢愈合，但是新生组织还很稚嫩，所以在进行性生活时，丈夫要更加耐心，动作温柔，避免粗暴。

初次性生活可能会阴道干涩

哺乳期女性体内性激素水平极低，性欲差，这就使得阴道分泌物少，干涩不湿滑。与此同时，外阴腺体的分泌功能也需要一段时间才能恢复。因此，在第一次进行性生活的时候，新妈妈可能会感到阴道十分干涩、疼痛难忍，如果遇到这样的情况，夫妇双方可以使用一些安全的润滑剂来改善性生活。

一旦有不适需立即停止

如果同房时丈夫已经动作十分小心、也有较长时间的前戏，但新妈妈仍然一直感到疼痛的话，那么最好咨询一下医生。有些症状，比如，撕裂伤口或者会阴侧切的缝合方式不恰当等就会引起身体的不适，这就需要更进一步的手术进行矫正。同时，如果发现阴道分泌物有异味，那么可能是感染了，也要到医院治疗。

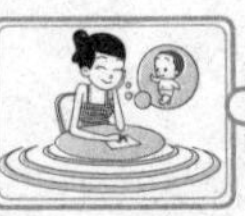

产后多久能恢复月经

产后恢复月经的时间会因个体的不同而有差异，一般多在产后6个月左右恢复。哺乳对部分人有推迟月经恢复的作用。有人统计，在完全哺乳的妇女中，约1/3的人在产后3个月内恢复月经，最早在产后8周，但也有的人在产后一年到一年半才恢复月经的，有的人甚至在整个哺乳期都不来月经。在产后不哺乳的女性中，约91%在产后2个月内恢复月经，一般为产后6~8周，个别人在产后4~6周，其恢复排卵时间约在产后30~40天，部分未哺乳者的月经恢复和第一次排卵时间与哺乳者相似。因此哺乳期也应采取避孕措施。

产后恢复月经的注意事项:

1. 保持精神愉快，避免精神刺激和情绪波动。

2. 准备好卫生巾。产后第一次月经量可能会比平时大，因此在家里应准备好特长夜用的卫生巾。外出时也应在包包里准备两个卫生巾，以防万一。

3. 注意卫生，勤换内裤和卫生巾，预防感染。注意保暖，避免寒冷刺激，避免过劳。

4. 内裤要柔软、棉质，通风透气性能良好，要勤洗勤换，换洗的内裤要放在阳光下晒干。

5. 不宜吃生冷、酸辣等刺激性食物，多饮开水，保持大便通畅。

血热的妈妈饮食要点：经期前宜多食新鲜水果和蔬菜，忌食葱蒜韭姜等刺激运火之物。

气血虚的妈妈饮食要点：平时必须增加营养，如牛奶、鸡蛋、豆浆、猪肝、菠菜、猪肉、鸡肉、羊肉等，忌食生冷瓜果。

产后月经不调平时应该注意适当补钙，多休息，加强营养，适当运动，这样可以起到一定的预防作用。如果长期来经时间不规律，建议去医院查明具体原因再做相应的治疗。饮食调理方面可适当食用丝瓜、南瓜、栗子、豆类、大蒜、生姜、橘子等食物。

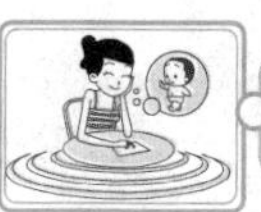

哺乳期为什么要避孕

意外怀孕给妈妈们带来很多烦恼和痛苦。产后妈妈的子宫尚在恢复期间内，因为激素的影响，子宫变软、变小。尤其是做剖宫产的妈妈，人工流产可以使尚未完全复原的子宫再次受到损伤，甚至发生意外。因此，采取有效的避孕措施是非常必要的。无论是剖宫产还是自然分娩的妈妈，在产后 42 天后即应开始避孕。

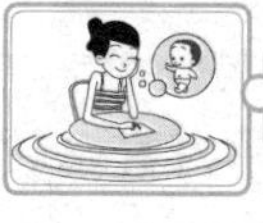

哺乳期也会怀孕吗

婴儿吸吮乳头，可反射性地引起腺垂体释放催乳素。催乳素除了促进乳房分泌乳汁外，还可抑制卵巢分泌卵泡刺激素，使卵泡不能发育，因而

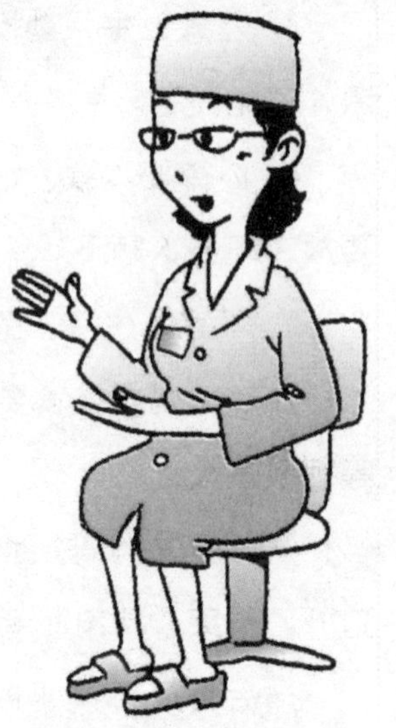

很多妈妈在哺乳期的一段时间内不来月经。但哺乳本身不能作为一种正式的避孕方法，通常并不主张单纯依靠哺乳来进行避孕。但是，哺乳期闭经避孕法是一种纯科学研究和临床试验发展起来的，能在一段时间内使用的避孕方法，但随着哺乳时间的延长，必须辅用其他方法。在大量人口统计，流行病学和生理学研究中发现，产后 6 个月内，纯母乳喂养（或几乎纯母乳喂养），月经尚未恢复者，意外妊娠的可能性在 2% 以下。但是每个人卵巢功能恢复情况并不一样，有的人慢，有的人快。有的新妈妈在产褥期就开始排卵了，不少妈妈是在月经恢复前就先有的排卵。因此在哺乳期有性生活时，最好还是采取避孕措施，不可抱有侥幸心理。

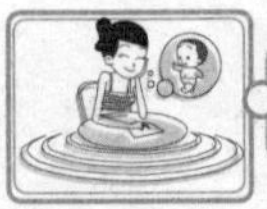

哺乳期可用这两种方法避孕

避孕套

优点：因其使用方便，可预防性病，不影响月经，所以成为较多产后妈妈的选择。

缺点：男性可能觉得有异物感，而不大愿意接受。而少数女性有可能对乳胶过敏。

宫内节育器

优点：长效、简单，一次放置于宫腔，可避孕数年；有效期内避孕效果可靠；具有可逆性；性生活后 5 天内放置带铜的宫内节育器作为紧急避孕，高度有效。

放置宫内节育器时间：常规为月经干净后3～7天放置，人工流产后可立即放置。正常分娩产后42天恶露已净，会阴伤口已愈合，子宫恢复正常者即可放置宫内节育器（即上环）。剖宫产后6个月可放置宫内节育器。哺乳期放置应排除早孕的可能。节育器可选用材料软，对子宫刺激小的母体乐或新体380，亦可根据女性的实际情况选择别的节育器。

术后注意事项：1. 术后休息3日，1周内忌重体力劳动，2周内忌性交及盆浴，保持外阴清洁；2. 定期进行随访，3个月内每次月经期或排便时注意有无宫内节育器脱落。

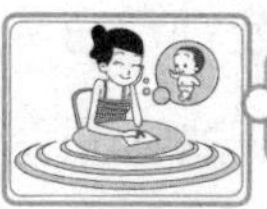

哺乳期不宜服用避孕药

采用母乳喂养宝宝，不宜服用避孕药。因为避孕药能通过乳汁对宝宝产生不良影响，同时还可能使乳汁分泌量减少。产后哺乳会抑制排卵，使月经暂时停止，有一定的避孕作用。但这种避孕作用不是百分之百有效的，有人先排卵，在月经未恢复前就已经排卵了，因此，产后及哺乳期第一次恢复性生活时就应该采取避孕措施。

哺乳期选择避孕方法的原则为不影响乳汁分泌、适合女性产后生理，如月经未复潮、阴道分泌液较少等特点。男方应多承担责任，建议以男用避孕法为主。

哺乳期女性不适宜选用含雌激素的口服避孕药。因为摄入雌激素可引起哺乳期女性的胃肠道反应，影响食欲，导致乳汁中蛋白质、脂肪和微量元素的含量下降，对宝宝生长发育有很大影响。同时，含有雌激素的乳汁被宝宝摄入，可使男婴乳房发育，女婴出现阴道上皮增生、阴唇肥厚等副性征的异常。此外，哺乳期女性如果服用3～6个星期的雌激素，其乳量大约会减少一半，对母乳喂养的宝宝极为不利。

产后营养食谱推荐

猪蹄面

原料 挂面、青菜各100克，猪蹄1只，酱油、白糖、鲜汤、精盐、葱、姜、料酒、植物油各适量。

做法 ❶把猪蹄清理干净，切块，放酱油拌匀。❷锅置火上，倒入植物油烧热，下入猪蹄炒至变色，下入葱，姜煸出香味，烹料酒，放入砂锅中，加水烧开，转小火，煮至酥烂，放入酱油，白糖，精盐等调味。❸挂面放入开水锅中煮熟，取出，放冷水中过凉，再放回热水中浸热，捞出，沥干，放碗中。❹锅置火上，注入鲜汤，烧开后，放入青菜，再浇在面条碗中，将猪蹄连汁放在面条上，即可食用。

小贴士

肥润可口，含胶原蛋白质，具有催乳作用。

肉桂猪肝粥

原料 猪肝100克，大米200克，肉桂粉2克，料酒、植物油、精盐、鸡精各适量。

做法 ❶将猪肝洗净，切成薄片，放入碗中，加入肉桂粉、料酒、植物油、精盐，腌10～15分钟；将大米淘洗干净备用。❷锅中加适量清水烧开，下入大米，按常法煮粥。❸至粥八成熟时，加入猪肝，煮熟。❹加入精盐、鸡精调味，即可食用。

小贴士

每天1剂，连食3～5天，可以补气、养血、散寒、止痛，对产后气血虚弱引起的疼痛有很好的食疗效果。

三鲜汤面

原料 煮熟面条500克，虾肉、水发海参、鸡胸肉各150克，花生油50毫升，酱油50毫升，味精、精盐各5克，料酒25毫升，葱15克，鲜汤100毫升左右。

做法 ❶将虾肉、鸡胸肉、海参均洗净，分别切成小薄片；葱去皮，洗净，切成葱花。❷锅置火上，放入花生油，烧至七成热，下葱花炝锅，出香味后下虾片、鸡胸片、海参片，同炒2~3分钟，见虾片、鸡胸片变色，烹料酒，放入部分酱油、味精、精盐和少许鲜汤，烧沸，炒匀盛出，即成“三鲜浇头”。❸将余下的酱油、味精、精盐分别放入碗内，均匀地倒入现煮熟的面条中，舀入现制的沸滚鲜汤，再把“三鲜浇头”覆盖在面条上即可。

小贴士

面软汤清，鲜香浓郁。此面营养丰富，具有温中益气、养血润燥、补肾益精、强身健体的功效，适于产妇食用。

鸡肉龙须面

原料 龙须面100克，青菜150克，香菇10克，嫩母鸡50克，冬笋80克，水发木耳15克，精盐、绍酒、猪油、胡椒粉、葱，姜各适量。

做法 ❶鸡肉斩成块，下入沸水锅中烫一下捞出，再用清水冲洗干净；把冬笋切成滚刀块；木耳洗净；葱切成段；姜切成片。❷锅内加猪油烧热，放入葱、姜、鸡块略煸一下，烹入绍酒，加入清水和笋块，改用小火炖1小时后，除去葱、姜。❸再加精盐、胡椒粉，用旺火熬至汤汁呈白色时，将木耳，香菇下锅略滚一下，盛起装入大汤碗中。❹锅置火上，加入一碗鸡汤、一碗清水烧开，下入龙须面煮熟，放青菜即可。

小贴士

肉酥汤浓，味鲜可口。最适产妇食用。含有高质量蛋白质，脂肪，多种无机盐和维生素，能促进乳汁分泌。

皮蛋瘦肉粥

原料 粳米150克，猪瘦肉250克，水发腐竹50克，皮蛋两个，麦片30克，生油40克，精盐15克，味精3克。

做法 ❶将猪瘦肉切成两块，用精盐10克分别在肉块上涂匀，放入冰箱腌渍一夜，成为咸瘦肉；腐竹洗净，切粒；皮蛋去壳洗净，切成数块；粳米洗净，用精盐5克，生油20克拌匀，成为油盐米。❷将清水（2000克）放入锅内烧沸，倒入油盐米、腐竹粒，并稍加搅拌，煮15分钟，放入洗净的咸瘦肉，1个皮蛋，麦片及剩下的生油，继续煮10分钟后，改用小火再煮30分钟，视粥呈乳糊状时即可离火，瘦肉捞起，撕成肉丝，并与剩下的皮蛋粒一起放入粥内，煮沸后，即可放入精盐及味精调味。

小贴士

益气养阴，养血生津。益精髓、补脏腑、解暑热。

什锦鸡肉粥

原料 鸡翅肉1只，虾15只，葱10克，姜1片，干香菇3个，粳米300克，青菜适量，植物油5毫升，鸡汤、料酒、精盐各适量。

做法 ❶鸡翅洗净，用沸水烫一下取出，切成小块；葱和姜均拍碎。❷锅内倒入水，加入5毫升植物油，把鸡翅、姜、葱倒入用大火煮开后，改用小火再煮，去其浮油。❸香菇泡开，去蒂，切成小块；青菜洗净，切成小块；把粳米淘洗干净；虾去壳，去掉肠泥，洗净后切细，用沸水烫一下，捞出滤干。❹锅置火上，把粳米倒入锅内，再加入鸡汤，用中火煮滚，粳米煮约25分钟后，依次加入虾、香菇、青菜及精盐搅匀，待菜熟后，盛入碗内即成。

小贴士

含有丰富的蛋白质、脂肪、糖类、钙、磷、铁、维生素B_1、维生素B_2、烟酸等多种营养素。

猪血鱼片粥

原料 猪血、鱼肉、粳米各100克，腐竹50克，葱花少许，精盐、胡椒粉、料酒、酱油、姜丝，香油各适量。

做法 ❶将猪血洗净，撇去上层浮沫及下层沉淀，杂物，切成小方块；鱼肉洗净，切成薄片，放入碗内，加入料酒、酱油、姜丝拌匀；粳米淘洗干净；腐竹浸软，撕碎。❷锅置火上，放入清水、粳米、腐竹，熬煮至粥将成时，加入猪血，煮至粥成。❸再放入鱼片、精盐，再沸时撒上葱花、胡椒粉，淋入香油即可。

小贴士

补血补钙，营养丰富，易消化，还有润肠通便的功效，可缓解产后便秘。

炝虾片

原料 虾 200 克，黄瓜 15 克，冬笋、火腿各 10 克，精盐、味精、料酒、姜、花椒和花生油各适量。

做法 ❶将虾去头、扒皮、摘去脊背上的沙线，洗净，切成薄片；把冬笋、黄瓜、火腿都切成象眼薄片；姜洗净切末。❷锅置火上，倒入清水，烧沸后放入虾片、冬笋片，烫熟后捞出控水，放在盘内，把黄瓜、火腿也放入，加姜末、精盐、味精、料酒拌匀。❸锅置火上，倒入底油，放花椒，炸至花椒变色、有香味时，将花椒捞出，再把炸好的花椒油浇入盘内即可。

小贴士

鲜嫩清爽。含有大量易于消化吸收的优质动物蛋白质，还含有丰富的多种维生素和无机盐类营养成分。

红薯粥

原料 红薯 250 克，粳米 150 克，白糖 30 克，大枣若干，芝麻适量。

做法 ❶将红薯洗净，连皮切成小块；粳米淘洗干净，用冷水浸泡半小时，捞出沥水。❷将红薯块和粳米一同放入锅内，加入约 1000 毫升冷水煮至粥稠，依个人口味酌量加入大枣、芝麻、白糖，再煮沸即可。

小贴士

健脾养胃，益气通乳。适用于新妈妈维生素 A 缺乏症、夜盲症、大便带血、便秘、湿热黄疸。

豆沙香蕉

原料 鲜香蕉 250 克，豆沙 100 克，淀粉 50 克，面粉 5 克，鸡蛋清 4 克，植物油 1000 克，白糖 75 克。

做法 ❶香蕉去皮，每根香蕉切成 3

厘米长的段，每段再平切两片，放盘中，撒上一些淀粉，将豆沙均匀地放在香蕉上（只放一半香蕉），再用另一半香蕉盖上，即成豆沙香蕉坯。然后在香蕉坯两面略撒一些淀粉；将鸡蛋清搅打成泡沫状，加入淀粉和面粉，调成鸡蛋泡。❷锅置火上，放入植物油，烧至四分热时，将香蕉坯逐一放入蛋泡糊中蘸匀蛋糊，放入油锅中炸至有脆壳，捞起，待油温回升至六分热时，再将香蕉块全部倒进锅中复炸1次，见炸成奶黄色时，捞起装盘，撒上白糖即可。

小贴士

本品具有益气生津、清胃润肠、利水消肿、清热解毒、养血生精及通乳作用。

清炖鱼

原料 宰杀好的鲜鱼1条（500～600克），香菇3朵，大枣4枚，葱花、姜片、蒜末各少许，精盐，料酒、酱油、醋、植物油各适量。

做法 ❶将鱼洗干净，在鱼身两侧切上花刀，抹上盐浸渍5～10分钟待用；香菇洗净后切片；大枣洗净备用。❷锅置火上，放少许植物油烧热，放入葱花炝锅，然后加入适量水（漫过鱼身即可），将鱼放入锅内，加入香菇、枣、葱、姜、蒜、料酒、醋、酱油，大火烧开。❸开锅后，改小火慢炖30分钟左右即可。

小贴士

汤汁浓白，肉质鲜嫩，富含蛋白质、脂肪、碳水化合物、维生素A和钙、磷、钠、铁等营养元素。具有补气、开胃、强筋骨、补肝肾等功效，可用于脾虚、食少、消化不良等。

糖醋卷心菜

原料 卷心菜250克，葱50克，白糖25克，醋25克，花生油、精盐和味精适量。

做法 ❶将卷心菜洗净，掰开，平放盘中；将葱切丝。❷锅烧热放适量油，将葱丝下锅稍炒，加水50毫升，把白糖、精盐、味精放入稍煮，醋下锅调匀，浇在白菜上，待凉后

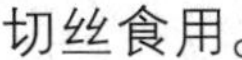

切丝食用。

小贴士

鲜香脆嫩，甜酸可口。含蛋白质、维生素、矿物质，有健脾胃和通便作用。

火腿丝拌黄瓜

原料 火腿肠100克，鲜黄瓜200克，白糖、精盐、醋、味精、香油、葱花和姜末各适量。

做法 ❶将鲜黄瓜洗净，切成丝，放入盘中；火腿肠去皮切成细丝放在黄瓜丝上。❷把白糖、精盐、葱花、姜末、醋、香油调均匀浇在黄瓜上拌匀，撒上少许味精即可。

小贴士

色味均佳，清爽利口。营养丰富，含有蛋白质，脂肪、碳水化合物、维生素和矿物质。

莲薏炖猪骨

原料 莲子6克，薏米10克，排骨500克，冰糖100克，姜、葱、花椒、黄酒、卤汁、麻油、味精、精盐各适量。

做法 ❶莲子、薏米炒香捣碎，用水煎30分钟取药汁，猪排骨洗净放入药汁中，再拍破姜、葱放入锅中，加花椒。❷排骨煮至七分熟去浮沫，捞出，排骨凉凉，将卤汁倒入锅中，加冰糖、精盐，在温火上炖1小时，烹入黄酒后，收成浓汁即可。

小贴士

味美不油腻，可补气健脾，既富有营养又可开胃，可作为月子里常食佳品。

冬菇鸡翅

原料 鸡翅4只，水发冬菇15个，鸡清汤250毫升，红葡萄酒30毫升，酱油5毫升，精盐、鸡精、料酒、葱、姜各适量，花生油250毫升（约耗30毫升）。

做法 ❶将鸡翅的翅尖一节剁掉，用酱油（2毫升）、料酒腌渍片刻；冬菇去蒂洗净，切成片；葱切成7厘米长的段。❷锅置火上，放入花生油，烧至七成熟，下鸡翅炸至呈金黄色捞出沥油。❸锅置火上，放入花生油（15毫升）烧热，下葱、姜煸香，倒入鸡翅，加红葡萄酒（15毫升）、酱油稍煸上色，添鸡汤，放精盐、鸡精，大火烧开，盛入砂锅内，用小火焖熟。❹炒锅置火上，放花生油少许，下葱段、冬菇煸一下，倒入砂锅中间，把余下的葡萄酒也倒入砂锅内，用小火焖20分钟即可。

小贴士

此菜色泽金黄，鸡翅酥烂，味鲜清香，富含蛋白质、碳水化合物和钙、锌及多种维生素，尤其胶原蛋白质的含量丰富，对新妈妈的恢复十分有利。

鸡胗芹菜

原料 鸡胗50克，芹菜200克，淀粉2克，花生油、酱油、精盐、绍酒、白糖各适量。

做法 ❶将鸡胗撕去内里的黄皮，洗净，切成薄片；将淀粉放入大碗内，加入酱油、绍酒、白糖及少量的水，调成稠糊状，再将切好的鸡胗片放入糊内，拌匀；将芹菜削去根，择去叶，洗净，切成3厘米长的段，放入沸水中烫一下捞出，用凉水过凉，控净水。❷锅置火上，烧热后倒入花生油，待油热冒烟时，放入鸡胗片，迅速炒散，待鸡胗片变色时，放入芹菜段，翻炒几下，加入精盐，炒匀装盘即可。

小贴士

鲜嫩清香。含有蛋白质、多种维生素和钙、铁等多种矿物质，芹菜中还含有芹菜甙、挥发油等多种成分，具有降压利尿作用。

鸡丁烧鲜贝

原料 鸡胸肉150克，鲜贝125克，冬笋15克，水发香菇15克，鸡蛋清1个，淀粉40克，花生油、料酒、精盐、味精、葱、姜和高汤各适量。

做法 ❶将鸡胸肉洗净，切成1厘米左右的方丁；鸡蛋清打入碗内，加淀粉35克和水少许调糊，放入鸡肉丁，抓匀。❷将大的鲜贝切开，小的不动，在沸水中烫后捞出控水；将冬笋、香菇都切成1厘米左右的丁；葱洗净切段；姜洗净切末。❸锅置火上，倒入花生油，油烧至五成热时，下鸡丁至八成熟时捞出控油。❹把锅内的油倒出留底油，锅烧热，用葱、姜炝锅，放入冬笋、香菇、鲜贝后翻炒几下，放入精盐、料酒和高汤。开锅后加入鸡丁，炒几下，待汤汁不多时，用淀粉加适量水勾芡，放入味精出锅盛盘。

小贴士

银白色丽，鲜香软嫩。含有丰富的高质量蛋白质和钙、磷、铁、碘、锌等无机盐。维生素 B_2、烟酸的含量甚高。